国家卫生和计划生育委员会"十三五"规划教材

全国高等学校配套教材

供本科护理学类专业用

儿科护理学
实践与学习指导

U0208112

主 编 仰曙芬 崔 焱

副主编 张玉侠 刘晓丹 林素兰

编 者 （以姓氏笔画为序）

王 茜（蚌埠医学院护理学系） 林素兰（新疆医科大学护理学院）

王玉香（山西医科大学汾阳学院） 林晓云（福建医科大学护理学院）

仰曙芬（哈尔滨医科大学护理学院） 罗志民（澳门理工学院高等卫生学校）

刘晓丹（吉林大学护理学院） 周乐山（中南大学湘雅护理学院）

肖 倩（首都医科大学护理学院） 高海霞（南京中医药大学护理学院）

张玉侠（复旦大学护理学院） 崔 焱（南京医科大学护理学院）

张利峰（中山大学护理学院） 彭文涛（四川大学华西第二医院）

陈 华（北京大学护理学院） 董 玲（南京医科大学护理学院）

陈 慧（天津医科大学护理学院） 蒋小平（重庆医科大学附属儿童医院）

人民卫生出版社

图书在版编目（CIP）数据

儿科护理学实践与学习指导/仰曙芬，崔焱主编.—北京：人民卫生出版社，2017

ISBN 978-7-117-24893-8

Ⅰ.①儿…　Ⅱ.①仰…②崔…　Ⅲ.①儿科学－护理学－高等学校－教材　Ⅳ.①R473.72

中国版本图书馆 CIP 数据核字（2017）第 189203 号

| 人卫智网 | www.ipmph.com | 医学教育、学术、考试、健康，购书智慧智能综合服务平台 |
| 人卫官网 | www.pmph.com | 人卫官方资讯发布平台 |

儿科护理学实践与学习指导

主　　编：仰曙芬　崔　焱
出版发行：人民卫生出版社（中继线 010-59780011）
地　　址：北京市朝阳区潘家园南里 19 号
邮　　编：100021
E - mail：pmph @ pmph.com
购书热线：010-59787592　010-59787584　010-65264830
印　　刷：河北新华第一印刷有限责任公司
经　　销：新华书店
开　　本：850×1168　1/16　印张：18
字　　数：520 千字
版　　次：2017 年 8 月第 1 版　2021 年 8 月第 1 版第 8 次印刷
标准书号：ISBN 978-7-117-24893-8/R·24894
定　　价：36.00 元

打击盗版举报电话：010-59787491　E-mail：WQ @ pmph.com
（凡属印装质量问题请与本社市场营销中心联系退换）

前　言

本书是与护理学专业本科第 6 版主教材《儿科护理学》配套使用的教学指导用书,目的是帮助学生在学习过程中进一步理解、巩固和应用知识,提高学生的临床思维能力和临床实践操作能力,帮助学生通过护士执业资格考试;同时也为教师教学提供参考。

《儿科护理学实践与学习指导》分上篇和下篇两部分。上篇为实践指导,内容包括儿童生长发育、常见儿科护理技术、青春期健康与疾病、儿童营养与喂养和儿童常见疾病的护理,以强调学生临床实践能力、临床思维能力和工作能力等临床基本技能的培养。

下篇为学习指导,按教材的章节顺序编排。各章内容包括:学习目标、重点与难点、自测习题、参考答案、习题解析。习题的编排是为判断理论学习的效果,同时也为适应"执业护士考试"的需要,围绕主教材的内容,列有选择题、名词解释、简答题、案例分析等。选择题题型参照护士执业资格考试的题型,包括 A1/A2 型题,A3/A4 型题,有较好的广度和深度;带 * 号选择题需要加强记忆;同时增加了临床典型案例习题,考题模拟临床情景,着重测试学生的护理专业知识和临床操作能力,内容紧扣护士执业资格考试大纲,以使学生能自我检测学习效果和提高分析问题、解决问题的能力。

全书内容简明新颖,通俗易懂,主要适用于护理专业学生,力求理论联系实际,也可作为各级护理人员在职自学和参加护理专业资格考试的备考用书。

本教材在编写过程中得到了各参编院校领导和同仁的帮助及支持,在此谨致真诚的感激!

由于水平、能力以及经验有限,难免存在缺点和不当之处,诚请同仁和广大读者批评、指正。

仰曙芬　崔焱

2017 年 06 月

目　录

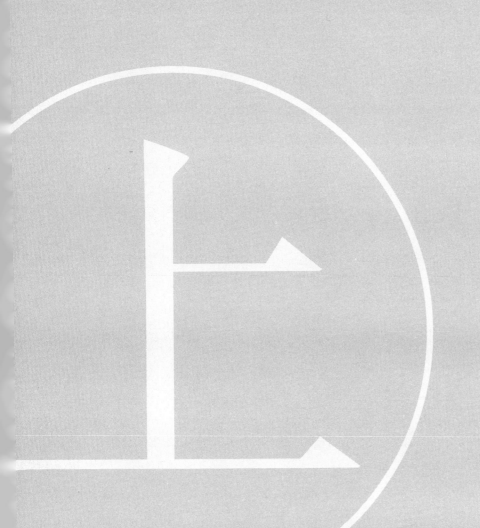

上篇

实践指导

一、儿童生长发育

【目的要求】

1. 熟悉儿童生长发育的规律。

2. 掌握儿童常用生长发育指标的测量方法、计算方法及正常值,通过分析测量结果,正确评价儿童生长发育状况。

【内容】

生长发育及其评价。

【方法】

1. 测量小儿体重、身高(长)、顶臀长、坐高、头围、胸围、上臂围,评价儿童体格生长发育状况。

2. 检查小儿前囟大小、牙齿的个数、卡介苗接种等情况,阐明检查结果的意义。

体格生长常用指标测量:

[目的]

进行儿童体重、身高(长)、头围等的测量,评价儿童的生长发育情况。

[评估和准备]

1. 评估儿童年龄,基本情况,选择适当的测量方式。

2. 环境准备　保持适宜的环境温度(26~28℃),保持安静。

3. 物品准备　磅秤、身高计、软尺、坐高计等。

4. 护士准备　洗手。

[操作步骤]

1. 体重测量

(1)测量前校正调零磅秤。

(2)让儿童脱鞋,只穿轻便衣物,衣物不便脱去时应减去衣服重量。

(3)准确读数。采用盘式杠杆秤测量时,将小婴儿小心放置在测量盘上,电子秤直接读数,机械秤记录读数到10g;采用坐式杠杆秤测量,让儿童坐于杠杆秤座椅上,机械秤记录读数到50g;采用站式杠杆秤测量时,请儿童站到磅秤上,机械秤记录读数到100g。

2. 身长测量

(1)婴幼儿脱帽、鞋、袜及外衣,仰卧于量板中线上。

(2)助手将婴幼儿头扶正,使其头顶接触头板。

(3)测量者一手按直婴幼儿膝部,使下肢伸直,一手移动足板使其紧贴婴幼儿两侧足底并与底板相互垂直,当量板两侧数字相等时读数,记录至小数点后一位数。

3. 身高测量

(1)儿童脱鞋、帽,直立,背靠身高计的立柱或墙壁,两眼正视前方,挺胸抬头,腹微收,两臂自然下垂,手指并拢,脚跟靠拢,脚尖分开约60°,使两足后跟、臀部、肩胛间和头部同时接触立柱或墙壁。

(2)测量者移动身高计头顶板与儿童头顶接触,板呈水平位时读数,记录至小数点后一位数。

4. 顶臀长测量

(1)婴幼儿仰卧于量板中线上,测量者一手握住婴幼儿小腿使其膝关节屈曲,骶骨紧贴底板,大腿与底板垂直,一手移动足板紧压臀部。

(2)量板两侧刻度相等时读数,记录至小数点后一位数。

5. 坐高测量

(1)儿童坐于坐高计凳上,骶部紧靠量板,再挺身坐直,大腿靠拢紧贴凳面与躯干成直角,膝关节屈曲成直角,两脚平放于地面。

(2)测量者移下头板与头顶接触,板呈水平位时读数,记录至小数点后一位数。

6. 头围测量

(1)婴幼儿取立位或坐位。

(2)测量者左手拇指将软尺0点固定于婴幼儿头部右侧眉弓上缘。

(3)左手中、示指固定软尺与枕骨粗隆,手掌稳定婴幼儿头部;右手使软尺紧贴头皮(头发过多或有小辫者应将其拨开)绕枕骨结节最高点及左侧眉弓上缘回至0点读数,记录至小数点后一位数。

7. 胸围测量

(1)儿童可取卧位或立位,两手自然平放或下垂。

(2)测量者一手将软尺0点固定于儿童一侧乳头下缘(乳腺已发育的女孩,固定于胸骨中线第4肋间),一手将软尺紧贴皮肤,经背部两侧肩胛骨下缘回至0点。

(3)取平静呼吸时的中间读数,或吸、呼气时的平均数,记录至小数点后一位数。

[注意事项]

1. 测量体重时儿童不可接触其他物体或摇动,并注意保护儿童防止跌倒。

2. 一般3岁以下婴幼儿测身长,3岁以上儿童测身高。

3. 一般3岁以下婴幼儿测顶臀长,3岁以上儿童测坐高。

4. 3岁以上测量胸围取立位。

二、常见儿科护理技术

【目的要求】

掌握儿科常见护理技术。

【内容】

更换尿布法、婴儿沐浴法、婴儿抚触、**约束保护法**、头皮静脉输液法、股静脉穿刺法、婴幼儿灌肠法。

【方法】

情景模拟,示教、练习。

(一)更换尿布法

[目的]

保持臀部皮肤清洁、干燥、舒适,防止尿液、粪便等因素对皮肤长时间的刺激,预防尿布皮炎(diaper rash)的发生或使原有的尿布皮炎逐步痊愈。

[评估和准备]

1. 评估婴儿情况,观察臀部皮肤状况。

2. 准备

(1)环境准备

(2)物品准备:尿布、尿布桶、护臀霜或鞣酸软膏、平整的操作台,根据需要备小毛巾、温水或湿纸巾。

(3)护士准备

[操作步骤]

1. 解开包被。

2. 解开尿布。

3. 用湿纸巾或蘸温水的小毛巾从前向后擦净臀部皮肤。

4. 将预防尿布炎或治疗尿布炎的软膏、药物涂抹于臀部。

5. 提起婴儿双腿,抽出脏尿片。

6. 将清洁的尿布垫于腰下,放下婴儿双腿,系好尿布,大小松紧适宜。

7. 拉平衣服,包好包被。

8. 观察排泄物性状,或根据需要称量尿布。

9. 清理用物,洗手,记录观察内容。

[注意事项]

1. 用物携带齐全,避免操作中离开婴儿。

2. 禁止将婴儿单独留在操作台上,始终确保一只手与婴儿接触,防止婴儿翻滚坠落。

3. 尿布应透气性好、吸水性强,根据需要可选择一次性尿布或棉质尿布,并应做到勤更换。

4. 注意保暖,房间温度应适宜,操作中减少暴露。

5. 男婴要确保阴茎指向下方,避免尿液从尿片上方漏出。

6. 注意检查尿布是否包扎合适。

(二) 婴儿沐浴法

[目的]

保持婴儿皮肤清洁、舒适,协助皮肤排泄和散热。

[评估和准备]

1. 评估婴儿身体情况和皮肤状况。

2. 准备

(1) 环境准备:关闭门窗,调节室温至 26~28℃。

(2) 物品准备:浴盆、水温计、热水、婴儿浴液、婴儿洗发液、平整便于操作的处置台、大小毛巾、婴儿尿布及衣服、包被、棉签、棉球、碘伏、婴儿爽身粉、护臀霜或鞣酸软膏、磅秤、弯盘、根据需要备液状石蜡油、指甲剪等。

(3) 护士准备:操作前洗手

[操作步骤]

1. 操作台上按使用顺序备好浴巾、衣服、尿布、包被等。

2. 浴盆内备热水,水温 37~39℃,用于降温时,水温低于体温 1℃,备水时水温稍高 2~3℃。

3. 抱婴儿放于操作台上,脱衣服解尿布,用毛巾包裹测体重并记录。

4. 以左前臂托住婴儿背部,左手掌托住头颈部,拇指与中指分别将婴儿双耳廓折向前按住,防止水流入造成内耳感染,左臂及腋下夹住婴儿臀部及下肢,将头移至盆边。

5. 用小毛巾或棉球擦洗婴儿双眼;接着擦洗面部;用棉签清洁鼻孔;洗发液清洗头部,用清水洗净。

6. 左手握住婴儿左肩及腋窝处,使头颈部枕于操作者左前臂;用右手握住婴儿左腿靠近腹股沟处,轻放婴儿于水中。

7. 保持左手的握持,用右手抹沐浴液按顺序洗颈下、胸、腹、腋下、上肢、手、会阴、下肢,边洗边冲净浴液。

8. 以右手从婴儿前方握住婴儿左肩及腋窝处,使其头颈部俯于操作者右前臂,左手抹沐浴液清洗婴儿后颈、背部、臀部及下肢,边洗边冲净浴液。

9. 将婴儿从水中按放入水中的方法抱出,迅速用大毛巾包裹全身并将水分吸干。

10. 脐带未脱落,用碘伏消毒,范围包括脐带残端和脐周;在颈下、腋下、腹股沟处撒婴儿爽身粉,女婴注意遮盖会阴部;臀部擦护臀霜或鞣酸软膏。

11. 包好尿布、穿衣,核对手腕带和床号,放回婴儿床。

12. 清理用物,洗手。

[注意事项]

1. 沐浴应在婴儿进食 1 小时后进行。

2. 观察婴儿全身情况,注意皮肤、肢体活动等,有异常及时报告和处理。沐浴过程中,注意观察面色、呼吸,如有异常,停止操作。

3. 注意保暖,避免受凉;注意水温,防止烫伤;不可将婴儿单独留在操作台上,防止坠落伤。

4. 注意保护未脱落的脐带残端,避免脐部被水浸泡或污水污染,可使用脐带贴保护脐部。

5. 婴儿头部如有皮脂结痂不可用力去除,可涂油剂浸润,如液状石蜡、植物油等,待痂皮软化后清洗。

(三) 婴儿抚触

[目的]

促进婴儿与父母的情感交流,促进神经系统的发育,提高免疫力,加快食物的消化和吸收,减少婴儿哭闹,增加睡眠。

[评估和准备]

1. 评估婴儿身体情况。

2. 准备

(1)环境准备:关闭门窗,调节室温至 28℃。

(2)物品准备:平整的操作台、温度计、润肤油、婴儿尿布及衣服、包被。

(3)护士准备:操作前洗手。

[操作步骤]

1. 解开婴儿包被和衣服。

2. 将润肤油倒在手中,揉搓双手温暖后进行抚触。

3. 进行抚触动作,动作开始要轻柔,慢慢增加力度,每个动作重复 4~6 次。抚触的步骤:头面部→胸部→腹部→上肢→下肢→背部。

(1)头部抚触:①两拇指指腹从眉间滑向两侧至发际;②两拇指从下颌部中央向两侧向上滑动成微笑状;③一手轻托婴儿头部,另一手指腹从婴儿一侧前额发际抚向枕后,避开囟门,中指停在耳后乳突部轻压一下;换手,同法抚触另一侧。

(2)胸部抚触:两手掌分别从胸部的外下方,靠近两侧肋下缘处向对侧外上方滑动至婴儿肩部,交替进行。

(3)腹部抚触:双手指分别按顺时针方向按摩婴儿腹部,避开脐部和膀胱。

(4)四肢抚触:①两手呈半圆形交替握住婴儿的上臂向腕部滑行,在滑行过程中,从近端向远端分段挤捏上肢;②用拇指从手掌心按摩到手指,并从手指两侧轻轻提拉每个手指;同法依次抚触婴儿的对侧上肢和双下肢。

(5)背部抚触:使婴儿呈俯卧位,以脊柱为中线,两手掌分别于脊柱两侧由中央向两侧滑行,从背部上端开始逐渐下移到臀部,最后由头顶沿脊椎抚触至臀部。

4. 包好尿布、穿衣。

5. 清理用物,洗手。

[注意事项]

1. 根据婴儿状态决定抚触时间,避免在饥饿和进食后 1 小时内进行,最好在婴儿沐浴后进行,时间 10~15 分钟。

2. 抚触过程中注意观察婴儿的反应,如果出现哭闹、肌张力提高、兴奋性增加、肤色改变等,应暂停抚触,反应持续 1 分钟以上应停止抚触。

3. 注意用力适当,避免过轻或过重。

4. 抚触时保持环境安静,可以播放音乐,注意与婴儿进行语言和目光的交流。

(四)约束保护法

[目的]

1. 限制患儿活动,便于诊疗。

2. 保护躁动不安的患儿以免发生意外,防止碰伤、抓伤和坠床等意外。

[评估和准备]

1. 评估患儿病情、约束的目的,向家长作好解释工作。

2. 准备

(1)物品准备:全身约束时方便包裹患儿的物品皆可,如毯子、大毛巾、包被等,根据需要可备绷带。手足约束时需要准备棉垫、绷带或手足约束带。

(2)护士准备:操作前洗手。

[操作步骤]

1. 全身约束法

(1)将毯子折叠,宽度相当于患儿肩至踝,长度可以稍长,能包裹患儿两圈半左右。

(2)将患儿平卧于毯子上,用一侧的大毛巾从肩部绕过前胸紧紧包裹患儿身体,至对侧腋窝处掖于身下;再用另一侧毯子绕过前胸包裹身体,将毯子剩余部分塞于身下。

(3)如患儿躁动明显,可用绷带系于毯子外。

2. 手足约束法

(1)绷带及棉垫法:用棉垫包裹手足,将绷带打成双套结,套在棉垫外拉紧,使肢体不能脱出,但不影响血液循环,将绷带系于床缘。

(2)手足约束带法:将手足置于约束带甲端,位于乙端和丙端之间,然后将乙丙两端绕手腕或踝部系好,使肢体不能脱出,但不影响血液循环,将丁端系于床缘。

(五)头皮静脉输液法

[目的]

1. 使药物快速进入体内。

2. 补充液体、营养,维持体内电解质平衡。

[评估和准备]

1. 评估患儿身体,了解用药情况和头皮静脉情况。

2. 准备

(1)环境准备。

(2)物品准备:治疗盘、输液器、液体及药物、头皮针、消毒液、棉签、弯盘、胶布、治疗巾,根据需要备剃刀、肥皂、纱布、固定物。

(3)护士准备:操作前洗手、戴口罩。

[操作步骤]

1. 检查药液、输液器,按医嘱加入药物,将输液器针头插入输液瓶塞内,关闭调节器。

2. 携用物至床旁,核对患儿,查对药液,将输液瓶挂于输液架上,排尽空气,备好胶布。

3. 将枕头放于床沿,枕上铺治疗巾,患儿横卧于床中央,头枕于枕上,必要时全身约束法约束患儿;如两人操作,则一人固定患儿头部,另一人立于患儿头端便于操作。

4. 选择静脉,常选用额上静脉、颞浅静脉及耳后静脉等;根据需要剃去穿刺部位的毛发。

5. 常规消毒皮肤,再次核对后,操作者左手拇、示指固定绷紧穿刺点前后皮肤,右手持头皮针在距静脉最清晰点后 0.3cm 处,针头与皮肤呈 15°~20°角刺入皮肤,沿血管徐徐进针,见到回血后固定针头。推注 0.9%Nacl 引导液,确定通畅无渗后取下注射器,接上输液导管,将输液管绕于合适位置,妥善固定。

6. 调节滴速,再次核对,签字并交代患儿家长注意事项。

7. 清理用物,洗手,记录。

[注意事项]

1. 注意区分头皮动静脉。

2. 密切观察输液是否通畅,局部是否肿胀,针头有无移动和脱出,特别是输注刺激性较强的药物时,应注意观察。

3. 头皮针和输液管的固定应牢固,防止头皮针移动脱落。

(六) 股静脉穿刺法

[目的]

采集血标本。

[评估和准备]

1. 评估患儿身体、检查项目和穿刺部位皮肤情况。

2. 准备

(1)环境准备:保持适宜的环境温度(26~28℃),保持安静。

(2)物品准备:治疗盘、注射器、消毒液、棉签、采血管、弯盘。

(3)护士准备:操作前洗手、戴口罩。

[操作步骤]

1. 携用物至床旁,核对,协助患儿取仰卧位,固定大腿外展成蛙形,暴露腹股沟穿刺部位,用脱下的一侧裤腿或尿布遮盖会阴部。

2. 消毒患儿穿刺部位及护士左手示指。

3. 在患儿腹股沟中、内 1/3 交界处,以左手示指触及股动脉搏动处,右手持注射器于股动脉搏动点内侧 0.3~0.5cm 垂直穿刺(或腹股沟内侧 1~3cm 处与皮肤呈 45°角斜刺),边向上提针边抽回血。

4. 见回血后固定针头,抽取所需血量。

5. 拔针,压迫穿刺点 5 分钟止血。

6. 取下针头,将血液沿采血管壁缓慢注入。

7. 再次核对,清理用物,洗手,记录。

[注意事项]

1. 患儿有出血倾向或穿刺误入股动脉,应延长加压时间。

2. 穿刺过程中注意观察患儿反应,若穿刺失败,不宜多次反复穿刺,以免局部形成血肿。

(七) 婴幼儿灌肠法

[目的]

1. 促进肠道蠕动,解除便秘,减轻腹胀。

2. 清洁肠道,为检查或手术做准备。

3. 清除肠道有害物质,减轻中毒。

4. 镇静剂的使用。

[评估和准备]

1. 评估患儿身体,了解腹胀和排泄情况。

2. 准备

(1)环境准备。

（2）物品准备：治疗盘、灌肠筒、玻璃接头、各种型号的肛管、血管钳、垫巾、弯盘、卫生纸、手套、润滑剂、量杯、水温计、输液架、便盆、尿布，根据医嘱备灌肠液，溶液温度为 39~41℃。

（3）护士准备：操作前洗手、戴口罩。

[操作步骤]

1. 携用物至床旁，关闭门窗，遮挡患儿，核对，挂灌肠筒于输液架上，灌肠筒底距患儿臀部所在平面 30~40cm。

2. 将枕头竖放，使其厚度与便盆高度相等，下端放便盆。

3. 将垫巾一端放于枕头上，一端放于便盆之下防止污染床单元。

4. 协助患儿脱去裤子，取仰卧位于枕头上，解开尿布，如无大小便，可用尿布垫在臀部和便盆之间，患儿臀部放于便盆宽边上，双膝屈曲，约束固定患儿，适当遮盖患儿保暖。

5. 再次核对，戴手套，连接肛管，排净空气，用止血钳夹闭橡胶管，润滑肛管前端，分开臀部，显露肛门，将肛管缓缓插入肛门，婴儿 2.5~4cm，幼儿 5~7.5cm，用手固定，可用一块尿布覆盖于会阴部，以保持床单清洁。

6. 松开止血钳，使液体缓缓流入，护士一手持肛管，同时观察灌肠液下降速度和患儿情况。

7. 灌肠后夹紧肛管，用卫生纸包裹后轻轻拔出，放入弯盘内。让患儿保留数分钟后再排便，如果患儿不能配合，可用手夹紧患儿两侧臀部。

8. 协助排便，擦净臀部，取下便盆，包好尿布，整理床单位。

9. 核对，清理用物，洗手，记录。

[注意事项]

1. 婴幼儿需使用等渗液灌肠，灌肠液量遵医嘱而定，一般小于 6 个月约为每次 50ml；6 个月至 1 岁约为每次 100ml；1~2 岁约为每次 200ml；2~3 岁约为每次 300ml。

2. 灌肠过程中注意保暖，避免受凉。

3. 选择粗细适宜的肛管，动作应轻柔，如溶液注入或排出受阻，可协助患儿更换体位或调整肛管插入的深度，排出不畅时可以按摩腹部，促进排出。

4. 灌肠过程中及灌肠后，应注意观察病情，发现面色苍白、异常哭闹、腹胀或排出液为血性时，应立即停止灌肠，并和医生联系。

5. 准确测量灌入量和排出量，达到出入量基本相等或出量大于注入量。

三、青春期健康与疾病

【目的要求】

通过评估青春期的生理、心理和神经内分泌的变化，能正确判断青春期发育是否正常及心理健康的影响因素，并能采取恰当的调适方法，使青少年健康地度过人生的金色年华。

【内容】

青春期生理发育的特点及常见问题、心理发展的特点及影响因素、常见心理行为问题。

【方法】

1. 临床见习，评估患者的生理发育变化，分组讨论分析患者可能患有哪种青春期发育常见问题，并能寻找出社会-家庭-个体的影响因素，提出恰当的调适方法。

2. 情景模拟法+角色扮演法，结合病例，设计出符合案例的临床情景和角色扮演，分组讨论，分析青少年可能患有哪种青春期常见心理行为问题，并能寻找出社会-家庭-个体的影响因素，提出恰当的调适方法。

四、儿童营养与喂养

【目的要求】

1. 熟悉儿童物质代谢的特点及营养需要。

2. 掌握婴幼儿喂养方法及热量计算。

3. 掌握食物转换的原则及方法。

【内容】

婴儿喂养,幼儿膳食安排。

【方法】

1. 临床见习 学生分组询问婴儿的喂养情况。

2. 讨论母乳喂养及其优点,混合喂养、人工喂养以及食物转换原则、方法。

3. 计算人工喂养不同月龄婴儿所需总热量、奶量、糖量,应添加水量。

4. 制订幼儿食谱。

(一) 鼻饲喂养

[目的]

经口不能摄取食物的患儿,通过胃管灌注流质食物、水分和药物,以维持患儿营养和治疗的需要。

[评估和准备]

1. 评估患儿腹部的症状和体征。

2. 准备

(1)物品准备:弯盘、纱布2块、棉签、一次性药碗、等渗氯化钠注射液250ml×1瓶、20ml注射器、别针、胶布、胃管、听诊器、记号笔、一次性手套、治疗巾、手电筒、标示贴;牛奶或药物、冷开水。

(2)护士准备:操作前洗手、戴口罩。

[操作步骤]

1. 至患儿床前,核对、解释。

2. 安置患儿,平卧,头侧向一侧。

3. 检查鼻腔是否有畸形、破损、息肉等,清洁鼻孔、准备胶布。

4. 颌下铺治疗巾、弯盘置口角旁。

5. 戴手套;测量胃管长度并做好标记,插入深度可为前额发际-剑突或鼻尖-耳垂-剑突。

6. 用生理盐水溶液润滑胃管前段,插胃管。

7. 检查胃管在胃内后固定胃管,并在胶布外缘用红色记号笔做好标记。在胃管的末端贴上标示贴,注明插管的日期、时间并签名。

8. 每次确定鼻饲前,均需证实胃管在胃内,方可注入。

9. 试温。

10. 全部食物或者药物鼻饲完成后,再注入少量温水。

11. 鼻饲完毕,将胃管开口反折,包好夹紧,放于枕边。

12. 记录药物或鼻饲流质的名称、液量及鼻饲时间。

(二) 奶瓶喂养

[目的]

保证营养及水分的摄入。

[评估和准备]

1. 评估患儿腹部的症状和体征。

2. 准备

(1)物品准备:温好的牛奶、奶瓶、清洁的乳头、小毛巾。

(2)护士准备:操作前洗手。

[操作步骤]

1. 核对床号、姓名;牛奶的种类、量及时间。

2. 选择合适的乳头套于奶瓶口。

3. 斜抱患儿,患儿头部枕于喂奶者肘窝处,呈头高足低位。

4. 小毛巾围于患儿颈部。

5. 再次检查奶嘴孔的大小是否合适。

6. 右手将奶瓶倾斜,奶嘴头内充满乳液,滴1~2滴奶液于手腕内侧试温。

7. 喂奶。

8. 喂奶后毛巾一角轻擦患儿口角旁乳汁。

9. 竖抱患儿,将患儿头部靠于喂奶者肩部,轻拍患儿的背部,驱除胃内的空气。

10. 患儿右侧卧位并抬高床头30°,喂奶后半小时内勤巡回。

五、新生儿及新生儿疾病患儿护理

【目的要求】

1. 掌握正常足月儿及早产儿的特点,新生儿肺炎的护理,新生儿病理性黄疸的特点,新生儿败血症的临床表现。

2. 熟悉新生儿常见的几种特殊状态,早产儿的护理,新生儿窒息ABCDE复苏方案,新生儿肺透明膜病的护理,新生儿黄疸的健康教育,新生儿硬肿症的临床表现。

3. 了解新生儿颅内出血的护理。

【内容】

正常足月儿及早产儿的特点、新生儿窒息、新生儿肺透明膜病、新生儿颅内出血、新生儿黄疸、新生儿败血症、新生儿硬肿症。

【方法】

1. 复习各种新生儿定义,见习正常足月儿及早产儿的特点,新生儿常见的几种特殊状态。

2. 观察出现黄疸的新生儿,并分析、判断是生理性还是病理性黄疸,讨论引起黄疸的原因。

3. 结合典型病例,见习临床表现,并分组对患儿进行护理评估,提出护理诊断/问题,讨论、制订护理计划。

4. 见习婴儿温箱使用及蓝光治疗。

(一)温箱使用法及复温术

[目的]

为新生儿创造一个温度和湿度均相适宜的环境,以保持患儿体温的恒定。

[评估和准备]

1. 评估患儿,测量体温,了解胎龄、出生体重、日龄等。

2. 准备

(1)物品准备:预先清洁消毒的温箱。

(2)护士准备:操作前洗手。

[操作步骤]

1. 检查温箱,温箱水槽内加入蒸馏水。

2. 接通电源,预热箱温,达到所需的温湿度,一般温箱的温度应根据患儿体重及出生日龄而定,维持在适中温度,湿度一般为60%~80%。如果患儿体温不升,箱温应设置为患儿体温高1℃。预热时间需30~60分钟左右。

3. 温箱达到预定温度,核对患儿后,患儿入箱,如果使用温箱的肤控模式调节箱温时,应将温度探头置患儿腹部较平坦处,用胶布固定探头,一般设置控制探头肤温在36~36.5℃。

4. 在最初2小时,应30~60分钟测量体温1次,体温稳定后,1~4小时测体温1次,记录箱温和患儿体温。

5. 患儿情况稳定,体重达2000g,或体重虽不到2000g,但一般情况良好,并且在32℃温箱内,患儿穿单衣能保持正常体温,可出箱。患儿出箱后,应对温箱进行终末清洁消毒处理。

[注意事项]

1. 注意保持患儿体温,腋窝温度需维持在36.5~37.5℃,使用肤控模式时应注意探头是否脱落,造成患儿体温不升的假象,导致箱温调节失控。

2. 温箱所在房间室温应维持在22~26℃,以减少辐射散热,避免放置在阳光直射、有对流风或取暖设备附近,以免影响箱内温度。

3. 操作应尽量在箱内集中进行,如喂奶换尿布及检查等,并尽量减少开门次数和时间,以免箱内温度波动。

4. 接触患儿前,必须洗手,防止交叉感染。

5. 注意观察患儿情况和温箱状态,如温箱报警,应及时查找原因,妥善处理,严禁骤然提高温箱温度,以免患儿体温上升造成不良后果。

6. 保持温箱的清洁,每天清洁温箱,并更换蒸馏水,每周更换温箱1次,彻底清洁、消毒,定期进行细菌监测。

(二) 光照疗法

[目的]

治疗新生儿高胆红素血症,降低血清胆红素浓度。

[评估和准备]

1. 评估患儿,了解日龄、体重、黄疸、胆红素检查结果、生命体征、反应等情况。

2. 准备

(1)物品准备:遮光眼罩,光疗箱、光疗灯或光疗毯,光疗灯管和反射板应清洁无灰尘,光疗箱需预热至适中温度。

(2)护士准备:操作前洗手。

[操作步骤]

1. 核对医嘱,做好解释工作。

2. 核对患儿;将患儿全身裸露,以增加照射皮肤面积,用尿布遮盖会阴部,尿布应尽量缩小面积,或用柔软的带子将折叠或裁剪的尿布穿过患儿会阴后系于腰间,男婴注意保护阴囊;佩戴遮光眼罩,避免光线损伤患儿的视网膜,光疗箱或光疗灯附近如有其他患儿,也应遮挡设备,避免对其他患儿造成影响。

3. 记录开始照射时间。

4. 每4小时测体温、脉搏、呼吸一次,每3个小时喂乳一次,根据患儿体温调节箱温,维持患儿体温稳定。

5. 光疗时需经常更换体位,仰卧、俯卧交替,常巡视,防窒息。

6. 观察患儿精神反应、呼吸、脉搏、皮肤颜色和完整性、大小便,四肢张力有无变化及黄疸进展程度并记录。

7. 按时巡回,保持光疗箱的清洁。

8. 光疗结束后测量体温,脱下眼罩,更换尿布,清洁全身皮肤

9. 患儿出箱后清洁消毒光疗设备,记录出箱时间及灯管使用时间。

［注意事项］

1. 光疗按照射时间可分为连续光疗和间断光疗,对于黄疸较重的患儿,一般照射时间较长,但以不超过 4 天为宜。

2. 患儿入箱前须进行皮肤清洁,禁忌在皮肤上涂粉剂和油类。

3. 患儿光疗时随时观察患儿眼罩、会阴遮盖物有无脱落,注意皮肤有无破损。

4. 患儿光疗时,如体温高于 37.8℃ 或者低于 35℃,应暂时停止光疗。

5. 光疗过程中患儿出现烦躁、嗜睡、高热、皮疹、呕吐、拒奶、腹泻及脱水等症状时,及时与医生联系,妥善处理。

6. 光疗超过 24 小时会造成体内核黄素缺乏,一般光疗同时或光疗后应补充核黄素,以防止继发的红细胞谷胱甘肽还原酶活性降低导致的溶血。

7. 保持灯管及反射板的清洁,每日擦拭,防止灰尘影响光照强度。

8. 灯管与患儿的距离需遵照设备说明调节,使用时间达到设备规定时限也必须更换。

（三）换血疗法

［目的］

1. 降低未结合胆红素,防止胆红素脑病的发生。

2. 换出致敏红细胞和血清中的免疫抗体,阻止溶血并纠正贫血。

3. 降低体内的各种毒素等。

［评估和准备］

1. 评估患儿身体,了解病史、诊断、日龄、体重、生命体征、黄疸等情况。

2. 准备

(1)物品准备:葡萄糖液、生理盐水、10% 葡萄糖酸钙、肝素、20% 鱼精蛋白、苯巴比妥、地西泮(安定)等,并按需要准备急救药物;脐静脉插管或静脉留置针、注射器及针头若干、三通管、换药碗、弯盘、手套、量杯、心电监护仪、辐射保温床、采血管、绷带、夹板、尿袋、消毒用物、换血记录单等,根据需要可备输液泵或输血泵。

(2)血源选择。

(3)护士准备:操作前洗手、戴口罩。

［操作步骤］

1. 患儿换血前停止喂养 1 次,或于换血前抽出胃内容物,以防止换血过程中呕吐和误吸。必要时可术前半小时肌注苯巴比妥 10mg/kg。

2. 患儿在辐射式保暖床上仰卧,贴上尿袋,固定四肢。

3. 可选择脐静脉插管换血或其他较大静脉进行换血,也可选脐动、静脉或外周动、静脉同步换血。

4. 打开输血加温器并设置温度,连接输血加温器。

5. 连接抽血通路,将 2 个红色三通一端接输液泵管,接空百特袋;另一端接患儿动脉出血处。将输液泵管装上竖泵,百特袋置于秤上称重。

6. 换血皮条末端接蓝色三通,用来抽取血袋内血液,静脉留置针接上另一蓝色三通,输血用。

7. 换血开始前监测生命体征、呼吸、心率、血压、体温,抽取动脉血测血糖、血气分析、血清胆红素、肝肾功能、电解质、凝血全套、血常规,记录抽血量。

8. 双人再次核对血袋及床头卡、腕带，确认无误开始换血。

9. 准确调节出血与输血的速度，并在竖泵上设置好换血总量。

10. 每隔 5 分钟监测一次无创血压。

11. 换血 5 分钟，测体温、SpO_2 及心率。

12. 保持抽血通路通畅，每抽出 50ml 血用 1ml＝1U 淡肝素 0.5ml 间断正压冲洗动脉留置针，观察血袋、皮条及红色三通内有无血凝血来调节肝素浓度。

13. 监测血糖，每换 100ml 血测一次血糖，维持血糖正常，观察百特袋内重量有无持续增加。

14. 换血至总量的 1/2 时复查血气、血常规、电解质及血清胆红素，记录抽血量。两袋血间以 0.9% Nacl 冲洗换血皮条及输血通路。

15. 换血结束后，抽血复查血气、血常规、电解质、血糖、凝血全套及血清胆红素，监测血压、心率、SpO_2 及体温。

16. 百特袋秤重以计算换出血量，并记录。

17. 换血后配合医生拔管，结扎缝合，消毒。

18. 记录，监测生命体征、血糖和局部伤口情况，观察心功能情况和低血糖征象。

六、营养障碍疾病患儿的护理

【目的要求】

1. 掌握蛋白质-能量营养不良、维生素 D 缺乏性佝偻病、维生素 D 缺乏性手足抽搐症的临床表现、预防及护理。

2. 熟悉维生素 D 缺乏性佝偻病、维生素 D 缺乏性手足抽搐症的病因、发病机制、治疗原则。

【内容】

蛋白质-能量营养不良、维生素 D 缺乏性佝偻病、维生素 D 缺乏性手足抽搐症。

【方法】

1. 见习佝偻病病例，认识维生素 D 缺乏性佝偻病的症状及体征：枕秃、方颅、鸡胸、串珠肋、漏斗胸、手镯脚镯征、郝氏沟、膝内翻、膝外翻等。

2. 结合病例，讨论营养不良、维生素 D 缺乏性手足抽搐症的原因，分析临床表现，提出治疗原则和护理措施。

3. 结合病例，分组对患儿进行护理评估，提出护理诊断/问题，讨论、制订护理计划。

七、消化系统疾病患儿的护理

【目的要求】

1. 掌握婴幼儿腹泻的临床表现、治疗要点及护理。

2. 熟悉婴幼儿腹泻的病因，了解其发病机制。

3. 熟悉液体疗法在儿科的应用。

4. 掌握补钾的注意事项。

【内容】

婴幼儿腹泻。

【方法】

1. 见习腹泻病例，查看患儿大便性状，结合病史、临床表现、辅助检查，分析病因、临床表现特点。

2. 结合病例，判断是否有脱水及程度，提出脱水补液原则。

3. 结合病例,分组对患儿进行护理评估,提出护理诊断/问题,讨论、制订护理计划。

八、呼吸系统疾病患儿的护理

【目的要求】
1. 掌握急性支气管炎、支气管肺炎的病因、临床表现、治疗要点及护理。
2. 熟悉支气管肺炎的病理生理。
【内容】
急性支气管炎、支气管肺炎。
【方法】
1. 见习肺炎病例,观察发绀、鼻翼扇动、三凹征等体征;示教肺部检查方法,肺部听诊区分啰音性质。
2. 结合病例,讨论急性支气管炎、支气管肺炎、重症肺炎的临床特点。
3. 结合病例,分组对患儿进行护理评估,提出护理诊断/问题,讨论、制订护理计划。

九、循环系统疾病患儿的护理

【目的要求】
1. 掌握房间隔缺损、室间隔缺损、动脉导管未闭以及法洛四联症的临床表现及护理。
2. 熟悉房间隔缺损、室间隔缺损、动脉导管未闭以及法洛四联症的血流动力学改变、治疗原则。
3. 了解先天性心脏病的分类。
【内容】
先天性心脏病。
【方法】
1. 临床见习,讲授及观看先心病的临床表现。
2. 结合病例,讲授及观看先心病的体征:胸廓隆起,心尖搏动及震颤、浊音界扩大、心脏杂音、肺动脉瓣第二心音强弱及有无分裂;观察有无青紫、杵状指、呼吸急促、蹲踞等。
3. 结合病例,分组对患儿进行护理评估,提出护理诊断/问题,讨论、制订护理计划。

十、泌尿系统疾病患儿的护理

【目的要求】
1. 掌握不同年龄段儿童尿量的正常值及少尿和无尿的判断标准。
2. 掌握急性肾炎、肾病综合征患儿的护理评估、临床表现、治疗原则、护理诊断/问题及护理措施。
3. 熟悉急性肾炎的病因及发病机制,肾病综合征的病因及病理生理。
4. 熟悉尿常规检查及常用实验室检查指标的临床意义。
【内容】
儿童泌尿系统解剖生理特点、急性肾炎、肾病综合征。
【方法】
1. 见习病例,了解血压变化、水肿性质、尿液改变、少尿和无尿的判断标准。
2. 结合病例讲授及观看急性肾炎和肾病综合征的主要临床表现,讨论分析肾病综合征四大症状的形成机制。

3. 结合病例,分组对患儿进行护理评估,提出护理诊断/问题,讨论、制订护理计划。

十一、血液系统疾病患儿的护理

【目的要求】

1. 掌握营养性缺铁性贫血、营养性巨幼细胞贫血、免疫性血小板减少症的病因、临床表现、治疗要点及护理。

2. 熟悉住院患儿血常规检查结果的意义。

【内容】

缺铁性贫血、营养性巨幼细胞贫血、免疫性血小板减少症。

【方法】

1. 见习贫血、免疫性血小板减少症病例,讨论疾病病因,认识患儿的临床表现。

2. 结合病例,分组对患儿进行护理评估,提出护理诊断/问题,讨论、制订护理计划。

十二、神经系统疾病患儿的护理

【目的要求】

1. 掌握化脓性脑膜炎、病毒性脑炎的临床特点及护理。

2. 熟悉小儿病理性神经反射的检查。

【内容】

化脓性脑膜炎、病毒性脑炎。

【方法】

1. 临床见习　认识化脓性脑膜炎、病毒性脑炎的临床表现,观摩整体护理措施;示教病理性神经反射检查和人文关怀护理。

2. 分组讨论　结合临床案例,对患儿进行护理评估,提出护理诊断/问题,讨论、制订护理计划。

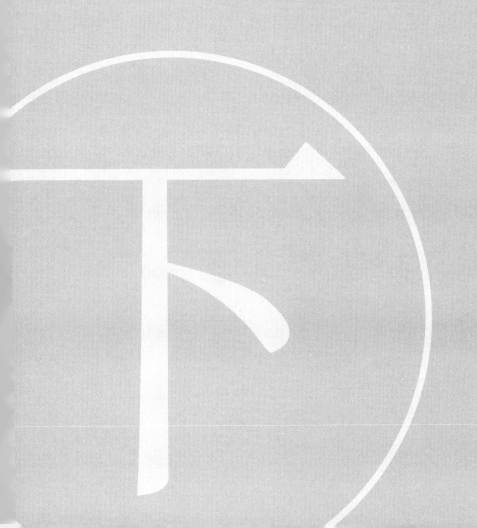

下篇

学习指导

第一章
绪　论

【学习目标】

识记:描述儿童年龄分期。
理解:举例说明儿科特点;阐明儿科护理的一般原则。
应用:跟踪学科前沿,概括儿科护理发展趋势。

【重点与难点】

第一节　儿童年龄分期

1. 胎儿期　从受精卵形成至胎儿娩出止,约 40 周(40±2 周)。
2. 新生儿期　自胎儿娩出脐带结扎至生后 28 天。按年龄划分,此期实际包含在婴儿期内。
3. 婴儿期　自出生到 1 周岁之前。
4. 幼儿期　自满 1 周岁到满 3 周岁之前。
5. 学龄前期　自满 3 周岁到 6~7 岁入小学前。
6. 学龄期　自 6~7 岁入小学始至青春期前。
7. 青春期　年龄范围一般为 10~20 岁,女孩青春期开始年龄和结束年龄都比男孩早 2 年左右。青春期进入和结束年龄存在较大个体差异,可相差 2~4 岁。

第二节　儿科特点及儿科护理的一般原则

一、儿科特点
(一) 儿童解剖生理特点
1. 解剖特点　随体格生长发育的进展,儿童在外观上不断变化,各器官发育亦随年龄增长而有所不同。
2. 生理生化特点　不同年龄的儿童有不同的生理生化正常值。儿童生长发育快,代谢旺盛,对营养物质及能量的需要量相对比成人多,但胃肠消化功能未趋成熟,极易发生营养缺乏和消化紊乱;婴儿代谢旺盛而肾功能较差,容易发生水和电解质紊乱;年幼儿神经系统功能不成熟,受刺激后神经传导易于扩散兴奋,高热易引起惊厥。
3. 免疫特点　儿童免疫系统发育不成熟,防御能力差。
(二) 儿童心理社会特点
不同年龄阶段儿童具有不同的心理行为特征,其心理发育过程也受家庭、环境的影响。

（三）儿科临床特点

1. 病理特点　机体对病原体的反应因年龄不同而有差异，相同的致病因子在不同年龄可引起不同的发病过程和病理变化。

2. 疾病特点　儿童疾病种类及临床表现与成人有很大不同，不同年龄儿童的疾病种类也有相当差异。病情发展过程易反复、波动。

3. 诊治特点　不同年龄阶段儿童患病有其独特的临床表现，临床诊断中应重视年龄因素。儿童对病情的表述常有困难且不准确，须详细向家长等询问病史，且须细致观察并结合全面的体格检查和必要的辅助检查。儿童用药剂量应按年龄和体表面积计算。

4. 预后特点　儿童组织修复和再生能力强，患病虽起病急、来势猛、变化多，但如诊治及时、有效，护理得当，度过危险期后，往往好转恢复也快，较少留下后遗症。但年幼、体弱、营养不良者病情易突变，应严密监护、积极处理。

5. 预防特点　儿童自身防护能力弱，加强预防措施是使儿童发病率和死亡率下降的重要环节。儿科医护人员应将照顾的焦点从疾病的治疗移至疾病的预防和健康的促进上。

二、儿科护理的一般原则

1. 以儿童及其家庭为中心。

2. 实施身心整体护理，并重视环境带给儿童的影响。

3. 减少创伤和疼痛，帮助儿童及其家庭建立把握感和控制感。

4. 遵守法律和伦理道德规范。

5. 多学科协同护理。

【自测习题】

（一）选择题

A1/A2 型题

1. 新生儿期是指
   A. 自出生至生后 1 周
   B. 自胎儿娩出脐带结扎至生后 21 天
   C. 自胎儿娩出脐带结扎至生后 28 天
   D. 自胎儿娩出脐带结扎至生后 30 天
   E. 自孕期 28 周至生后 7 天

2. 婴儿期是指
   A. 自出生到 1 周岁之前
   B. 自出生 7 天到 1 周岁之前
   C. 自出生 28 天到 1 周岁之前
   D. 自出生 30 天到 1 周岁之前
   E. 自出生到 3 周岁之前

3. 幼儿期是指
   A. 出生后满 28 天~满 2 周岁之前
   B. 出生后满 1 个月~满 2 周岁之前
   C. 出生后满 1 周岁~满 2 周岁之前
   D. 出生后满 1 周岁~满 3 周岁之前
   E. 出生后满 2 周岁~满 3 周岁之前

4. 学龄前期是指
   A. 出生后满 28 天到入小学前
   B. 自满 1 周岁到入小学前
   C. 自满 2 周岁到 6~7 岁入小学前
   D. 自满 3 周岁到 6~7 岁入小学前
   E. 自满 3 周岁到进入青春期前

*5. 关于儿科特点，下列**不正确**的是
   A. 儿童个体差异、性别差异大

B. 儿童机体在解剖上与成人有较大不同

C. 不同年龄的儿童有不同的生理生化正常值

D. 儿童免疫系统发育不成熟

E. 在相同病因的病理反应上,儿童与成人相同

（二）名词解释

1. 围生期

2. 青春期

（三）简答题

1. 简述儿童免疫特点。

2. 简述儿科护理的一般原则。

【参考答案】

（一）选择题

A1/A2 型题

1. C　　2. A　　3. D　　4. D　　5. E

（二）名词解释

1. 围生期　指胎龄满 28 周至出生后 7 足天。此期包括了妊娠后期、分娩过程和新生儿早期 3 个阶段。

2. 青春期　年龄范围一般为 10~20 岁,女孩青春期开始年龄和结束年龄较男孩早 2 年左右。

（三）简答题

1. 儿童免疫特点　儿童免疫系统发育不成熟,防御能力差。

(1)新生儿虽可从母体获得 IgG,但 3~5 个月后逐渐下降,而自行合成 IgG 的能力一般要到 6~7 岁时才达到成人水平。

(2)母体 IgM 不能通过胎盘,故新生儿血清 IgM 浓度低,易患革兰阴性细菌感染。

(3)婴幼儿期 SIgA 也缺乏,易患呼吸道及胃肠道感染。适当的预防措施对儿童特别重要。

2. 儿科护理一般原则

(1)以儿童及其家庭为中心。

(2)实施身心整体护理,并重视环境带给儿童的影响。

(3)减少创伤和疼痛,帮助儿童及其家庭建立把握感和控制感。

(4)遵守法律和伦理道德规范。

(5)多学科协同护理。

【习题解析】

A1/A2 型题

5. (答案 E)儿童在解剖生理、临床等诸多方面与成人有很大不同。

（崔　焱）

第二章
儿童生长发育

【学习目标】

识记：
1. 概述儿童生长发育的规律。
2. 列出儿童体格发育常用指标。

理解：
1. 举例说明影响儿童生长发育的因素。
2. 阐明体重、身高、头围、胸围、上臂围等体格生长各项指标的正常值、计算方法及临床意义。
3. 阐明颅骨、脊柱、长骨、牙齿等生长发育的各项指标的正常值、计算方法及临床意义。
4. 结合儿童神经系统形态及功能发育,阐述各年龄儿童感知、运动、语言和心理活动的发展。

应用:选择合适的正常儿童体格生长标准参照值作为比较,正确评价儿童生长发育状况。

【重点与难点】

第一节 生长发育规律及影响因素

一、生长发育规律

1. 生长发育是一连续性、阶段性的过程,在婴儿期和青春期出现 2 个生长高峰。
2. 各系统器官发育不平衡。神经系统发育较早,生后 2 年内发育最快;淋巴系统在儿童期迅速生长,于青春期前达高峰,以后逐渐下降;生殖系统发育最晚。
3. 生长发育遵循由上到下、由近到远、由粗到细、由低级到高级、由简单到复杂的一般规律。
4. 生长发育存在个体差异。

二、影响生长发育的因素

遗传因素和环境因素是影响儿童生长发育的两个最基本因素。环境因素包括:营养、疾病、孕母情况、生活环境等。

第二节 儿童体格生长发育及评价

一、体格生长常用指标

体格生长常用指标有体重、身高(长)、坐高(顶臀长)、头围、胸围、上臂围、皮下脂肪厚度等。

二、出生至青春前期体格生长规律

(一) 体重的增长

体重是反映儿童体格生长,尤其是营养状况的最易获得的敏感指标,也是儿科临床计算药量、输液量等的重要依据。男婴出生体重平均为 3.33±0.39kg，女婴为 3.24±0.39kg。生后 3~4 个月时体重约为出生时的 2 倍(6kg)，1 岁时体重约为出生时的 3 倍(10kg)，2 岁时体重约为出生时的 4 倍(12~13kg)。2 岁至青春前期每年增长约 2kg。

1~12 岁体重估算公式为：　　　　体重(kg)＝年龄(岁)×2+8

部分新生儿在生后数天内，由于摄入不足、胎粪及水分的排出，可致体重暂时性下降，称生理性体重下降(physiological weight loss)。一般下降范围为原有体重的 5%~10%，至第 7~10 日恢复到出生体重。如体重下降超过 10% 或至第 2 周体重未恢复到出生时水平，应考虑喂养不足或病理原因所致。

(二)身高(长)的增长

出生时身长平均为 50cm。生后第 1 年平均增长 25cm，其中前 3 个月增长 11~13cm，约等于后 9 个月的增长，1 岁时身长约 75cm；2 岁时身长 86~87cm。2 岁后身长(高)平均每年增加 5~7cm，至青春期出现第 2 个身高增长加速期。

2~12 岁身长(高)估算公式为：身高(cm)＝年龄(岁)×7+75

(三)坐高(顶臀长)的增长

坐高(顶臀长)指由头顶至坐骨结节的长度。坐高占身高的百分数随年龄增加而下降，由出生时的 67% 降至 14 岁时的 53%。此百分数显示了身体上、下部比例的改变，反映了身材的匀称性。任何影响下肢生长的疾病，如甲状腺功能低下和软骨营养不良，可使坐高(顶臀长)与身高的比例停留在幼年状态。

(四)头围的增长

头围是反映脑发育和颅骨生长的一个重要指标。出生时头围平均 34cm。3 个月时约 40cm；1 岁时约 46cm；2 岁时约 48cm；15 岁时 54cm，基本同成人。

(五)胸围的增长

胸围反映肺和胸廓的发育。出生时胸围比头围小 1~2cm，约 32~33cm。1 岁时胸围约等于头围；1 岁至青春前期胸围超过头围的厘米数约等于儿童年龄(岁)减 1。

(六)上臂围的增长

上臂围测量常用以筛查 5 岁以下儿童的营养状况：>13.5cm 为营养良好；12.5~13.5cm 为营养中等；<12.5cm 为营养不良。

三、青春期体格生长特点

青春期受性激素等因素的影响，体格生长出现生后的第二个高峰，尤其身高增长迅速，称身高增长高峰(PHV)，有明显的性别差异。

女孩 9~11 岁乳房发育，男孩 11~13 岁睾丸增大，标志青春期开始。身高开始加速增长，达 PHV，并持续 2.5~3 年，女孩平均年增高 8~9cm，男孩平均年增高 9~10cm。

四、体格生长评价

体格生长评价常用方法有均值离差法(标准差法)、中位数和百分位数法、标准差的离差法、指数法、生长曲线图评价等。

体格生长评价须包括生长水平、生长速度和匀称程度 3 个方面。

第三节　与体格生长有关的其他系统发育

一、骨骼发育

(一)颅骨发育

分娩时婴儿头颅通过产道，故出生时骨缝稍有重叠，生后 2~3 个月颅骨重叠逐渐消失。前囟在出生时约 1.5~2.0cm，后随颅骨发育而增大，6 个月后逐渐骨化而变小，1~2 岁闭合。后囟出生时即已很小或已闭合，最迟生后 6~8 周闭合。

前囟早闭、头围小提示脑发育不良、小头畸形;前囟迟闭、过大见于佝偻病、甲状腺功能减低症;前囟张力增加常示颅内压增高,而前囟凹陷则见于极度消瘦或脱水者。

(二) 脊柱发育

脊柱的增长反映脊椎骨的发育。新生儿时脊柱仅轻微后凸,3~4个月随抬头出现颈椎前凸;6~7个月会坐时出现胸椎后凸;1岁左右开始行走时出现腰椎前凸。6~7岁时脊柱自然弯曲为韧带所固定。

(三) 长骨发育

长骨干骺端的软骨次级骨化中心的出现可反映长骨生长发育成熟程度,有助于判断骨发育年龄,称之为骨龄(bone age)。

出生时股骨远端及胫骨近端出现的次级骨化中心,是新生儿长骨发育成熟的标志;而到4~6个月龄,婴儿腕部才出现次级骨化中心,1~9岁腕部骨化中心的数目约为其岁数加1。因此,判断长骨的生长,婴儿早期可摄膝部X线片,年长儿摄左手腕部X线片。

二、牙齿发育

人一生有乳牙(20个)和恒牙(32个)两副牙齿。出生后4~10个月(多数8个月时)乳牙开始萌出,3岁前出齐,2岁内乳牙的数目约为月龄减4~6。13个月后仍未萌牙称为萌牙延迟。乳牙萌出顺序一般下颌先于上颌、自前向后。

6岁左右出第一颗恒牙即第一磨牙,长于第二乳磨牙之后;6~12岁乳牙逐个被同位恒牙代替,其中第一、二前磨牙代替第一、二乳磨牙;12岁左右出第二磨牙;18岁以后出第三磨牙(智齿),也有人终身不出此牙。

三、生殖系统发育

(一) 女性生殖系统发育

女性生殖系统发育包括女性生殖器官的形态、功能发育和第二性征发育。乳房发育是第二性征中出现最早的征象,为青春期始动的标志;月经初潮来临,标志女性生殖功能发育成熟。

(二) 男性生殖系统发育

男性生殖系统发育包括男性生殖器官的形态、功能发育和第二性征发育。睾丸增大是男孩青春期的第一征象,首次遗精标志男性性功能发育成熟。

女孩8岁前,男孩9岁前出现第二性征,为性早熟(precocious puberty);女孩14岁、男孩16岁后仍无第二性征出现,为性发育延迟(delayed puberty)。

第四节 儿童神经心理发育及评价

一、神经系统的发育

神经系统的发育是儿童神经心理发育的基础。

脊髓的发育在出生时相对较成熟。脊髓下端在胎儿时位于第2腰椎下缘,4岁时上移至第1腰椎,做腰椎穿刺时应注意。

出生时婴儿具有一些非条件反射,其中有些无条件反射如觅食、吸吮、握持、拥抱等反射应随年龄增长和大脑皮层的发育而逐渐消退。婴儿肌腱反射较弱,腹壁反射和提睾反射不易引出。3~4个月前婴儿肌张力较高,凯尔尼格征(Kernig sign)可为阳性;2岁以下巴宾斯基(Barbinski)征阳性亦可为生理现象。

出生后2周左右即可形成第1个条件反射。

二、感知的发育

(一) 视感知发育

新生儿已有视觉感应功能,但不敏感,可出现一时性斜视和眼球震颤;3~4个月时头眼协调较好;

6~7个月时出现眼手协调动作;8~9个月时开始出现视深度的感觉;18个月时能辨别形状;2岁时可区别垂直线和横线,逐渐学会辨别颜色;5岁时视深度充分发育。

(二) 听感知发育

出生3~7天后听力已良好;3~4个月时头可转向声源(定向反应),听到悦耳声时会微笑;7~9个月时能确定声源,区别语言的意义;10~12个月时能听懂自己名字;4岁时听觉发育完善。

新生儿听力筛查是早期发现听力障碍的有效办法。

(三) 味觉和嗅觉发育

出生时味觉和嗅觉已发育完善。

(四) 皮肤感觉发育

新生儿触觉灵敏,尤以眼、口周、手掌、足底等部位最为敏感。新生儿已有痛觉,但较迟钝。新生儿温度觉很灵敏,冷的刺激比热的刺激更能引起明显的反应。

三、运动的发育

运动发育可分为粗大运动发育和精细运动发育两大类。

(一) 粗大运动

1. 抬头　新生儿俯卧位时能抬头1~2秒;3个月时抬头较稳;4个月时抬头很稳并能自由转动。

2. 翻身　大约7个月时能有意识从仰卧位翻至俯卧位,或从俯卧位翻至仰卧位。

3. 坐　6个月时能双手向前撑住独坐;8~9个月时能坐稳并能左右转身。

4. 爬　8~9个月时可用双上肢向前爬,15个月后能够爬楼梯。

5. 站、走、跳　8~9个月时可扶站片刻;10~14个月独站和扶走;15~18个月时可独自走稳;18~24个月时能跑和双足并跳;2~2.5岁单足跳。

(二) 精细运动

3~4个月握持反射消失;6~8个月出现换手及捏、敲等探索性动作;8~10个月可用拇、示指取物;12~18个月学会用汤匙,乱涂画,能几页、几页地翻书;18个月能叠2~3块方积木;2岁可叠6~7块方积木,一页一页翻书。

四、语言的发育

语言发育经发音、理解和表达3个阶段。

新生儿已会哭叫,以后咿呀发音。6~7个月时能听懂自己的名字;9个月左右能听懂简单的词意;12月龄开始会说单词;18个月时能用15~20个字,并指认、说出家庭主要成员的称谓;24个月时能指出简单的人、物品和图片,会说2~3个字构成的短句;3岁时能指认常见的物品、图画,会说短歌谣;4岁时能讲述简单的故事情节。

五、心理活动的发展

(一) 早期社会行为

2~3个月时能以笑、停止啼哭、发音等行为表示认识父母;3~4个月时开始出现社会反应性的大笑;7~8个月时表现出认生;12~13个月喜欢玩变戏法和躲猫猫游戏;18个月逐渐有自我控制能力;2岁时不再认生,易与父母分开;3岁后可与人同玩游戏。

(二) 注意的发展

婴儿期以无意注意为主,5~6岁后儿童才能较好地控制自己的注意力。

(三) 记忆的发展

1岁内婴儿只有再认而无重现。婴幼儿时期以机械记忆为主,精确性差。随年龄的增长和思维、理解、分析能力的发展,儿童有意识的逻辑记忆逐渐发展。

(四) 思维的发展

1岁以后开始产生思维。婴幼儿思维为直觉活动思维;学龄前期儿童则以具体形象思维为主。随年龄增长,儿童逐渐学会综合、分析、分类、比较等抽象思维方法,并进一步发展独立思考的能力。

（五）想象的发展

1~2岁仅有想象的萌芽;学龄前期儿童以无意想象和再造想象为主;学龄期儿童有意想象和创造性想象迅速发展。

（六）情绪、情感的发展

新生儿较多处于消极情绪中。婴幼儿情绪表现特点为时间短暂,反应强烈,容易变化,外显而真实。随年龄增长,对不愉快因素的耐受性逐渐增强,逐渐能有意识地控制自己的情绪,情绪反应渐趋稳定。

（七）意志的发展

新生儿无意志,随年龄增长,儿童意志逐步形成和发展。

（八）个性和性格的发展

婴儿期对亲人有依赖性和信赖感。幼儿时期有一定自主感,常出现违拗言行与依赖行为相交替现象。学龄前期儿童主动性增强,但主动行为失败时易出现失望和内疚。学龄期儿童重视自己勤奋学习的成就,如不能发现自己学习潜力将产生自卑。青春期少年心理适应能力加强但容易波动,在感情问题、伙伴问题、职业选择、道德评价和人生观等问题上处理不当时易发生性格变化。

六、神经心理发育的评价

（一）发育水平测验

1. 筛查性测验

(1)丹佛发育筛查测验(DDST):适用于2个月至6岁儿童(最适年龄≤4.5岁)。

(2)图片词汇测验(PPVT):适用于4~9岁儿童。

(3)绘人测验(HFDs):适用于5~9.5岁儿童。

2. 诊断性测验

(1)盖瑟尔发育量表(GDS):适用于4周至3岁婴幼儿。

(2)贝莉婴儿发育量表(BSIDⅢ):适用于1~42个月儿童。

(3)韦氏学前及初小智能量表(WPPSI):适用于4~6.5岁儿童;韦氏儿童智能量表(WISC):适用于6~16岁儿童。

(4)斯坦福-比奈智能量表(S-B):适用于2~18岁儿童。

（二）适应性行为评定

1. 婴儿-初中学生社会生活能力量表　适用于6个月~15岁儿童。

2. Achenbach儿童行为量表(CBCL)　适用于4~16岁儿童。

3. Conner注意力缺陷多动障碍儿童行为量表、Vanderbilt注意力缺陷多动障碍儿童行为量表　用于注意缺陷多动障碍评估。

4. 改良婴幼儿孤独症量表(M-CHAT)、儿童孤独症评定量表(CARS)　用于孤独症评定。

第五节　生长发育偏离

一、体格生长偏离

（一）体重生长偏离

1. **低体重**　体重低于同年龄、同性别儿童体重正常参照值的均值减2个标准差($<\bar{x}-2SD$),或第3百分位数以下($<P_3$)。

2. **体重过重**　体重超出同年龄、同性别儿童体重正常参照值的均值加2个标准差($>\bar{x}+2SD$),或第97百分位数以上($>P_{97}$)。

（二）身高（长）生长偏离

1. **身材矮小** 身高（长）低于同年龄、同性别儿童身高（长）正常参照值的均值减2个标准差（$<\bar{x}-2SD$），或第3百分位数以下（$<P_3$）。

2. **身材过高** 身高（长）高于同年龄、同性别儿童身高（长）正常参照值的均值加2个标准差（$>\bar{x}+2SD$），或第97百分位数以上（$>P_{97}$）。

二、心理行为异常

（一）儿童行为问题

儿童行为问题一般可分为：①生物功能行为问题，如遗尿、夜惊、睡眠不安、磨牙等；②运动行为问题，如吮手指、咬指甲、挖鼻孔、儿童擦腿综合征、活动过多等；③社会行为问题，如攻击、破坏、说谎等；④性格行为问题，如忧郁、社交退缩、违拗、发脾气、屏气发作、胆怯、过分依赖、嫉妒等；⑤语言问题，如口吃等。

1. **屏气发作** 又称呼吸暂停症，指儿童在剧烈哭闹时突然出现呼吸暂停的现象。多见于6~18个月的婴幼儿，6岁后很少出现。

2. **儿童擦腿综合征** 儿童通过摩擦引起兴奋的一种运动行为障碍。

3. **遗尿症** 5岁后仍发生不随意排尿即为遗尿症（enuresis）。分为原发性和继发性两类。

（二）注意缺陷多动障碍

注意缺陷多动障碍（ADHD）也称多动症，指智力正常或基本正常的儿童，表现出与年龄不相称的注意力不集中，不分场合的过度活动，情绪冲动并可有认知障碍或学习困难的一组症候群，是儿童青少年最多见的发育行为问题之一。男孩发病率明显高于女孩。

（三）学习障碍

学习障碍（SLD）指在获得和运用听、说、读、写、计算、推理等特殊技能上有明显困难，并表现出相应的多种障碍综合征。分为阅读障碍、书写表达障碍、数学功能障碍3种类型。小学2~3年级是发病高峰，男孩多于女孩。

（四）孤独症谱系障碍

孤独症（自闭症）谱系障碍，即广泛性发育障碍，是一组以社交障碍、语言交流障碍、兴趣和活动范围狭窄以及重复刻板行为为主要特征的神经发育性障碍。

【自测习题】

（一）选择题

A1/A2 型题

1. 人体发育较早的系统是
   A. 淋巴系统　　　　　　　B. 神经系统　　　　　　　C. 消化系统
   D. 呼吸系统　　　　　　　E. 生殖系统

2. 儿童生长发育遵循的一般规律是
   A. 自下而上　　　　　　　B. 由远到近　　　　　　　C. 由细到粗
   D. 由简单到复杂　　　　　E. 由高级到低级

3. 人体发育成熟最晚的系统是
   A. 神经系统　　　　　　　B. 淋巴系统　　　　　　　C. 消化系统
   D. 呼吸系统　　　　　　　E. 生殖系统

4. 判断体格发育的主要指标是
   A. 对外界的反应能力　　　B. 运动能力　　　　　　　C. 体重、身高

D. 语言发育程度　　　　　　E. 智力发育水平

5. 生理性体重下降一般发生在
    A. 出生后第 1 周内　　　　B. 出生后第 2 周内　　　　C. 出生后第 3 周内
    D. 出生后第 4 周内　　　　E. 出生后 1 个月

6. 5 岁儿童的身高按公式计算应为
    A. 95cm　　　　　　　　　B. 100cm　　　　　　　　C. 110cm
    D. 115cm　　　　　　　　　E. 120cm

7. 5 岁儿童的体重依公式计算应为
    A. 15kg　　　　　　　　　B. 16kg　　　　　　　　　C. 17kg
    D. 18kg　　　　　　　　　E. 20kg

8. 婴儿头围与胸围大致相等的月龄是
    A. 3 个月　　　　　　　　B. 6 个月　　　　　　　　C. 12 个月
    D. 18 个月　　　　　　　　E. 24 个月

9. 关于颅骨的发育,正确的是
    A. 出生时前囟 2.0~2.5cm　　　　　　　B. 前囟一般于出生后 6 个月闭合
    C. 前囟最晚于出生后 12 个月闭合　　　D. 后囟最迟出生后 6~8 周闭合
    E. 颅骨缝一般于生后 2 个月闭合

10. 前囟闭合的时间应为
    A. 6~8 周　　　　　　　　B. 3~4 个月　　　　　　　C. 6~8 个月
    D. 9~12 个月　　　　　　　E. 1~2 岁

11. 关于颅骨发育,正确的是
    A. 出生时前囟约 2.0~2.5cm　　　　　　B. 前囟一般于出生后 6 个月闭合
    C. 前囟最晚于出生后 12 个月闭合　　　D. 后囟最迟出生后 6~8 周闭合
    E. 颅骨缝一般于生后 2 个月闭合

12. 3 岁儿童,体重 14kg,身高 90cm,牙齿 20 个,腕部骨化中心 4 个,属于
    A. 正常　　　　　　　　　B. 低体重　　　　　　　　C. 矮身材
    D. 高身材　　　　　　　　E. 营养不良

*13. 9 个月女婴,因尚未出牙就诊,最恰当的处理是
    A. 再观察 3 个月　　　　　　　　　B. X 线检查上、下颌骨
    C. 治疗甲状腺疾病　　　　　　　　D. X 线检查腕部骨化中心数目
    E. 肌内注射维生素 D 治疗

14. 萌牙延迟是指
    A. 出生 8 个月后仍未萌牙　　　　　B. 生后 10 个月后仍未萌牙
    C. 生后 13 个月后仍未萌牙　　　　　D. 生后 18 个月后仍未萌牙
    E. 生后 24 个月后仍未萌牙

15. 10 岁儿童腕部骨化中心的数目应为
    A. 8 个　　　　　　　　　B. 9 个　　　　　　　　　C. 10 个
    D. 11 个　　　　　　　　　E. 12 个

16. 多数儿童青春期生长加速出现的年龄为
    A. 男孩 9~11 岁,女孩 11~13 岁　　　B. 男孩 11~13 岁,女孩 9~11 岁
    C. 男孩 11~13 岁,女孩 11~13 岁　　　D. 男孩 13~15 岁,女孩 11~13 岁
    E. 男孩 14~16 岁,女孩 12~14 岁

17. 男婴,体重 7.1kg,身长 65cm,头围 41cm,前囟 2cm×2cm,两个中切牙正在萌生,腕部 X 线检查可见 2 个骨化中心。该男婴最可能的月龄是

    A. 2~3 个月　　　　　B. 4~5 个月　　　　　C. 6~8 个月

    D. 9~10 个月　　　　E. 10~12 个月

18. 出生后出现的第一个条件反射是

    A. 握持反射　　　　　B. 觅食反射　　　　　C. 拥抱反射

    D. 吞咽反射　　　　　E. 吸吮反射

19. 儿童神经系统的发育,正确的是

    A. 出生后 1 个月,出现拥抱反射

    B. 出生后 3~4 个月,出现握持反射

    C. 出生后 2 个月,出现第 1 个条件反射

    D. 1 岁以内凯尔尼格(Kernig)征可为阳性

    E. 2 岁以下巴宾斯基(Barbinski)征可为阳性

20. 婴儿开始独坐的月龄是

    A. 3~4 个月　　　　　B. 4~5 个月　　　　　C. 6~7 个月

    D. 7~8 个月　　　　　E. 8~9 个月

21. 儿童开始会爬的月龄是

    A. 4~5 个月　　　　　B. 6~7 个月　　　　　C. 7~8 个月

    D. 8~9 个月　　　　　E. 10~12 个月

*22. 女孩,体重 8.5kg,身长 71cm,头围 45cm,前囟 1cm×1cm,出牙 4 颗,能独坐爬行和扶立,尚不能独站和扶走,能认识亲人和听懂简单的词意。该女孩最可能的年龄是

    A. 6 个月　　　　　　B. 9 个月　　　　　　C. 1 岁

    D. 1 岁半　　　　　　E. 2 岁

A3/A4 型题

(1~2 题共用题干)

女婴,前囟 0.8cm×1cm,头围 45cm,乳牙 4 颗。

1. 该婴儿月龄约为

    A. 4 个月　　　　　　B. 6 个月　　　　　　C. 8 个月

    D. 12 个月　　　　　E. 15 个月

2. **尚未具有**的动作、语言和应物能力是

    A. 能发出"爸爸"、"妈妈"等语音　　　　B. 能听懂自己的名字

    C. 会扶着栏杆站起来　　　　　　　　　D. 会拍手和大笑

    E. 指出身体各部分

(3~4 题共用题干)

男孩,身高 80cm,前囟已闭,头围 47cm,乳牙 16 颗,能用简单的语言表达自己的需要,对人、事有喜乐之分。

3. 该男孩最可能的年龄是

    A. 1 岁　　　　　　　B. 1 岁半　　　　　　C. 2 岁半

    D. 3 岁　　　　　　　E. 3 岁半

4. 按公式估算男孩的体重约是

    A. 15kg　　　　　　　B. 13kg　　　　　　　C. 12kg

    D. 11kg　　　　　　　E. 9kg

(5~6题共用题干)

女婴,体重8.5kg,身长68cm,头围44cm,前囟0.5cm×0.5cm,出牙4颗,能独坐并能以拇、示指拿取小球。

5. 该女婴最可能的月龄是

A. 5个月　　　　　　B. 8个月　　　　　　C. 12个月

D. 18个月　　　　　　E. 24个月

6. 腕部骨化中心的数目为

A. 2个　　　　　　B. 4个　　　　　　C. 6个

D. 8个　　　　　　E. 10个

（二）名词解释

1. 生理性体重下降

2. 骨龄

3. 性早熟

4. 屏气发作

5. 遗尿症

6. 注意缺陷多动障碍

7. 孤独症谱系障碍

（三）简答题

1. 简述儿童生长发育的规律。

2. 简述正常儿前囟闭合的时间及其临床意义。

【参考答案】

（一）选择题

A1/A2型题

1. B　　2. D　　3. E　　4. C　　5. A　　6. C　　7. D　　8. C　　9. D　　10. E

11. D　　12. A　　13. A　　14. C　　15. C　　16. B　　17. B　　18. E　　19. E　　20. C

21. D　　22. B

A3/A4型题

1. C　　2. E　　3. B　　4. D　　5. B　　6. A

（二）名词解释

1. 生理性体重下降　部分新生儿在生后数天内,由于摄入不足、胎粪及水分的排出,可致体重暂时性下降,称生理性体重下降。一般下降范围为原有体重的5%~10%,至第7~10日恢复到出生体重。

2. 骨龄　长骨干骺端的软骨次级骨化中心的出现可反映长骨生长发育成熟程度,有助于判断骨发育年龄,称之为骨龄。

3. 性早熟　女孩8岁以前,男孩9岁以前出现第二性征,为性早熟,即青春期提前出现。

4. 屏气发作　又称呼吸暂停症,指儿童在剧烈哭闹时突然出现呼吸暂停的现象,多见于6~18个月的婴幼儿。

5. 遗尿症　5岁后仍发生不随意排尿即为遗尿症。

6. 注意缺陷多动障碍　也称多动症,是指智力正常或基本正常的儿童,表现出与年龄不相称的注意力不集中,不分场合的过度活动,情绪冲动并可有认知障碍或学习困难的一组症候群,是儿童青少年最多见的精神行为问题之一。

7. 孤独症谱系障碍 是一组以社交障碍、语言交流障碍、兴趣和活动范围狭窄以及重复刻板行为为主要特征的神经发育性障碍。

(三) 简答题

1. 儿童生长发育的规律 ①生长发育是一连续性、阶段性的过程,在婴儿期和青春期出现2个生长高峰;②各系统器官发育不平衡;③生长发育遵循由上到下、由近到远、由粗到细、由低级到高级、由简单到复杂的一般规律;④生长发育存在个体差异。

2. 前囟闭合时间及其临床意义 正常儿童前囟闭合时间在1~1.5岁,96%的儿童2岁时闭合。前囟检查在儿科非常重要,大小及张力的变化均提示某些疾病的可能。如前囟早闭、头围小提示脑发育不良、小头畸形;前囟迟闭、过大见于佝偻病、甲状腺功能减低症等;前囟张力增加常示颅内压增高,而前囟凹陷则见于极度消瘦或脱水者。

【习题解析】

A1/A2 型题

13. (答案 A)乳牙的萌出时间存在较大的个体差异,13个月后未萌牙才为萌出延迟。因此,对于尚未出牙的9个月的婴儿,最恰当的处理是再观察3个月。

22. (答案 B)女婴体重、身长、头围、前囟的测量值反映其尚不足1岁;依据其出牙4颗,能独坐爬行和扶立(8个月时能坐稳,8~9个月时可用双上肢向前爬、并可扶站片刻),尚不能独站和扶走(10~14个月能独站和扶走),能认识亲人和听懂简单的词意(9个月左右已能听懂简单的词意)判断其最可能的年龄是9个月。

(崔 焱)

3

第三章
儿 童 保 健

【学习目标】

识记:

1. 复述各年龄期儿童的特点。

2. 说出计划免疫、疫苗、主动免疫、被动免疫的定义。

3. 说出目前我国计划免疫程序的具体内容。

理解:

1. 举例说明儿童游戏的功能。

2. 举例说明儿童常见事故伤害发生的原因,并列出相应的预防措施。

3. 能识别主动免疫制剂和被动免疫制剂。

应用:

1. 根据儿童的实际情况,查阅资料,为儿童制订合适的保健要点。

2. 指导家长选择适合其孩子的玩具、游戏或体格锻炼方法。

3. 指导家长正确处理预防接种的反应。

【重点与难点】

第一节　各年龄期儿童特点及保健

一、胎儿特点及保健

(一)胎儿的特点

胎儿的发育与孕母的健康、营养状况、生活环境和情绪等密切相关。故胎儿期保健应以孕母的保健为重点。

(二)胎儿的保健

1. 产前保健　①通过婚前遗传咨询、避开危险因素等方法预防胎儿遗传性疾病与先天畸形;②保证胎儿充足营养;③保证孕母良好的生活环境;④避免孕母出现妊娠期并发症。

2. 产时保健　重点是注意预防产伤及产时感染。

3. 胎儿期心理卫生　注意做好优生准备及适宜的胎教。

二、新生儿特点及保健

(一)新生儿的特点

新生儿身体各组织和器官的功能发育尚不成熟,对外界环境变化的适应性和调节性差,抵抗力弱,易患各种疾病,且病情变化快,发病率和死亡率较高。

（二）新生儿的保健

1. 产后保健　预防并及时处理新生儿缺氧、窒息、低体温、低血糖、低血钙和颅内出血等情况。

2. 居家保健　做好家庭访视;指导家长合理喂养;注意新生儿保暖及日常清洁卫生;帮助家长选择合适的衣被;告知家长观察新生儿异常状况;避免新生儿感染及窒息;按时预防接种;筛查先天性疾病;通过反复的视觉和听觉训练,建立各种条件反射。

三、婴儿特点及保健

（一）婴儿的特点

婴儿的生长发育是出生后最迅速的,而其消化和吸收功能尚未发育完善,故易出现消化功能紊乱和营养不良等疾病。随着月龄的增加,婴儿通过胎盘从母体获得的免疫物质逐渐减少,而自身的免疫功能尚未成熟,故易患肺炎等感染性疾病和传染病。

（二）婴儿的保健

1. 合理喂养　4~6个月以内婴儿提倡纯母乳喂养。部分母乳喂养或人工喂养儿则首选配方奶粉。6个月以上婴儿要及时引入其他食品。

2. 日常护理　包括清洁卫生、衣着、睡眠、牙齿及户外活动的护理。

3. 早期教育　包括大小便、视听能力、动作及语言的训练。

4. 防止事故　此期常见的事故有异物吸入、窒息、中毒、跌伤、触电、溺水和烫伤等。

5. 预防疾病和促进健康　切实完成基础免疫,定期为婴儿做体格检查。

6. 婴儿心理卫生　采取适当措施促进婴儿感知觉的发育及建立安全型依恋。

四、幼儿特点及保健

（一）幼儿的特点

感染性和传染性疾病发病率仍较高,事故伤害发生率增加。

（二）幼儿的保健

1. 合理安排膳食。

2. 日常护理　包括衣着、睡眠、口腔等护理。

3. 早期教育　包括大小便、动作、语言、卫生习惯的训练及品德教育。

4. 预防疾病和事故。

5. 幼儿心理卫生　幼儿常见的心理行为问题包括违抗、发脾气和破坏性行为等,家长应针对原因采取有效措施。

五、学龄前儿童特点及保健

（一）学龄前儿童的特点

学龄前儿童好奇、多问,易患急性肾炎、风湿病等免疫性疾病,易发生各种事故。

（二）学龄前儿童的保健

1. 合理营养。

2. 日常护理　主要包括自理能力的培养及睡眠习惯的养成。

3. 预防疾病和事故。

4. 心理卫生　培养儿童克服困难的意志和关心集体、遵守规则、团结协作、互相谦让的品质;促进智力及社会交往能力的发展;防治常见的心理行为问题。

六、学龄儿童特点及保健

（一）学龄儿童的特点

学龄期是儿童接受科学文化教育的重要时期,也是儿童心理发展上的一个重大转折时期,同伴、学校和社会环境对其影响较大。学龄儿童机体抵抗力增强,发病率较低。

（二）学龄儿童的保健

1. 合理营养。

2. 体格锻炼。

3. 预防疾病　学校和家庭应注意培养儿童正确的坐、立、行走和读书等姿势,预防脊柱异常弯曲等畸形的发生及近视。

4. 防止事故。

5. 心理卫生　培养良好的学习习惯;促进社会性发展;保护自尊心;防治常见的心理行为问题。

七、青春期少年特点及保健

（一）青春期少年的特点

1. 体格及性器官发育迅速。

2. 心理与社会适应能力发展相对缓慢。

3. 神经内分泌调节不稳定。

（二）青春期少年的保健

1. 供给充足营养。

2. 培养良好的卫生习惯。

3. 保证充足的睡眠

4. 预防疾病和事故。

5. 心理卫生　培养自觉性和自制性;性教育;防治常见的心理行为问题。

第二节　儿童游戏

一、游戏的功能

1. 促进儿童感觉运动功能的发展。

2. 促进儿童智力的发展。

3. 促进儿童的社会化及自我认同。

4. 促进儿童的创造性。

5. 治疗性价值。

二、不同年龄阶段游戏的特点

婴儿期多为单独性游戏;幼儿期多为平行性游戏;学龄前期多为联合性或合作性游戏;学龄期多为竞赛性游戏;青春期女孩一般对社交性活动感兴趣,而男孩一般喜欢运动中的竞争及胜利感,对机械和电器装置感兴趣。

第三节　体格锻炼

1. 户外活动。

2. 皮肤锻炼　包括婴儿抚触、水浴(温水浴、擦浴、淋浴、游泳)、空气浴、日光浴等。

3. 体育运动　包括体操(婴儿被动操、婴儿主动操、幼儿体操、儿童体操)、游戏、田径及球类。

第四节　事故伤害预防

一、窒息与异物进入机体

（一）窒息的原因

有婴儿包裹过严、物品不慎盖在婴儿脸上、母亲熟睡后误将身体或被子捂住婴儿的脸部、婴儿溢奶等。

（二）异物进入机体的可能

婴幼儿将小物品塞入鼻腔、外耳道或放入口内,从而引起鼻腔、外耳道或消化道异物,多见于1~5岁婴幼儿。儿童因哭闹、嬉笑而将食物误吸入呼吸道。

（三）预防措施

1. 看护婴幼儿时,必须做到放手不放眼,放眼不放心。对易发生事故的情况有预见性。

2. 婴儿与母亲分床睡,婴儿床上无杂物。

3. 儿童在进餐时成人切勿惊吓、逗乐、责骂儿童。

4. 培养儿童细嚼慢咽的饮食习惯。

5. 不给婴幼儿整粒的瓜子、花生、豆子及带刺、带骨、带核的食品。

6. 不给儿童玩体积小、锐利、带有毒性物质的玩具及物品。

二、中毒

儿童中毒的预防措施有:

1. 保证儿童食物的清洁和新鲜。

2. 教育儿童勿随便采集及食用植物及野果。

3. 口服药物及日常使用的剧毒物品应放置在儿童拿不到的地方;家长喂药前要认真核对药瓶标签、用量及服法。

4. 注意室内通风,定期清扫煤炉管道;经常检查煤气是否漏气。

三、外伤

儿童外伤的预防措施有:

1. 婴幼儿居室的窗户、楼梯、阳台、睡床等都应设有栏杆;家具边缘以圆角为宜。

2. 儿童最好远离厨房;热水瓶、热锅应放在儿童不能触及的地方;给儿童洗漱时,先倒冷水后加热水;暖气片加罩;指导家长正确使用热水袋。

3. 妥善存放易燃、易爆、易损品。教育年长儿不可随意玩火柴、打火机、煤气等危险物品。

4. 室内电器、电源应有防止触电的安全装置。

5. 定期检查大型玩具,及时维修;儿童玩耍时,应有成人在旁照顾。

6. 户外活动场地最好有草坪;室内地面宜用地板或铺有地毯。

四、溺水与交通事故

溺水与交通事故的预防措施有:

1. 幼托机构应远离公路、河塘等;在农村房前屋后的水缸、粪缸均应加盖。

2. 教育儿童不可去无安全措施的池塘、江河玩水或游泳。绝不可将婴幼儿单独留在澡盆中。

3. 教育儿童遵守交通规则;做好儿童接送工作。

4. 教育儿童骑车时佩戴摩托车头盔或自行车头盔。坐汽车时,系上安全带,不坐第一排。

5. 在校园、居住区和游戏场所周围强制车辆减速。

第五节　计 划 免 疫

儿童计划免疫是根据免疫学原理、儿童免疫特点和传染病疫情的监测情况制定的免疫程序,是有计划、有目的地将生物制品接种到儿童体中,以确保儿童获得可靠的抵抗疾病的能力,从而达到预防、控制乃至消灭相应传染病的目的。预防接种是计划免疫的核心。

一、免疫方式及常用制剂

（一）主动免疫及常用制剂

主动免疫是指给易感者接种特异性抗原,刺激机体产生特异性的免疫力。这是预防接种的主要内容。主动免疫制剂统称为疫苗。

（二）被动免疫及常用制剂

未接受主动免疫的易感者在接触传染源后，被给予相应的抗体，而立即获得免疫力，称之为被动免疫，主要用于应急预防和治疗。被动免疫制剂包括特异性免疫球蛋白、抗毒素、抗血清。

二、免疫程序

儿童计划免疫程序见表 3-1。

表 3-1　儿童计划免疫程序

疫苗	接种对象月(年)龄	接种剂次	接种部位	接种途径	接种剂量/剂次	备注
乙肝疫苗	0、1、6 月龄	3	上臂三角肌	肌内注射	酵母苗 5μg/0.5ml；CHO 苗 10μg/1ml、20μg/1ml	出生后 24 小时内接种第 1 剂次，第 1、2 剂次间隔≥28 天
卡介苗	出生时	1	上臂三角肌中部略下处	皮内注射	0.1ml	
脊灰疫苗	2、3、4 月龄，4 周岁	4		口服	1 粒	第 1、2 剂次，第 2、3 剂次间隔均≥28 天；第 1 剂可用脊灰灭活疫苗注射
百白破疫苗	3、4、5 月龄，18~24 月龄	4	上臂外侧三角肌	肌内注射	0.5ml	第 1、2 剂次，第 2、3 剂次间隔均≥28 天
白破疫苗	6 周岁	1	上臂三角肌	肌内注射	0.5ml	
麻风疫苗（麻疹疫苗）	8 月龄	1	上臂外侧三角肌下缘附着处	皮下注射	0.5ml	8 月龄接种 1 剂次麻风疫苗，麻风疫苗不足部分使用麻疹疫苗
麻腮风疫苗（麻腮疫苗、麻疹疫苗）	18~24 月龄	1	上臂外侧三角肌下缘附着处	皮下注射	0.5ml	18~24 月龄接种 1 剂次麻腮风疫苗，麻腮风疫苗不足部分使用麻腮疫苗替代，麻腮疫苗不足部分使用麻疹疫苗
乙脑减毒活疫苗	8 月龄，2 周岁	2	上臂外侧三角肌下缘附着处	皮下注射	0.5ml	
乙脑灭活疫苗	8 月龄（2 剂次），2 周岁，6 周岁	4	上臂外侧三角肌下缘附着处	皮下注射	0.5ml	第 1、2 剂次间隔 7~10 天
A 群流脑疫苗	6~18 月龄	2	上臂外侧三角肌附着处	皮下注射	30μg/0.5ml	第 1、2 剂次间隔 3 个月
A+C 流脑疫苗	3 周岁，6 周岁	2	上臂外侧三角肌附着处	皮下注射	100μg/0.5ml	2 剂次间隔≥3 年；第 1 剂次与 A 群流脑疫苗第 2 剂次间隔≥12 个月
甲肝减毒活疫苗	18 月龄	1	上臂外侧三角肌附着处	皮下注射	1ml	
甲肝灭活疫苗	18 月龄，24~30 月龄	2	上臂三角肌附着处	肌内注射	0.5ml	2 剂次间隔≥6 个月

疫苗	接种对象 月(年)龄	接种 剂次	接种部位	接种途径	接种剂量 /剂次	备注
炭疽疫苗	炭疽疫情发生时,病例或病畜间接接触者及疫点周围高危人群	1	上臂外侧三角肌附着处	皮上划痕	0.05ml(2滴)	病例或病畜的直接接触者不能接种
钩体疫苗	流行地区可能接触疫水的7~60周岁高危人群	2	上臂外侧三角肌附着处	皮下注射	成人第1剂0.5ml,第2剂1.0ml;7~13岁剂量减半;必要时,7岁以下儿童注射不超过成人剂量的1/4	第1、2剂次间隔7~10天
出血热疫苗(双价)	16~60周岁	3	上臂三角肌	肌内注射	1ml	第1、2剂次间隔≥14天,第1、3剂次间隔≥6个月

三、预防接种的准备及注意事项

1. 环境准备　光线明亮,空气新鲜,温度适宜;接种及急救物品摆放有序。

2. 心理准备　消除家长和儿童的紧张、恐惧心理;接种不宜空腹进行。

3. 严格执行免疫程序。

4. 严格掌握禁忌证　患急性传染病、慢性消耗性疾病、活动性肺结核、过敏性疾病、先天性免疫缺陷疾病、肝肾疾病以及发热的儿童均不能接种疫苗;正在接受免疫抑制剂治疗的儿童,应推迟常规的预防接种;近1个月内注射过丙种球蛋白者,不能接种活疫苗。每种疫苗都有其特殊的禁忌证,应严格按照使用说明执行。

5. 严格执行查对制度及无菌操作原则。

6. 其他　①2个月以上婴儿接种卡介苗前应做PPD试验,阴性者才能接种;②脊髓灰质炎疫苗冷开水送服,且服用后1小时内禁热饮;③接种麻疹疫苗前1个月及接种后2周避免使用胎盘球蛋白、丙种球蛋白制剂。

四、预防接种的反应及处理

1. 一般反应　大多为一过性,在24小时内出现,主要表现为发热和局部红肿、疼痛,可伴有食欲减退、全身不适、乏力等。多数儿童持续2~3天自行消退。无需特殊处理,适当休息,多饮水即可。反应较重者,可对症处理,如局部热敷;反应严重者,如局部红肿持续扩大,高热不退,应到医院就诊。

2. 异常反应　极少数儿童可能出现晕厥、过敏性休克、过敏性皮疹、血管神经性水肿等。一旦发生,应立即抢救或治疗。

3. 偶合症　是指受种者正处于某种疾病的潜伏期,或者存在尚未发现的基础疾病,接种后巧合发病。

【自测习题】

(一) 选择题

A1/A2 型题

1. 新生儿保健的重点应放在

A. 生后第 1 天   B. 生后 1 周内   C. 生后 10 天内

D. 生后 2 周内   E. 生后 3 周内

2. 6 个月内婴儿体格检查的频率最好是

     A. 每周 1 次   B. 每 2 周 1 次   C. 每月 1 次

     D. 每 2~3 个月 1 次   E. 每 3~6 个月 1 次

*3. 最易发生事故伤害的年龄期是

     A. 新生儿期   B. 婴儿期   C. 幼儿期

     D. 学龄前期   E. 学龄期

4. 儿童免疫性疾病增多的年龄期是

     A. 新生儿期   B. 婴儿期   C. 幼儿期

     D. 学龄前期   E. 学龄期

*5. 儿童生理及心理发生巨大变化的年龄期是

     A. 婴儿期   B. 幼儿期   C. 学龄前期

     D. 学龄期   E. 青春期

6. 婴儿期的游戏特点是

     A. 单独性游戏   B. 平行性游戏   C. 联合性游戏

     D. 合作性游戏   E. 竞赛性游戏

7. 1~3 个月婴儿最常见的事故伤害是

     A. 关节脱位   B. 食物中毒   C. 烫伤

     D. 溺水   E. 窒息

8. 乙肝疫苗第 3 剂次接种的时间是

     A. 生后 72 小时   B. 生后 1 个月   C. 生后 2 个月

     D. 生后 5 个月   E. 生后 6 个月

9. **不需要**进行复种的疫苗是

     A. 脊髓灰质炎疫苗   B. 卡介苗   C. 麻疹疫苗

     D. 乙脑疫苗   E. 百白破疫苗

10. 脊髓灰质炎疫苗接种的途径是

     A. 皮内注射   B. 皮下注射   C. 肌内注射

     D. 口服   E. 静脉推注

11. 下列疾病中, **不属于**基础免疫的是

     A. 麻疹   B. 白喉   C. 水痘

     D. 结核病   E. 流行性腮腺炎

12. 脊髓灰质炎疫苗在 1 岁以内应服用

     A. 1 次   B. 2 次   C. 3 次

     D. 4 次   E. 5 次

13. 下列疫苗中**不属于**基础免疫制剂的是

     A. 卡介苗   B. 百白破疫苗   C. 脊髓灰质炎疫苗

     D. 麻疹疫苗   E. 流感疫苗

14. 接种活疫苗时, 局部皮肤消毒应用

     A. 0.5%碘伏   B. 2%碘伏   C. 2%碘酊

     D. 75%乙醇   E. 2%碘酊+75%乙醇

15. 儿童日光浴每次持续时间一般**不超过**

A. 10~20 分钟   B. 20~30 分钟   C. 30~40 分钟

D. 40~50 分钟   E. 50~60 分钟

16. 患儿,女,10天。因早产留院观察。现一般情况良好,母乳喂养,今日出院。护士给予的出院指导最重要的是

    A. 培养良好的生活习惯   B. 训练按时排便   C. 及早添加其他食品

    D. 预防感染   E. 预防外伤

17. 患儿,男,13岁。近日发现阴毛开始生长,阴茎较前增大。其目前最需要的健康教育是

    A. 性教育   B. 良好的卫生习惯   C. 充足的睡眠

    D. 健康的生活方式   E. 充足的营养

18. 患儿,女,3个月。出生后因为身体原因未能按时接种卡介苗。现家长带其补种,正确的处理是

    A. 立即接种   B. 满6个月接种

    C. 满1周岁接种   D. 结核菌素试验阴性方可接种

    E. 给予免疫球蛋白后接种

19. 患儿,女,2天。生后已经完成乙肝疫苗接种。明日出院,家长询问第二针的接种时间。正确的回答是

    A. 1个月   B. 2个月   C. 3个月

    D. 5个月   E. 6个月

20. 患儿,女,10岁。因近日流感流行,家长带其接种流感疫苗。接种过程中,女童出现头晕、心悸、面色苍白、出冷汗。此时,患儿应采取的体位是

    A. 中凹卧位   B. 头高足低位   C. 侧卧位

    D. 俯卧位   E. 平卧位,头略低

A3/A4 型题

(1~4题共用题干)

婴儿,女,2天。女婴于2012年2月5日出生,已经接种过乙肝疫苗第1剂次。

1. 乙肝疫苗第2剂次的接种时间为

    A. 3月5日   B. 4月5日   C. 5月5日

    D. 6月5日   E. 7月5日

2. 乙肝疫苗第1剂次后应该接种的疫苗是

    A. 乙肝疫苗第2剂次   B. 卡介苗   C. 脊髓灰质炎疫苗

    D. 百白破疫苗   E. 麻疹疫苗

3. 乙肝疫苗的接种途径是

    A. 口服   B. 静脉注射   C. 皮内注射

    D. 皮下注射   E. 肌内注射

4. 乙肝疫苗接种的部位是

    A. 上臂三角肌   B. 上臂三角肌中部略下处   C. 上臂外侧三角肌下缘

    D. 上臂外侧三角肌   E. 臀中肌

(5~7题共用题干)

婴儿,男,4个月。昨日接种了疫苗,今日体温38℃(肛表),接种部位轻度红肿。咽无充血,心肺无异常。

5. 根据儿童计划免疫程序,该婴儿接种的疫苗是

    A. 乙肝疫苗   B. 卡介苗   C. 脊髓灰质炎疫苗

D. 百白破疫苗　　　　　E. 麻疹疫苗

*6. 处理方法最恰当的是

　　A. 密切观察,暂不处理　　B. 给予口服抗生素　　　　C. 给予口服退热剂

　　D. 给予口服抗病毒药物　　E. 给予口服抗生素及抗病毒药物

*7. 该婴儿最佳的饮食是

　　A. 强化铁奶粉　　　　　B. 母乳　　　　　　　　C. 婴儿配方奶

　　D. 全脂奶粉　　　　　　E. 鲜牛奶

(8~10题共用题干)

幼儿,男,18个月。该儿童近日食欲下降,母亲担心其患有疾病而就诊。儿童精神佳,面色红润,活泼好动。每日户外活动3小时以上。

8. 最可能的诊断是

　　A. 营养不良　　　　　　B. 缺铁性贫血　　　　　C. 佝偻病

　　D. 巨幼细胞贫血　　　　E. 生理性厌食

*9. 下列措施中,**不正确**的是

　　A. 不一次提供大量食品　　　　　　　B. 食物能被幼儿自己抓食

　　C. 保持轻松愉快的就餐环境　　　　　D. 提供固定的餐具

　　E. 幼儿要吃什么就给什么

10. 幼儿健康检查的频次建议是

　　A. 1个月　　　　　　　B. 3个月　　　　　　　　C. 6个月

　　D. 9个月　　　　　　　E. 12个月

(二) 名词解释

1. 计划免疫

2. 疫苗

(三) 简答题

1. 简述青春期少年的特点。

2. 简述婴幼儿窒息预防措施。

【参考答案】

(一) 选择题

A1/A2 型题

1. B　　2. C　　3. C　　4. D　　5. E　　6. A　　7. E　　8. E　　9. B　　10. D

11. C　　12. C　　13. E　　14. D　　15. B　　16. D　　17. A　　18. D　　19. A　　20. E

A3/A4 型题

1. A　　2. B　　3. E　　4. A　　5. D　　6. A　　7. B　　8. E　　9. E　　10. C

(二) 名词解释

1. 计划免疫:是根据免疫学原理、儿童免疫特点和传染病疫情的监测情况制订的免疫程序,是有计划、有目的地将生物制品接种到儿童体中,以确保其获得可靠的抵抗疾病的能力,从而达到预防、控制乃至消灭相应传染病的目的。

2. 疫苗:主动免疫制剂的统称。按其生物性质可分为灭活疫苗、减毒活疫苗、类毒素疫苗、组分疫苗(亚单位疫苗)及基因工程疫苗。

（三）简答题

1. 青春期少年的特点

(1)体格及性器官发育迅速。

(2)心理与社会适应能力发展相对缓慢。

(3)神经内分泌调节不稳定。

2. 婴幼儿窒息预防措施

(1)看护婴幼儿时,必须做到放手不放眼,放眼不放心。对易发生意外事故的情况有预见性。

(2)婴儿与母亲分床睡,婴儿床上无杂物。

(3)儿童在进餐时成人切勿惊吓、逗乐、责骂儿童。

(4)培养儿童细嚼慢咽的饮食习惯。

(5)不给婴幼儿整粒的瓜子、花生、豆子及带刺、带骨、带核的食品。

(6)不给儿童玩体积小、锐利、带有毒性物质的玩具及物品。

【习题解析】

A1/A2 型题

3. （答案 C)幼儿有了独立行走的能力,可以脱离家长的视线范围;且他们对很多事物不了解,根本就没有接触过,不知道事物的危险性。如果出于好奇接触了这样的事物,则容易发生事故伤害。

5. （答案 E)青春期儿童开始出现第二性征,外形上出现巨大变化。该期儿童心理处于从儿童向成人期过渡。

A3/A4 型题

6. （答案 A)题干所描述现象为预防接种的一般反应,可多饮水,多休息。一般 2~3 天后好转。

7. （答案 B)4 个月婴儿还是以全母乳喂养为佳。

9. （答案 E)18 个月左右的幼儿可能出现生理性厌食和偏食。为了增进幼儿食欲,可以采取一些措施,如题目中的 ABCD 选项。如果孩子的要求是合理的,可以满足。如果孩子严重偏食,则不能满足其要求,要循序渐进,慢慢引导孩子达到平衡膳食。

（董　玲）

第四章
青春期健康与疾病护理

【学习目标】

识记：
1. 列举青春期生理发育特点。
2. 描述青春期发育常见问题及其临床表现。
3. 列举青春期心理健康的影响因素。

理解：
1. 解释青春期发育常见问题的原因。
2. 解释青春期常见心理行为问题的原因。
3. 比较青春期综合征、青春期焦虑症、青春期抑郁症临床表现的区别。
4. 比较青春期男性、女性发育变化的异同点。

应用：
1. 能正确评估青春期发育常见问题，并采取有效调适方法。
2. 能正确评估青春期常见心理行为问题，并采取有效调适方法。

【重点与难点】

第一节　青春期发育的有关问题

一、青春期生理发育的特点

1. 青春期的身体形态和器官功能变化　身高和体重的突增是青春期比较突出的特点。身高增加以下肢骨生长为主，体重增加除了与骨骼增长有关外，还与内脏增大，特别和肌肉、脂肪增长有关。

2. 青春期的性生理发育　青春期男性以喉结突起，声音变粗，上唇出现胡须为特征，也可出现遗精。青春期女性声音变尖变高，乳房隆起，骨盆宽大，胸部、肩部及臀部的皮下脂肪更加丰富，月经初潮是青春期女性的重要标志之一。

3. 青春期神经内分泌变化　青春期女性体内雌激素水平增高，雌激素主要来自卵巢，以雌二醇的生物活性最强。青春期男性雄激素水平增高，雄激素主要来自睾丸，其中以睾酮作用最强。

二、青春期发育常见问题

1. 青春期甲状腺肿大　防治青春期甲状腺肿大的主要措施是补碘。

2. 痤疮　主要发生在面部，保持皮肤清洁是防治痤疮的有效措施。

3. 青春期高血压　青春期高血压的特点是收缩压升高，舒张压不高或升高不明显。

4. 月经不调和经前期综合征   经前期综合征是由于神经-内分泌功能失调造成的,心理因素在发病中占有重要地位。

5. 乳房发育   乳房发育是女性的第二性征。

6. 遗精   是男性青春期开始出现的一种特殊生理现象,个别青年始终没有发生遗精也属正常。

7. 手淫   是青春期最典型的性行为活动,青春期男、女均可发生,教育青少年树立正确的人生观、价值观,并教育家长能正确理解和对待。

第二节 常见心理行为问题

一、青春期心理发展的特点

1. 看问题容易片面化和表面化。

2. 情绪情感易出现两极性。

3. 易出现逆反心理,心态不平衡向平衡过渡。

4. 自主意识增强,自尊心变强,渴望交流和友谊。

5. 易冲动并富于幻想,性意识萌动并表现为初期的与异性疏远,到逐渐愿意与异性接近,或对异性产生朦胧的依恋等心理变化。

二、青春期心理健康的影响因素

1. 心理因素。

2. 生理因素。

3. 学业因素。

4. 外界环境因素。

三、常见心理行为问题

1. 青春期综合征   是青少年特有的生理失衡和由此引发的心理失衡病症,社区、学校和家庭均应高度重视,使其健康平稳地度过青春期。

2. 青春期焦虑症   青春期是焦虑症的易发期,一般是以心理治疗为主,并配合药物治疗。

3. 青春期抑郁症   严重青春期抑郁症的青少年可出现离家出走、厌世、自残、自杀等行为,故防治青春期抑郁症是青少年保健工作的重点内容。

4. 饮食障碍   包括神经性厌食症和神经性贪食症。

5. 其他   网瘾、物质滥用。

加强青少年的心理健康教育及社会-学校-家庭的整体教育,塑造青少年的健康人格,是提高"网瘾"和物质滥用免疫力的有效措施。

【自测习题】

（一）选择题

A1/A2 型题

1. 青春期男性特有的第二性征是
    A. 阴毛、腋毛生长　　　　　B. 肌肉发达　　　　　C. 喉结突出
    D. 变声　　　　　　　　　　E. 胡须生长

*2. 增进青春发育期全身代谢的激素是
    A. 促甲状腺素　　　　　　　B. 生长激素　　　　　C. 卵泡刺激素
    D. 黄体生成素　　　　　　　E. 促肾上腺皮质激素

3. 下列选项中**不是**青春期发育常见问题的是

A. 青春期甲状腺肿大　　　　B. 粉刺　　　　　　　C. 月经不调

D. 手淫　　　　　　　　　　E. 喉结突出

*4. 常见青春期心理行为问题**不包括**

A. 青春期焦虑症　　　　　　B. 青春期抑郁症　　　　C. 神经性厌食症

D. 神经性多动症　　　　　　E. 神经性贪食症

A3/A4 型题

(1~2 题共用题干)

患者,男性,高三学生,以肝硬化收住院。该青少年曾有饮酒史,近两周出现头晕、多语,并伴有胃部不适,近一周出现反应迟钝、情绪抑郁,肝区疼痛,症状逐渐加重,门诊 B 超检查以"肝硬化"入院。

1. 患者出现哪种物质滥用

A. 烟草　　　　　　　　　　B. 麦角二乙胺　　　　　C. 巴比妥类

D. 酒精　　　　　　　　　　E. 可待因类

2. 预防青春期物质滥用的有效方法**不包括**

A. 培养青少年良好的心理健康状况

B. 建立社区物质滥用戒毒收容所

C. 大众传媒开展药物使用的宣传教育

D. 制定与药物有关的法律

E. 建立社区中涉及药物使用的行为规范

(二) 名词解释

1. 青春发育期

2. 青春期焦虑症

3. 青春期抑郁症

4. 神经性厌食症

(三) 简答题

1. 青少年怎样面对青春期的生理变化?

2. 怎样正解看待和处理青春期的心理矛盾?

【参考答案】

(一) 选择题

A1/A2 型题

1. C　　　2. A　　　3. E　　　4. D

A3/A4 型题

1. D　　　2. B

(二) 名词解释

1. 青春发育期　　是指青少年生理发育和心理发展急剧变化的时期,是儿童到成年人过渡的时期,也是人生观和世界观逐步形成的关键时期。这一时期从第二性征出现至性成熟及体格发育完全。

2. 青春期焦虑症　　是一种紧张不安、恐惧的情绪体验,患者以焦虑情绪反应为主要症状,同时伴有心慌、气短、出汗及坐立不安等自主神经系统功能紊乱。

3. 青春期抑郁症　　指情绪低落、思维迟钝、动作和语言减少,伴有焦虑、躯体不适和睡眠障碍。

4. 神经性厌食症　　一种由不良心理社会因素引起的饮食障碍,早期为主动性节食、厌食,进而缺乏食欲、消瘦、内分泌代谢紊乱。

（三）简答题

1. 青少年怎样面对青春期的生理变化？

（1）应正确认识并坦然接受青春期的生理变化。减少心理上的混乱和恐慌，以积极的心态去接纳这些变化。

（2）应该接受现实，学会欣赏自己。每个人的生理特征是自己不能决定和控制的，能够做的就是学会以积极的心态接纳自己的形象。要相信自己是独一无二的，是特点鲜明的，是别人无法替代的。只有发现自己的优势，学会欣赏自己独特的美，才能充满自信地学习和生活。

（3）青少年应努力追求美。

2. 怎样正解看待和处理青春期的心理矛盾？

青春期心理充满着矛盾，这些内心矛盾，是我们成长过程中正常的心理现象。这些心理矛盾有时让我们感到苦闷，但正是它们构成了我们向前发展的动力。当然，如果处理不好这些矛盾，它们也会成为我们发展的阻力。因此，通过各种方式、借助各种力量调控内心心理矛盾，是很重要的。当我们感到很难解决内心矛盾的时候，除了可以向老师、家长、亲友及社会寻求帮助外，自己也要学会当自己的"心理医生"。保持心理健康将有助于我们身心的协调发展，顺利地度过青春期。

【习题解析】

A1/A2 型题

1. （答案 C）男性的第二性征表现为阴毛、腋毛及胡须生长、变声、肌肉发达及出现喉结等。但喉结的突出是男性特有的第二性征。

2. （答案 A）促甲状腺素分泌增加，引起体内甲状腺素水平的增高，可以增进全身的代谢过程；生长激素增加细胞的体积和数量，促进个体生长；卵泡刺激素，刺激卵泡中滤泡的发育和睾丸中精子的生成；黄体生成素，促进卵巢黄体生成和刺激睾丸间质细胞的功能；促肾上腺皮质激素产生糖皮质激素和性激素。

3. （答案 E）青春期发育常见问题有青春期甲状腺肿大、痤疮、青春期高血压、月经不调和经前期综合征、乳房发育问题、遗精、手淫，而喉结突出青春期男性特有的第二性征。

4. （答案 D）常见青春期心理行为问题包括：青春期综合征、青春期焦虑症、青春期抑郁症、神经性厌食症、神经性多动症、神经性贪食症、网瘾、物质滥用、青少年伤害，不包括神经性多动症。

A3/A4 型题

（1~2 题共用题干）

1. （答案 D）酒精中的血清乙醇可抑制中枢神经系统，产生欣快、头晕、眼花、多语和短期记忆障碍等，长期大量饮酒后，会对大脑及其他重要器官产生损害，而且酒精损害本身也会导致情绪抑郁，长期大量滥用可致酒精性肝炎、肝硬化。

2. （答案 B）预防青春期物质滥用的有效方法是：①培养青少年良好的心理健康状况；②控制或者限制可以获得药物的途径；③建立社区中涉及药物使用的行为规范；④制定与药物有关的法律；⑤借用大众传媒开展药物使用的宣传教育。不包括建立社区物质滥用戒毒收容所。

（林素兰）

第五章

儿 童 营 养

【学习目标】

识记：

1. 能正确概述儿童能量的分配及儿童特殊能量需要。

2. 能正确复述母乳喂养、人工喂养的概念及母乳喂养的优点。

3. 能正确复述食物转换的概念与原则。

理解：

1. 能举例说明食物转换的顺序。

2. 能说出母乳喂养与人工喂养的护理。

应用：按照体重热卡能正确计算出牛奶配方，并能指导母亲进行正确的人工喂养。

【重点与难点】

第一节 能量与营养素的需要

1. **儿童总的能量消耗** 包括基础代谢率、食物热力作用、生长、活动和排泄 5 个方面。根据儿童年龄、体重及生长速度估计每天所需的能量，日龄 1 周的新生儿约为 250kJ（60kcal）/kg，第 2~3 周约 418kJ（100kcal）/kg，1 岁以内婴儿平均每日所需总能量 460kJ（110kcal）/kg，以后每 3 岁减去 42kJ（10kcal）/kg，15 岁时为 250kJ（60kcal）/kg。总能量的需求存在个体差异。

2. **宏量营养素**

（1）碳水化合物：为能量的主要来源。碳水化合物所产生的能量应占总能量的 50%~65%。

（2）脂类：是脂肪、胆固醇、磷脂的总称。脂类为机体第二供能营养素。脂肪所提供的能量占婴儿摄入总能量的 44%（40%~48%），随着年龄的增长，脂肪占总能量比例下降，年长儿为 25%~30%。

（3）蛋白质：是维持生命不可缺少的营养素，与各种生命的功能和活动密切相关。蛋白质是构成人体组织、细胞的基本物质，也是体液、酶和激素的重要组成部分，其次还有供能作用，占总能量的 8%~15%。

3. **微量营养素**

（1）维生素：主要功能是调节人体的新陈代谢，不产生能量，虽然需要量不多，但因体内不能合成或合成不足，必须由食物供给。分为脂溶性（维生素 A、D、E、K）与水溶性（B 族和 C）两大类。

（2）矿物质：①常量元素：每日膳食需要量在 100mg 以上者为常量元素。体内除氢、氧、氮、碳四种基本元素外,钙、磷、镁、钠、钾、氯、硫亦为常量元素。②微量元素:是体内含量很少,需通过食物摄入,有一定生理功能的元素。碘、锌、硒、铜、钼、铬、钴、铁、锰、镍、硅、锡、钒、氟 14 种元素为人体必需微量元素。

第二节　儿童喂养与膳食安排

婴儿喂养

婴儿喂养的方式有母乳喂养、部分母乳喂养及人工喂养 3 种。

（一）母乳喂养

母乳是婴儿出生数月内天然的最好食物,母乳喂养是全球范围内提倡的婴儿健康饮食的重要方式。

1. 母乳的成分　包括蛋白质、脂肪、碳水化合物、矿物质、维生素、免疫物质、生长调节因子。

2. 母乳喂养的优点

（1）母乳中不仅含有适合婴儿消化且比例适宜的营养素,还具有多种免疫物质,可增强婴儿的抗病能力。

（2）母乳喂养经济、方便、温度及泌乳速度适宜。

（3）母乳新鲜无污染。

（4）母乳喂养可密切母子感情,有利于婴儿心理及身体健康。

（5）母乳喂养可加快乳母产后子宫复原,减少再受孕的机会。

（6）连续哺乳 6 个月以上还可使乳母孕期贮备的脂肪消耗,促使乳母体型恢复至孕前状态。

3. 母乳喂养的护理

（1）产前准备:在产前做好身、心两方面的准备。

（2）指导哺乳技巧:①尽早开奶,按需哺乳;②促进乳房分泌;③每次哺乳时间不宜过长;④掌握正确的喂哺技巧;⑤乳母心情愉快;⑥保证合理的营养;⑦社会及家庭的支持。

（3）掌握母乳禁忌:母亲感染 HIV、患有严重疾病如活动性肺结核、糖尿病、严重心脏病等应停止哺乳。新生儿患有某些疾病,如半乳糖血症遗传代谢病,是母乳喂养的禁忌证。

（二）部分母乳喂养

1. 补授法　指补充母乳量不足的方法。母乳喂哺次数一般不变,每次先喂母乳,将两侧乳房吸空后,再根据儿童需要补充代乳品。

2. 代授法　用配方奶或其他代乳品一次或数次替代人乳的方法。母乳喂养婴儿至 6 月龄时,为离断人乳可采用此法。

（三）人工喂养

以配方奶或其他代乳品完全替代母乳喂养的方法,称为人工喂养。6 个月以内的婴儿由于各种原因不能进行母乳喂养时采用此方法。牛乳、羊乳、马乳等均为代乳品。

1. 配方奶　是以母乳的营养素含量及其组成为生产依据,对牛乳进行改造的奶制品。这种奶粉营养接近母乳,但不具备母乳的部分优点,尤其是缺乏母乳中的免疫舌性物质和酶,故仍不能代替母乳,但较鲜乳或全脂奶粉更易消化吸收,营养更平衡、全面,即冲即食,应用方便,故在不能母乳喂养时首选配方奶粉。

2. 牛乳　人工喂养时常用牛乳,但成分不适合婴儿。全牛奶需经稀释、加糖、加热,才适合于婴儿的营养需求与消化能力。

3. 奶量摄入的估计(6 个月以内)

（1）配方奶粉摄入量估计:婴儿能量需要量约为 418.4kJ（100kcal）/（kg·d）,一般市售婴儿配方奶粉 100g 供能约 2029kJ(500kcal),故需婴儿配方奶粉约 20g/（kg·d）可满足需要。按规定调配的配方奶可满足婴儿每日营养素、能量及液体总量需要。

（2）全牛乳摄入量估计：100ml 全牛乳供能约 280.33kJ（67kcal），8% 糖牛奶 100ml 供能约 418kJ（100kcal），婴儿的能量需要量为 418.4kJ（100kcal）/（kg·d），故婴儿需 8% 糖牛奶 100ml/（kg·d）。全牛奶喂养时，因蛋白质与矿物质浓度较高，应两次喂哺之间加水。婴儿每日总液量 150ml/kg，减去进乳量即为饮水量。

4. 人工喂养的注意事项

人工喂养与母乳喂养一样，需要有正确的喂哺技巧。

（1）选用适宜的奶嘴：奶嘴的软硬度与奶嘴孔的大小应适宜。

（2）测试奶液的温度：乳液的温度应与体温相似。

（3）避免空气吸入：喂哺时持奶瓶呈斜位，防止婴儿在吸奶同时吸入空气。

（4）加强奶具卫生：每次配乳所用奶具等应洗净、消毒。

（5）及时调整奶量：根据婴儿食欲、体重、大便情况及时调整奶量。

（四）食物转换的原则

食物转换原则是从少到多，从稀到稠，从细到粗，从一种到多种，逐渐过渡到固体食物。应选择儿童身体健康时添加，天气炎热和婴儿患病时应暂停引入新食物。食物转换时应先选择既易于婴儿消化吸收，又能满足其生长需要，同时又不易引发过敏的食物。

（五）婴儿喂养常出现的问题

1. 溢乳　婴儿由于消化道的解剖生理特点，可因过度喂养、不成熟的胃肠运动类型、不稳定的进食时间等原因，婴儿常出现溢乳。为减轻溢乳，可在喂哺后竖起拍背，将胃内空气排出，并保持其右侧卧位，头位略高，以利于胃排空，防止反流或吸入造成窒息。

2. 母乳性黄疸　母乳喂养的婴儿黄疸的发生率较配方奶喂养儿高。黄疸于生后 3~8 天出现，4~12 周消退，长者可持续 3 个月。停母乳 3~5 天黄疸可减轻或消退有助于诊断，一般不需要治疗。

3. 食物引入不当　过早或过晚引入半固体食物均不利于婴儿的健康成长。

4. 能量及营养素摄入不足　8~9 个月的婴儿可接受能量密度较高的固体食物。如该月龄婴儿仍进食能量密度较低的食物，或摄入液量过多，婴儿可表现进食后不满足，出现体重不增或下降。

5. 换乳困难　难以适应环境、过度敏感气质的婴儿常常有不稳定的进食时间，常表现换乳困难。

第三节　儿童营养状况评估

儿童营养状况的评估是衡量儿童每日平均所摄入的营养素与其生理所需之间是否相称。常用的评估方法包括健康史询问和营养调查，营养调查包括膳食调查、体格检查、体格发育评估和实验室检查。

1. 健康史询问　了解儿童进食情况，如每日进食种类及数量，母乳喂养儿每日母乳喂养次数，人工喂养儿了解代乳品种类、调配浓度、数量及次数。询问其他食物引入情况，有无偏食习惯，有无腹泻及便秘等。

2. 营养调查

（1）膳食调查：了解儿童的膳食组成，计算每日膳食中各种营养素的摄入量。

（2）膳食评价：将膳食调查结果与推荐供给量比较，分析儿童营养状况。

（3）膳食能量分配：每日三餐食物的供能适当。

（4）进食行为评价：包括儿童进餐次数、零食习惯、饮水量以及进食环境等。

3. 体格检查及体格发育评估

（1）体格检查：对儿童进行全面查体，注意是否有营养素缺乏的早期体征。

（2）体格发育评估：体格发育指标可反映儿童的营养状况及健康水平。

4. 实验室检查　了解机体某种营养素储存、缺乏水平。通过实验方法测定儿童体液或排泄物中各种营养素及其代谢产物或其他有关的化学成分，了解食物中营养素的吸收利用情况，从而对疾病做出早期诊断。

【自测习题】

（一）选择题

A1/A2 型题

1. 下列为儿童能量特有需要的是
   A. 基础代谢　　　　　　B. 食物的特殊动力作用　　　C. 生长发育
   D. 活动所需　　　　　　E. 排泄损失

2. 将 5 汤匙全脂奶粉配成全乳应加水
   A. 5 汤匙　　　　　　　B. 10 汤匙　　　　　　　　C. 15 汤匙
   D. 20 汤匙　　　　　　E. 25 汤匙

3. 下列食物中哪组可在儿童 6 个月时引入
   A. 鸡蛋、肉末　　　　　B. 各种软食　　　　　　　C. 果汁、蛋黄
   D. 豆腐、碎菜　　　　　E. 蛋黄、稀粥

4. 按热量计算,6kg 婴儿,每日需要 8% 的含糖鲜牛奶喂养,每日约需牛奶量为
   A. 600～660ml　　　　　B. 700～760ml　　　　　　C. 800～860ml
   D. 840～900ml　　　　　E. 900～960ml

5. 正常婴儿每日每千克体重需热量为
   A. 350kJ　　　　　　　B. 400kJ　　　　　　　　C. 450kJ
   D. 460kJ　　　　　　　E. 500kJ

6. 母乳中钙磷比例为
   A. 1：2　　　　　　　　B. 2：1　　　　　　　　　C. 2：3
   D. 1：3　　　　　　　　E. 1：4

7. 儿童断奶时间最迟**不超过**
   A. 10 个月　　　　　　B. 12 个月　　　　　　　　C. 16 个月
   D. 18 个月　　　　　　E. 20 个月

8. 6 个月以内儿童最理想的食品是
   A. 母乳　　　　　　　　B. 牛乳　　　　　　　　　C. 羊乳
   D. 全脂奶粉　　　　　　E. 乳儿糕

9. 母乳营养丰富,比例合适,最适合婴儿需要及消化吸收。母乳中所含蛋白质、脂肪、糖的比例是
   A. 6：3：1　　　　　　B. 3：1：6　　　　　　　　C. 1：3：6
   D. 6：1：3　　　　　　E. 2：1：6

10. 关于母乳喂养**不正确**的是
    A. 一般生后 15 分钟至 2 小时内尽早开奶
    B. 开奶前不喂任何其他食物和饮料
    C. 一般每次哺乳需 15～20 分钟
    D. 严格按每 3 小时喂一次奶

E. 一般 10~12 个月完全断奶,最迟不超过 1.5 岁

11. 用全脂奶粉配制乳液,奶粉与水的比例按容量计算一般为
    A. 1:2　　　　　　　　　B. 1:4　　　　　　　　　C. 1:6
    D. 1:7　　　　　　　　　E. 1:8

12. 母乳喂养婴儿佝偻病患病率低,主要是因为母乳中
    A. 维生素 D 含量高　　　　　　　　B. 含钙多
    C. 含磷多　　　　　　　　　　　　D. 钙磷比例适宜
    E. 矿物质含量多

13. 下列婴儿喂养方法中,**错误**的是
    A. 最好选母乳,因其含优质蛋白和乳糖,钙、磷比例合适
    B. 生后 10~12 个月断奶
    C. 饮食中蛋白质、糖、脂肪的含量各提供总热量的 50%、35%、15%
    D. 动物蛋白质生物学价值较高
    E. 婴儿每日热量需要量是 460 kJ/kg,水 150ml/kg

14. 婴儿食物引入计划中正确的是
    A. 1~3 个月引入米汤　　　　　　　B. 4~6 个月引入蛋黄
    C. 4~6 个月引入肉末　　　　　　　D. 7~8 个月引入面条
    E. 7~8 个月引入稠粥

15. 关于水溶性维生素,下列**不正确**的是
    A. 需要每天供给
    B. 可在体内储存
    C. 供给过量时能排出体外,不会中毒
    D. 供给不足时可引起缺乏症状
    E. 维生素 B 族和维生素 C 都是水溶性维生素

16. 下列**不是**初乳特点的是
    A. 产后 4~5 天内分泌的乳汁　　　　B. 质稀、量清
    C. 含脂肪少而球蛋白多　　　　　　D. 免疫物质多
    E. 微量元素多

A3/A4 型题

(1~2 题共用题干)
一足月新生儿,出生体重 2800kg,身长 48cm,面色红润,哭声响亮,吸吮有力,母乳喂养。
1. 喂母乳后应竖起抱婴儿,轻轻拍其背部,目的是
    A. 增强食欲　　　　　　　B. 预防感染　　　　　　　C. 防止溢奶
    D. 安慰患儿　　　　　　　E. 智力开发
2. 喂奶后婴儿采取的卧位是
    A. 左侧卧位　　　　　　　B. 右侧卧位　　　　　　　C. 平卧位
    D. 生长发育所需　　　　　E. 端坐位

(3~5 题共用题干)
一足月新生儿,剖宫产,出生体重 3.5kg,身长 50cm,哭声响亮,面色红润,母乳喂养。
3. 一般母乳可满足几个月儿童的能量与营养
    A. 4~6 个月　　　　　　　B. 5~7 个月　　　　　　　C. 6~8 个月
    D. 7~9 个月　　　　　　　E. 9~10 个月

4. 儿童断奶时间最迟**不超过**

    A. 8 个月　　　　　　　B. 10 个月　　　　　　　C. 12 个月

    D. 16 个月　　　　　　　E. 18 个月

5. 母亲患哪种疾病要禁忌哺乳

    A. 乙型肝炎　　　　　　B. 侏儒症　　　　　　　C. 轻度先天性心脏病

    D. 胆囊结石　　　　　　E. HIV 感染

（二）名词解释

1. 人工喂养

2. 补授法

3. 代授法

（三）简答题

1. 简述母乳的优点。

2. 简述婴儿食物转换的原则。

（四）案例分析

足月新生儿，出生体重 2800kg，身长 48cm，面色红润，哭声响亮，母亲有 HIV 感染。

问题：

1. 该儿童应采取哪种喂养方式?

2. 列出该喂养方式的注意事项。

【参考答案】

（一）选择题

A1／A2 型题

1. C　　2. D　　3. C　　4. A　　5. D　　6. B　　7. D　　8. A　　9. C　　10. D

11. B　　12. D　　13. C　　14. B　　15. B　　16. B

A3/A4 型题

1. C　　2. B　　3. B　　4. E　　5. E

（二）名词解释

1. 人工喂养　是以配方奶或其他代乳品完全替代母乳喂养的方法。

2. 补授法　是指补充母乳量不足的方法。母乳喂哺次数一般不变，每次先喂母乳，将两侧乳房吸空后，再根据儿童需要补充代乳品。

3. 代授法　是用配方奶或其他代乳品一次或数次替代人乳的方法。

（三）简答题

1. 母乳的优点

(1)母乳中不仅含有适合婴儿消化且比例适宜的营养素，还具有多种免疫物质，可增强婴儿的抗病能力。

(2)母乳喂养经济、方便、温度及泌乳速度适宜。

(3)母乳新鲜无污染。

(4)母乳喂养可密切母子感情，有利于婴儿心理及身体健康。

(5)母乳喂养可加快乳母产后子宫复原，减少再受孕的机会。

(6)连续哺乳 6 个月以上可使乳母脂肪消耗，促使体型恢复。

2. 食物转换的原则　从少到多，从稀到稠，从细到粗，从一种到多种，逐渐过渡到固体食物。应选择儿童身体健康时添加,天气炎热和婴儿患病时应暂停引入新食物。食物转换时应先选择既易于婴儿消化吸收,又能满足其生长需要,同时又不易引发过敏的食物。

（四）案例分析

1. 应采用人工喂养方式。

2. 人工喂养的注意事项　同母乳喂养一样,人工喂养亦需要有正确的喂哺技巧,包括正确的喂哺姿势、婴儿觉醒状态,还应选用适宜的奶嘴和奶瓶,注意奶液的温度、喂哺时奶瓶的位置及奶具卫生,同时奶液应即冲即食,根据婴儿食欲、体重、大便情况及时调整奶量。

【习题解析】

A1/A2 型题

1. （答案 C）儿童总的能量消耗包括基础代谢率、食物热力作用、生长、活动和排泄 5 个方面,仅有生长发育是儿童特有的需要。

2. （答案 D）用全脂奶粉配制乳液,奶粉与水的比例按容量以 1∶4 计算。5 汤匙奶粉加 20 汤匙水。

3. （答案 C）儿童 6 个月可引入米汤,蛋黄,菜泥,果泥等,鸡蛋肉末可在 7~9 个月引入,软饭碎肉在 10~12 个月引入。

4. （答案 A）婴儿每日需要 8% 含糖牛乳量为:100~110ml/kg×体重,故 6kg 婴儿需含糖牛乳 600~660ml。

5. （答案 D）婴儿期儿童每日每千克体重对热量的需求约为 460 kJ（110kcal）/kg。

6. （答案 B）母乳钙的含量虽较低,但钙磷比例适宜,为 1∶2,易于吸收。

7. （答案 D）婴儿生后 4~6 个月开始引入其他食物,逐渐减少哺乳次数。一般于生后 10~12 个月完全断奶,遇炎热季节或患病可适当延迟,最迟不超过 18 个月。

8. （答案 A）母乳是婴儿最理想和必需的食品。一般健康母亲的乳汁分泌量可满足 4~6 个月内婴儿营养的需要。

9. （答案 C）母乳营养素蛋白、脂肪、碳水化合物为 1∶3∶6,比例合适,容易消化吸收。

10. （答案 D）2 个月内婴儿应按需哺乳,通过多次吸吮,刺激乳汁分泌增加,2 个月后可按时哺乳,2~3 小时喂一次,不是严格按 3 小时喂养。

11. （答案 B）用全脂奶粉配制乳液,奶粉与水的比例按容量以 1∶4 计算。

12. （答案 D）母乳钙的含量虽较低,但钙磷比例适宜,为 1∶2,易于吸收,母乳喂养婴儿佝偻病患病率低。

13. （答案 C）饮食中蛋白质、糖、脂肪的含量各提供总热量的 10%~15%,50%~60%,35%~50%。

14. （答案 B）儿童 6 个月可添加米汤,蛋黄,菜泥,果泥等,鸡蛋、肉末可在 7~9 个月添加,软饭、碎肉、面条在 10~12 个月添加。

15. （答案 B）水溶性维生素易溶于水,从尿中排泄迅速,不易在体内储存,必须每日供给,若体内缺乏可迅速出现相应症状,但过量常不易发生中毒。

16. （答案 B）分娩后 4~5 日以内的乳汁为初乳,初乳量少,呈淡黄色,含蛋白质高（主要为免疫球蛋白）而脂肪低,维生素 A、牛磺酸和矿物质的含量丰富,并含有初乳小球（充满脂肪颗粒的巨噬细胞及其他免疫活性细胞）,对新生儿的生长发育和抗感染能力十分重要。

A3/A4 型题

1. （答案 C）哺乳后将婴儿竖抱,轻拍其背部,排出咽下的空气防止溢奶。

2. （答案 B）哺乳后将婴儿竖抱,轻拍其背部,排出咽下的空气,右侧卧位,防止溢奶。

3.（答案 A）一般健康母亲的乳汁分泌量可满足 4~6 个月内婴儿营养的需要。

4.（答案 E）婴儿生后 4~6 个月开始引入其他食物，逐渐减少哺乳次数，增加其他食品。一般于生后 10~12 个月完全断奶，遇炎热季节或患病可适当延迟，最迟不超过 18 个月。

5.（答案 E）母亲 HIV 感染、患有严重疾病应停止哺乳。乙型肝炎的母婴传播主要发生在临产或分娩时，是通过胎盘或血液传递的，因此乙肝病毒携带者并非哺乳禁忌。

（仰曙芬）

第六章
患病儿童护理及其家庭支持

【学习目标】

识记：

1. 说出儿童医疗机构的种类、设置以及护理管理的特色。

2. 说出儿童健康评估的资料分类、内容和注意事项。

3. 说出患儿对住院心理反应的不同种类和影响因素。

4. 说出家庭对患儿住院的心理反应。

5. 说出疼痛评估的基本原则 QUESTT。

6. 复述儿童用药特点、药物选用、不同途径的给药方法和护理。

7. 复述儿童体液平衡特点。

理解：

1. 举例说明与患儿沟通的原则以及与各年龄阶段儿童的沟通技巧。

2. 举例说明各年龄阶段患儿对疾病认识和住院的心理反应。

3. 举例说明各年龄阶段患儿对死亡的理解和认识。

4. 举例说明各年龄阶段患儿对疼痛的表达方式和行为反应。

5. 举例说明儿童药物剂量计算、不同途径的给药方法以及注意事项。

6. 举例说明脱水程度及性质，酸碱平衡紊乱类型、临床表现及治疗要点，以及电解质失调的临床表现、治疗原则。

应用：

1. 运用沟通技巧，评估患儿及其家庭的心理反应，为住院患儿及其家庭提供心理护理。

2. 对患儿以及家庭进行全面、详细的健康评估。

3. 应用不同方法评估患儿的疼痛，并采取适当的护理措施。

4. 实施为不同年龄阶段儿童以及不同用药途径给药的管理。

5. 对水与电解质平衡失调、酸碱平衡紊乱的患儿进行评估和护理。

【重点与难点】

第一节　儿童医疗机构的设置及护理管理

我国儿童医疗机构可以分为以下 3 类：综合医院的儿科专科、妇幼保健院及专门的儿童医院。以儿童医院的设置最为全面，包括门诊、急诊和病房。

儿科门诊由于就诊对象的特殊性,部分场所的设置具有儿科的独特性,有条件的医院,候诊处可以划分出发热儿童的专门区域。

儿科急诊应备有适合各个年龄阶段儿童适用的医疗设备和药品,如不同规格的简易呼吸器、不同型号的气管插管、心脏除颤器、儿科急救尺(Broselow tape)等,及时准确地为患儿进行诊治。

儿科病房可配置若干间负压房和正压房,具有儿科特色的是病区设置有游戏室或游戏区。

早产儿病室温度应保持在24~26℃,新生儿病室22~24℃,婴幼儿病室20~22℃,相对湿度55%~65%;年长儿病室温度18~20℃,相对湿度50%~60%。

第二节　与患儿及其家长的沟通

一、与患儿的沟通

(一) 儿童沟通的特点

儿童在8岁前,语言沟通能力差,但在非语言沟通方面,儿童已经能够熟练的通过他人的面部表情、着装、语调、手势等获取正确的信息,儿科护士应根据患儿的年龄灵活运用语言和非语言的沟通方式与患儿交流。

(二) 与患儿沟通的原则和技巧

1. 采用适合患儿年龄和发育水平的沟通方式与患儿交流。

2. 注意给予患儿平等尊重。

3. 保持诚信。

4. 恰当地使用语言沟通。

5. 恰当地使用非语言沟通。

6. 使用应用治疗性游戏作为护患沟通的桥梁。

除此以外,可以通过第三者技巧、三个愿望、比喻法、看图说故事等特殊的沟通技巧。

二、与患儿家长的沟通

1. 建立良好的第一印象。

2. 使用开放性问题鼓励交谈。

3. 恰当的处理冲突。

第三节　儿童健康评估的特点

1. 儿科采集病史较困难,可由患儿、家长、其他照顾者以及有关医护人员的叙述获得,要尊重家长和孩子的隐私,并为其保密。病情危急时,应简明扼要,边抢救边询问主要病史,以免耽误救治,详细的询问可在病情稳定后进行。

2. 体格检查的顺序可根据患儿当时的情况灵活掌握,并注意观察患儿病情的变化。

(1)体温:根据患儿的年龄和病情选择测温方法。神志清楚而且配合的6岁以上的年长儿可测口温,37.5℃以下为正常;小婴儿可测腋温,36~37℃为正常;肛温较准确,对患儿刺激大而且不方便,不适合腹泻患儿,36.5~37.5℃为正常,1岁以内小儿、不合作的儿童以及昏迷、休克的患儿可采用此方法;用耳温计在外耳道内测温,准确、快速,适用范围广,仪器较贵,在患儿多、工作繁忙的单位可考虑推广使用。

(2)呼吸和脉搏:应在患儿安静时测量。婴儿以腹式呼吸为主,可按腹部起伏计数,而1岁以上的儿童则以胸部起伏计数。年幼儿腕部脉搏不易扪及,可计数颈动脉或股动脉搏动,也可通过心脏听诊测得。各年龄阶段呼吸和脉搏正常值见表6-1。

(3)血压:应根据患儿不同年龄以及上臂围的情况选择不同宽度的袖带。理想袖带的宽度应为上臂长度的1/2~2/3,长度应至少等于上臂围的80%。不同年龄的血压正常值可用公式估算:收缩压

表 6-1　各年龄段呼吸和脉搏正常值

年龄	呼吸（次/分）	脉搏（次/分）	呼吸：脉搏
新生儿	40~45	120~140	1:3
1岁以下	30~40	110~130	1:3~1:4
1~3岁	25~30	100~120	1:3~1:4
4~7岁	20~25	80~100	1:4
8~14岁	18~20	70~90	1:4

（mmHg）=80+（年龄×2），舒张压为收缩压的2/3。除测量上臂血压外，患儿还可测量下肢血压，1岁以上儿童下肢收缩压较上臂血压高10~40mmHg，而舒张压则一般没有差异。

（4）测量体重、身高（长）等体格生长发育指标，应注意测量方法，确保结果准确性。

（5）注意检查儿童特有的检查内容和特点，如前囟大小和紧张度，是否隆起或凹陷；婴儿注意有无颅骨软化、枕秃；新生儿有无产瘤、血肿等；注意正常婴幼儿肝脏可在肋缘下1~2cm，柔软无压痛；6~7岁后不应再触及；新生儿应检查某些特有反射是否存在，如吸吮反射、握持反射、拥抱反射等；2岁以下患儿Babinski征可呈阳性，但一侧阳性，另一侧阴性则有临床意义。

3. 家庭评估包括家庭结构评估和家庭功能评估，对健康史以及家庭的评估，可采用戈登十一项功能模式进行。

4. 儿童健康评估还应该包括各种实验室以及影像学检查的结果。

第四节　患病儿童的心理反应与护理

一、各年龄阶段患儿对疾病的认识

婴儿5至6个月大的婴儿开始意识到自己是独立于母亲的个体，但对疾病缺乏认识；幼儿与学龄前期患儿能对自己身体各部位和器官的名称有所了解，易将疾病和痛苦认为是对自身不良行为的惩罚；学龄期患儿能听懂关于疾病和诊疗程序的解释，对身体的损伤和死亡感到恐惧；青春期患儿能够理解疾病及治疗，易对疾病和治疗所导致的后果感到焦虑恐惧，难以接受疾病造成的身体功能损害和外表改变。

二、患儿对住院的心理反应及护理

（一）住院患儿的心理反应

1. 分离焦虑　指由现实的或预期的与家庭、日常接触的人、事物分离时引起的情绪低落，甚至功能损伤。分离焦虑一般表现为反抗期、失望期、去依恋期或否认期三个阶段。幼儿期是分离焦虑最明显的阶段。

2. 失控感　是一种对生活中和周围所发生的事情感到有一种无法控制的感觉。医院的各项规章制度和住院期间的各种诊疗活动常使患儿体验到失控感，不同年龄段住院导致失控感的原因和后果有所不同。

3. 焦虑或恐惧　面对不熟悉的环境，如不熟悉的语言、食物，奇怪的设备和服装，以及各种医疗护理操作，特别是侵入性操作引起的疼痛，均会引起患儿恐惧或焦虑。

4. 羞耻感和罪恶感　幼儿和学龄前患儿易将患病和住院视为惩罚，如错误观念得不到纠正，患儿会产生羞愧、内疚和罪恶感等心理反应。

（二）住院患儿的心理护理

1. 入院前教育　在日常生活中，应鼓励父母、教师等对孩子进行医院作用和功能的简单介绍，了解人体结构,学习简单的健康知识,注意引导孩子对医院的印象。

2. 防止或减少被分离的情况　有条件时,应鼓励父母和照顾者对住院患儿进行陪护,对缓解婴幼儿和学龄前儿童分离焦虑的效果尤为明显。

3. 减少分离的副作用　当住院导致的分离不可避免时,护士应与家长协作,采用积极的方式应对分离。

4. 缓解失控感　不违反医院规定,以及在患儿病情允许的情况下,应鼓励患儿自由活动;可尽量保持患儿住院前的日常活动;容许患儿表达其反抗及生气的情绪和行为反应,以及退化性行为;在诊疗活动中,护士给患儿提供一些自我决策的机会缓解失控感。

5. 应用游戏或表达性活动来减轻焦虑或恐惧。

6. 发掘住院的潜在正性心理效应　护士应积极地引导和发挥这种潜在的正性心理效应。

第五节　住院患儿的家庭应对及护理

一、家庭对患儿住院的反应

(一) 家庭对患儿住院的心理反应

1. 父母对患儿住院的心理反应,一般会经历否认和质疑、自责和内疚、不平和愤怒、挫折和无助,以及焦虑、悲伤和抑郁。

2. 兄弟姐妹对患儿住院的心理反应　患儿住院的初期,兄弟姐妹们可能会感到内疚;对自己的身体健康表示担忧,产生焦虑和不安。随着患儿住院时间的延长,兄弟姐妹可能会产生嫉妒甚至怨恨的心理。

(二) 患儿住院对家庭功能的影响

1. 确诊疾病和住院的初期　家庭会做出调整和妥协,疾病可能会帮助家庭暂缓一些家庭所面临的危机,但是也有可能导致家庭成员对立和家庭的分裂。

2. 患病和住院的延续期　家庭成员可能会因为患儿的疾病而感到筋疲力尽,甚至可能会出现失职行为。

二、住院患儿的家庭支持

(一) 对患儿父母的支持

向父母介绍医院的环境和患儿的病情和治疗情况;鼓励父母探视患儿或陪护患儿;鼓励和提醒父母休息、活动和摄取足够营养;提醒或与家庭成员讨论;邀请父母参与患儿的护理;组织住院患儿的父母们座谈;安排充足的时间与父母沟通。

(二) 对患儿兄弟姐妹的支持

鼓励和提醒父母向患儿的兄弟姐妹解释患儿的情况;允许兄弟姐妹到医院探视或通过电话与患儿交流;鼓励兄弟姐妹参与对患儿的护理;鼓励家庭集体活动。

家庭成员之间可以利用现代化的交流手段,建立家庭交流平台。

第六节　患儿临终关怀与家庭的情感支持

临终关怀是指对末期患儿和家庭提供照顾及支持,工作的重点是缓解患儿的痛苦、提高生活质量,给予家庭成员适度的安慰和心理支持。

1. 不同的年龄阶段对死亡的理解不同,还受到诸多因素的影响。护士应注意评估患儿和家庭的个性化需求,给予相应的护理。措施一般包括创造家庭式的环境氛围、减轻躯体和心理的痛苦等。

2. 护士应理解患儿父母的各种心理行为反应,给予适当的应对和护理。

3. 由于患儿兄弟姐妹的反应常被忽略,护士应与父母沟通,给予相应的干预。

第七节　儿童疼痛管理

一、儿童疼痛的评估

不同年龄阶段的儿童,其对疼痛的表达和行为反应均不同,可以依据 QUESTT 原则进行,选用适合患儿年龄和发育水平的评估方式,通过结合患儿的病史资料,询问、观察和测定患儿的各项反应进行评估。

选择合适的疼痛评估工具可以对患儿是否存在疼痛、疼痛的程度等进行较为准确的评估,目前有多种儿童疼痛评估工具可供选择,主要通过自我报告、行为观察法和生理学参数测定 3 种方式进行疼痛评估。年龄较小患儿常用的疼痛评估工具包括:新生儿面部编码系统、新生儿 CRIES 术后疼痛评分、FLACC 量表、儿童疼痛观察评分标准、脸谱疼痛量表、筹码片量表、修订版脸谱疼痛量表等;8 岁以上的患儿,可以使用成人的疼痛评估工具,如视觉模拟评分法、数字等级评分法等。

二、儿童疼痛的护理

对疼痛儿童的护理,其目标是缓解或控制疼痛,减轻或消除疼痛带来的不良生理变化及心理行为反应。可以大致分成两种处理方法:药物和非药物方法。两类方法可联合使用或单独使用。

药物性干预包括非阿片类和阿片类药物,5 岁以上患儿,可以采用患儿自控式止痛法镇痛。儿童肝脏功能不成熟,易产生药物副作用,应注意药物的准确计算和配制,并注意观察药物的副反应。

非药物性疼痛干预方式主要分为两类:认知-行为改变法(包括放松技巧、分散注意力、冥想法、正向鼓励法以及生物反馈法)及生物物理干预法(吸吮、冷热疗法以及按摩疗法)。放松技巧如深呼吸,冥想法如想象喜爱的事件、场景,适用于学龄期以上的儿童。可采用非营养性吸吮蔗糖溶液或葡萄糖溶液,减轻新生儿的疼痛反应。

第八节　儿童用药特点及护理

药物治疗是儿童综合治疗的重要组成部分和手段,必须掌握药物性能、作用机制、毒副作用、适应证,以及精确的计算剂量和适当的用药方法,根据医嘱合理给药,严格执行查对制度,并注意观察药物的作用和副作用非常重要。

一、儿童用药特点

1. 儿童肝肾功能及某些酶系发育不完善,对药物的代谢及解毒功能较差。
2. 儿童血脑屏障不完善,药物容易通过血脑屏障到达神经中枢。
3. 儿童年龄不同,对药物反应不一,药物的毒副作用也有所差异。
4. 胎儿、乳儿可因母亲用药而受到影响。
5. 儿童易发生电解质紊乱。

二、儿童药物选用及护理

儿童用药应慎重选择,不可滥用。应根据儿童的年龄、病种、病情以及儿童对药物的特殊反应和药物的远期影响,有针对性地选择各种药物。

三、儿童药物剂量计算

(一) 按体重计算

此法是最常用、最基本的计算方法,计算公式为:

每日(次)剂量=患儿体重(kg)×每日(次)每千克体重所需药量。

患儿体重应按实际测得值为准,若计算结果超出成人量,则以成人量为限。

(二) 按体表面积计算

此法计算药物剂量较其他方法更为准确,计算公式为:

每日(次)剂量=患儿体表面积(m^2)×每日(次)每平方米体表面积所需药量。

儿童体表面积可按下列公式计算,也可按"儿童体表面积图或表"求得。

$$体重≤30kg,儿童体表面积(m^2)=体重(kg)×0.035+0.1$$

$$体重>30kg,儿童体表面积(m^2)=[体重(kg)-30]×0.02+1.05$$

(三) 按年龄计算

此法简单易行,用于剂量幅度大、不需十分精确的药物。

(四) 从成人剂量折算

此法不常用,计算公式为:

$$儿童剂量=成人剂量×儿童体重(kg)/50。$$

四、儿童给药方法

(一) 口服法

是最常用的给药方法,对患儿身心的不良影响小,只要条件许可,尽量采用口服给药。

婴幼儿通常选用糖浆、混悬剂、水剂或冲剂,也可将药片研碎加小量水或果汁(不超过一茶匙),但任何药均不可混于奶中或主食哺喂,肠溶或时间缓释片剂、胶囊则不可研碎或打开服用,以免破坏药效。可用滴管或去掉针头的注射器或用小药匙喂药,每次量最多不超过1ml。

给幼儿及学龄前儿童服药时,可以使用药杯给药,应该用坚定的语气以及患儿能听懂的语言,解释服药目的,给药后,及时表扬患儿的合作行为,并可赠予患儿贴纸。

大于5岁的年长儿,常用片剂或药丸,可鼓励和训练其自己服药,并给予患儿较多的自主性与控制感,并不可以欺骗患儿。

(二) 注射法

包括肌内注射法和静脉注射法。

肌内注射法奏效快,但对儿童刺激大,引起疼痛,非病情必需不宜采用。肌内注射常用的部位有股外侧肌、腹臀肌、背臀肌以及上臂三角肌,应根据患儿的年龄和用药目的和剂量选用,如股外侧肌是年龄小于2岁患儿首选的注射部位;与成人不同的是,背臀肌建议5岁以上的患儿才考虑作注射部位。

静脉注射法可以分为静脉推注和静脉输液。药效作用迅速,因静脉留置针的使用,可以减少因反复多次肌内注射所致的疼痛。应谨记不能静脉推注的药物,如氯化钾,切忌静脉推注。

(三) 外用法

以软膏为多,也可用水剂、混悬剂、粉剂、膏剂等。

(四) 其他方法

雾化吸入、缓释栓剂等,含剂、漱剂在婴幼儿使用不便。

第九节 儿童体液平衡特点及液体疗法

一、儿童体液平衡特点

(一) 体液的总量和分布

体液包括细胞内液和细胞外液,其中细胞外液由血浆和间质液组成。体液的总量和分布与年龄有关,年龄越小,体液总量相对越多,而血浆和细胞内液的比例基本稳定,与成人相近。

(二) 体液的电解质组成

儿童体液的电解质组成与成人相似,唯有生后数日的新生儿血钾、氯、磷和乳酸偏高,血钠、钙和碳酸氢盐偏低。

(三) 水代谢的特点

1. 水的需要量相对较大,交换率高,对缺水的耐受力也愈差,在病理情况下如呕吐、腹泻时则较容易出现脱水。

2. 体液平衡调节功能不成熟,年龄越小,肾脏的浓缩和稀释功能就越不成熟,就越容易出现水、电解质代谢紊乱。

二、水、电解质和酸碱平衡紊乱

(一)脱水

是指水分摄入不足或丢失过多所引起的体液总量尤其是细胞外液量的减少。除失水外,尚有钠、钾和其他电解质的丢失。

1. 脱水程度 指患病以来累积的体液损失量,以丢失液体量占体重的百分比表示,临床可根据病史和临床表现综合估计,将脱水分为轻、中、重三度。等渗性脱水的临床表现及分度见表6-2。

表6-2 等渗性脱水的临床表现及分度

	轻度	中度	重度
失水占体重比例(ml/kg)	<5%(30~50)	5%~10%(50~100)	>10%(100~120)
精神状态	稍差或略烦躁	萎靡或烦躁不安	淡漠或昏迷
皮肤	稍干、弹性稍差	干、苍白、弹性差	干燥、花纹、弹性极差
黏膜	稍干燥	干燥	极干燥或干裂
前囟和眼窝	稍凹陷	凹陷	明显凹陷
眼泪	有	少	无
口渴	轻	明显	烦渴
尿量	稍少	明显减少	极少或无尿
四肢	温	稍凉	厥冷
周围循环衰竭	无	不明显	明显

2. 脱水性质 指体液渗透压的改变,反映水和电解质的相对丢失量。钠是决定细胞外液渗透压的主要成分,所以根据血清钠的水平将脱水分为等渗、低渗、高渗性脱水3种(表6-3)。临床以等渗性脱水最常见,其次为低渗性脱水,高渗性脱水少见。

表6-3 不同性质脱水鉴别要点

	等渗性	低渗性	高渗性
主要原因	呕吐、腹泻	营养不良伴慢性腹泻	腹泻时补含钠液过多
水、电解质丢失比例	水、电解质成比例丢失	电解质丢失多于水	水丢失多于电解质
血钠(mmol/L)	130~150	<130	>150
渗透压(mmol/L)	280~310	<280	>310
主要丧失液区	细胞外液	细胞外液	细胞内脱水
临床表现	一般脱水征(表6-2)	脱水征伴循环衰竭	口渴、烦躁、高热、惊厥

(二)酸碱平衡紊乱

正常血液 pH 值为 7.35~7.45,主要通过体液的缓冲系统及肺、肾的调节作维持酸碱平衡,保证机体的生理功能。HCO_3^- 与 H_2CO_3 是血液中最重要的一对缓冲物质,两者比值为20/1,它们在维持细胞外液 pH 值中起决定作用。常见的酸碱平衡紊乱为单纯性,有时可出现混合性。

1. 代谢性酸中毒　是儿童最常见的酸碱平衡紊乱类型,主要是由于细胞外液中 H^+ 增加或 HCO_3^- 丢失所致。

根据血 HCO_3^- 的测定结果,将酸中毒分为轻度(18~13mmol/L)、中度(13~9mmol/L)和重度(<9mmol/L)。

轻度酸中毒症状、体征不明显;中度酸中毒可出现精神萎靡、嗜睡或烦躁不安,呼吸深长,口唇呈樱桃红色等典型症状;重度酸中毒症状、体征进一步加重,恶心呕吐,呼气有酮味,心率加快,昏睡或昏迷。新生儿及小婴儿则表现为面色苍白、拒食、精神萎靡等,而呼吸改变并不典型。

治疗要点主要治疗原发病。中、重度酸中毒或经补液后仍有酸中毒症状者,应补充碱性药物。

2. 代谢性碱中毒　是由于体内 H^+ 丢失或 HCO_3^- 蓄积所致,治疗要点是去除病因,停用碱性药物,纠正水、电解质平衡失调。

3. 呼吸性酸中毒　是由于通气障碍致体内 CO_2 潴留和 H_2CO_3 增高而引起。主要治疗原发病,改善通气和换气功能,解除呼吸道阻塞。

4. 呼吸性碱中毒　是由于通气过度致体内 CO_2 过度减少,H_2CO_3 下降而引起。去除病因,碱中毒可随呼吸改善而逐渐恢复。

（三）钾代谢异常

人体内钾主要存在于细胞内,正常血清钾浓度为 3.5~5.5mmol/L。当血清钾低于 3.5mmol/L 时为低钾血症;血清钾高于 5.5mmol/L 时为高钾血症。

1. 低钾血症　临床上较为多见,临床表现为神经、肌肉兴奋性降低,心脏损害和肾脏损害。主要治疗原发病和补充钾盐。补钾常以静脉输入,口服缓慢补钾更安全;静脉点滴时液体中钾的浓度不能超过 0.3%,静滴时间不应短于 8 小时,切忌静脉推注。原则为见尿补钾,一般补钾需持续 4~6 天,能经口进食时,应将静脉补钾改为口服补钾。补钾时应监测血清钾水平,有条件时给予心电监护。

2. 高钾血症　临床表现为神经和肌肉兴奋性降低、心脏损害和消化系统症状。治疗要点积极治疗原发病,停用含钾药物和食物,供应足够的能量以防止内源性蛋白质分解释放钾,应用药物拮抗高钾,碱化细胞外液,促进蛋白质和糖原合成加速排钾,在用药过程中应注意监测心电图。

（四）低钙、低镁血症

腹泻、营养不良或有活动性佝偻病的患儿,当脱水和酸中毒被纠正时,大多有钙缺乏,少数可有镁缺乏。低血钙经静脉缓注 10% 葡萄糖酸钙,症状仍不见好转时,应考虑有低镁血症,应深部肌内注射 25% 硫酸镁。

三、液体疗法

（一）常用溶液

1. 非电解质溶液常用 5% 和 10% 葡萄糖液,5% 葡萄糖液为等渗液,10% 葡萄糖液为高渗液,主要用以补充水分和部分热量,为无张力溶液。

2. 电解质溶液主要用于补充损失的液体和所需的电解质,纠正体液的渗透压和酸碱平衡失调。

（1）生理盐水（0.9% 氯化钠溶液）和复方氯化钠溶液（Ringer）溶液:均为等渗液。

（2）碱性溶液:用于快速纠正酸中毒。①碳酸氢钠溶液:1.4% 碳酸氢钠为等渗液;5% 碳酸氢钠为高渗液,可用 5% 或 10% 葡萄糖稀释 3.5 倍即为等渗液;②乳酸钠溶液:1.87% 乳酸钠为等渗液;11.2% 乳酸钠为高渗液,稀释 6 倍即为等渗液。

（3）氯化钾溶液:用于纠正低钾血症,常用 10% 氯化钾溶液,静脉滴注时需稀释成 0.2%~0.3% 浓度,禁止直接静脉推注,以免发生心肌抑制而导致死亡。

3. 混合溶液临床应用液体疗法时,常将几种溶液按一定比例配成不同的混合液,以满足患儿不同病情时输液的需要。常用混合液的配制见表6-4。

表 6-4　几种常用混合溶液的简便配制

混合溶液	含义	张力	加入溶液（ml）		
			5%或10%葡萄糖	10%氯化钠	5%碳酸氢钠（11.2%乳酸钠）
2：1 含钠液	2 份①,1 份③	1	加至 500	30	47（30）
1：1 含钠液	1 份①,1 份②	1/2	加至 500	20	—
1：2 含钠液	1 份①,2 份②	1/3	加至 500	15	—
1：4 含钠液	1 份①,4 份②	1/5	加至 500	10	—
2：3：1 含钠液	2 份①,3 份②,1 份③或④	1/2	加至 500	15	24（15）
4：3：2 含钠液	4 份①,3 份②,2 份③或④	2/3	加至 500	20	33（20）

注：①0.9%氯化钠溶液；②5%或10%葡萄糖液；③1.4%碳酸氢钠；④1.87%乳酸钠。为方便配制,加入液体量均为整数,配成的是近似的溶液

4. 口服补液盐（ORS）是世界卫生组织（WHO）推荐用以治疗急性腹泻合并脱水的一种溶液,经临床应用已取得良好效果。ORS 有多种配方,2006 年 WHO 推荐使用的新配方是氯化钠 2.6g,枸橼酸钠 2.9g,氯化钾 1.5g,葡萄糖 13.5g,总渗透压为 245mmol/L,是一种低渗透压口服补盐液配方。临用前以温开水 1000ml 溶解,按需饮用。一般适用于轻度或中度脱水无严重呕吐者。

（二）液体疗法的实施

液体疗法是儿科护理的重要组成部分,其目的是纠正水、电解质和酸碱平衡失调,以恢复机体的正常生理功能。补液时应确定补液的总量、性质和速度,同时应遵循"先盐后糖、先浓后淡（指电解质浓度）、先快后慢、见尿补钾、抽搐补钙"的补液原则。第一天补液总量应包括累积损失量、继续损失量及生理需要量三个部分（表 6-5）。

1. 累积损失量　指发病后至补液时所损失的水和电解质量。

（1）补液量：根据脱水程度而定,即轻度脱水 30~50ml/kg,中度脱水 50~100ml/kg,重度脱水 100~150ml/kg。

（2）补液种类：根据脱水性质而定,一般低渗性脱水补给 2/3 张液体,等渗性脱水补给 1/2 张液体,高渗性脱水补给 1/3~1/5 张液体。若临床判断脱水性质有困难,可先按等渗性脱水处理。

（3）补液速度：取决于脱水程度,原则上应先快后慢。对伴有周围循环不良和休克的重度脱水患儿,应快速输入等渗含钠液（2：1 液）,按 20ml/kg,总量不超过 300ml,于 30~60 分钟内静脉推注或快速滴入。其余累积损失量常在 8~12 小时内完成,约每小时 8~10ml/kg。在循环改善出现排尿后应及时补钾。

2. 继续损失量　指补液开始后,因呕吐、腹泻、胃肠引流等继续损失的液体量。此部分应按实际损失量补充,即"丢多少、补多少"。常用 1/3 张~1/2 张液体,此部分损失量连同生理需要量于补完累积损失量后 12~16 小时内均匀滴入,约每小时 5ml/kg。

3. 生理需要量　指补充基础代谢所需的量,如按体重估计的 100/50/20 法（表 6-5）。这部分液体应尽量口服补充,口服有困难者,补给 1/4~1/5 张液体,补液速度同继续损失量。

表 6-5　液体疗法的定量、定性与定时

		累积损失量	继续损失量	生理需要量**	
定量	轻度脱水	30~50ml/kg	10~40ml/kg（30ml/kg）	0~10kg	100ml/（kg·d）
	中度脱水	50~100ml/kg		11~20kg	100ml+超过 10kg 体重数×50ml/（kg·d）

		累积损失量	继续损失量	生理需要量**
	*重度脱水	100~150ml/kg		>20kg 1500ml+超过20kg 体重数×20ml/(kg·d)
定性	低渗性脱水	2/3张		
	等渗性脱水	1/2张	1/3~1/2张	1/4~1/5张
	高渗性脱水	1/3~1/5张		
定时		于8~12小时内输入[8~10ml/(kg·h)]	在补完累积损失量后的12~16小时内输入[5ml/(kg·h)]	

*注:重度脱水时应先扩容。**生理需要量:100/50/20法,依据患儿不同体重估计

综合以上三部分,第1天的补液总量为:轻度脱水90~120ml/kg,中度脱水120~150ml/kg,重度脱水150~180ml/kg。第2天以后的补液,一般只补继续损失量和生理需要量,于12~24小时内均匀输入,能口服者应尽量口服。

(三)补液护理

1. 补液前的准备 应全面了解患儿的病史、病情、补液目的及其临床意义;做好补液的各项准备工作;向家长和年长患儿做好解释工作。

2. 输液过程中注意事项

(1)按医嘱要求全面安排24小时的液体总量,并遵循"补液原则"分期分批输入。

(2)严格掌握输液速度,明确每小时输入量,计算出每分钟输液滴数,防止输液速度过快或过缓。有条件者最好使用输液泵,以便更精确地控制输液速度。

(3)密切观察病情变化

1)观察生命体征及一般情况,警惕心力衰竭和肺水肿的发生。

2)注意有否输液反应,若发现应及时与医生联系,并寻找原因和采取措施。

3)观察静脉点滴是否通畅,有无堵塞、肿胀及漏出血管外等。

4)观察脱水是否改善及尿量情况,比较输液前后的变化,判断输液效果。

5)观察酸中毒表现,注意酸中毒纠正后,有无出现低钙惊厥。补充碱性液体时勿漏出血管外,以免引起局部组织坏死。

6)观察低血钾表现,并按照"见尿补钾"的原则,严格掌握补钾的浓度和速度,绝不可直接静脉推注。

(4)记录24小时出入量,液体入量包括口服液体量、静脉输液量和食物中含水量。液体出量包括尿量、呕吐和大便丢失的水量、不显性失水量。婴幼儿大小便不易收集,可用"秤尿布法"计算液体排出量。

【自测习题】

(一)选择题

A1/A2型题

1. 新生儿病房的适宜温度是

A. 18~20℃

B. 20~22℃

C. 22~24℃

D. 24~26℃

E. 26~28℃

2. 给一个 5 个月大正在睡觉的女婴做体格检查,最先开始的项目应该是
   A. 听肠鸣音
   B. 数心率
   C. 测体温
   D. 检查耳道
   E. 检查神经反射

3. 测量胸围的正确方法是
   A. 2 岁以上取立位
   B. 两手自然平放或下垂
   C. 软尺紧贴衣服
   D. 取吸气时读数
   E. 取呼气时读数

4. 小佳是一位 5 岁男孩,这一年龄儿童的正常血压一般为
   A. 80/50mmHg
   B. 90/60mmHg
   C. 100/70mmHg
   D. 110/80mmHg
   E. 120/90mmHg

5. 父母担心 8 个月大的男婴独自与新来的保姆相处会哭。作为护士,你对婴儿可能的表现解释是
   A. 分离焦虑是婴儿期正常的表现
   B. 分离焦虑出现在幼儿期的儿童,婴儿的表现需要进一步了解
   C. 婴儿哭喊表示与保姆难于建立信任关系
   D. 该保姆不能满足该婴儿的需要,必须更换
   E. 通过讲故事改善该婴儿的表现

6. 下列选项中,最**不可能**是分离焦虑第一阶段的表现为
   A. 哭喊
   B. 愤怒
   C. 安静
   D. 拒绝医护人员的安慰
   E. 极度悲伤

7. 小秦认为"死"和"睡觉"一样,睡觉可以醒来,死去的人可以"再活过来",小秦的这种对死亡的认识提示小秦处于
   A. 婴幼儿期
   B. 学龄前期
   C. 学龄期
   D. 青春前期
   E. 青春后

8. 制订缓解疼痛的护理计划时,下列因素中可以改变从而缓解疼痛的是
   A. 性别
   B. 认知水平
   C. 预期的焦虑
   D. 过去疼痛的经验
   E. 气质

9. 关于儿童疼痛的描述正确的是
   A. 年龄较小的患儿对疼痛的体验较成人弱
   B. 年龄较小的患儿对疼痛的体验较成人强
   C. 儿童的疼痛易被忽略,缺乏有效控制
   D. 儿童疼痛无需进行控制和治疗
   E. 学龄前患儿能对疼痛进行较准确的量化描述

10. 患儿,男,6 岁。急性化脓性阑尾炎,术后 4 小时。患儿表现烦躁,诉伤口疼痛,最适合评估该患儿的疼痛情况的工具是
   A. 数字等级评分法
   B. 视觉模拟评分法
   C. FLACC 量表
   D. 儿童疼痛观察评分标准
   E. 文字描述评分法

11. 对患儿父母做完有关通过分散注意力缓解疼痛的方法介绍后,下列父母的讲话表明还需要进一步的教育选项是

    A. "我们会让孩子将注意力集中在没有输液的手,慢慢数手指"

    B. "我们会给他读他喜欢的故事书"

    C. "我们会叫他想象今年夏天在沙滩玩的情形"

    D. "他喜欢玩电子游戏机,因此我们给他从家里带来了"

    E. "我们会叫他吹肥皂泡"

12. 根据医嘱,3 岁的患儿要服用的是肠溶衣片剂,护士最合适的行为是

    A. 研碎与果汁一起服用   B. 混于奶中进行哺喂

    C. 嘱患儿整个片剂吞服   D. 混于主食进行哺喂

    E. 征询医生意见是否改剂型

13. 患儿应禁用激素的疾病是

    A. 水痘   B. 白血病

    C. 过敏性疾病   D. 急性严重感染

    E. 自身免疫性疾病

14. 给 18 个月大的患儿进行肌内注射,最合适的部位是

    A. 股外侧肌   B. 腹臀肌

    C. 背臀肌   D. 上臂三角肌

    E. 臀中肌

15. **不是** ORS 溶液组成成分的下列选项为

    A. 氯化钠   B. 氯化钾

    C. 氯化钙   D. 葡萄糖

    E. 枸橼酸钠

16. 静脉点滴氯化钾,液体中钾的浓度**不可超过**

    A. 0.1%   B. 0.3%   C. 1.0%

    D. 3.0%   E. 10%

17. 下列属于等渗液的溶液是

    A. 10%葡萄糖液   B. 10%氯化钾

    C. 11.2%乳酸钠   D. 10%氯化钠

    E. 1.4%碳酸氢钠

18. 下列**不是**低钾血症的临床表现为

    A. 腹胀   B. 四肢乏力

    C. 心率减慢   D. 腱反射减弱

    E. 肠鸣音减弱或消失

19. 1∶1 含钠液(即 1 份生理盐水和 1 份 5%葡萄糖液)的张力是

    A. 等张   B. 1/2 张   C. 1/3 张

    D. 2/3 张   E. 1/5 张

20. 患儿,男,9 个月,体重 7.5kg,腹泻 2 天,无尿 6 小时,大便每天 10 余次,精神极度萎靡,呼吸深快,皮肤弹性极差,口腔黏膜极干燥,前囟眼窝深陷,口唇樱桃红。血生化检查:血钾 3.3mmol/L,血钠 135mmol/L,HCO_3^- 14mmol/L。该患儿脱水的程度和性质是

    A. 轻度等渗性脱水   B. 中度低渗性脱水

    C. 重度等渗性脱水   D. 中度等渗性脱水

E. 重度低渗性脱水

A3/A4 型题

(1~3 题共用题干)

患儿,女,3 岁,因支气管肺炎入院,护士要进行相关护理评估。

1. 与该患儿建立关系最好的方式是

    A. 第三者技巧   B. 读书疗法

    C. 和患儿玩躲猫猫   D. 陪患儿玩牌、下棋

    E. 看图说故事

2. 准备给该患儿进行体检时,下列最适宜的措施是

    A. 仔细说明检查过程及步骤   B. 与患儿讨论他对体检的看法

    C. 检查前先给患儿的家属做示范   D. 陪患儿到处玩、到处走动

    E. 嘱患儿保持平卧的位置

3. 有关测量儿童体温的正确叙述是

    A. 测量口温是最常用的方法

    B. 3 个月内的婴儿以测量肛温为主

    C. 3 岁以上的患儿测量耳温,耳廓要向上向后拉

    D. 测量腋温是最方便的方法

    E. 1 岁以上的患儿以测口温为主

(4~6 题共用题干)

患儿,男,6 岁,急性化脓性阑尾炎,术后 4 小时,患儿表现烦躁,诉伤口疼痛。

4. 最适合评估该患儿疼痛情况的工具是

    A. 数字等级评分法   B. 视觉模拟评分法

    C. FLACC 量表   D. 儿童疼痛观察评分标准

    E. 文字描述评分法

5. 下列有关儿童疼痛的叙述,正确的是

    A. 婴儿不会感到疼痛的存在   B. 儿童会适应疼痛的感受和过程

    C. 使用吗啡对身体有害,禁止使用   D. 应联合使用多种疼痛评估工具

    E. 儿童对阿片类止痛药更容易产生依赖

6. 患儿想让母亲把家中的玩具带到病房游戏,护士应告诉患儿母亲

    A. 不行,玩具容易携带病菌   B. 只能送不发声的玩具,防止刺激患儿

    C. 只需送些对孩子有特殊意义的玩具   D. 送些帮助学习的玩具

    E. 可以,玩具的刺激对住院患儿很重要

(7~9 题共用题干)

患儿,女,9 岁,诊断为白血病,因病情复发而再次入院。病情危重,医生诊断已到疾病的终末期。

7. 开始用具体语言表达其内心对死亡恐惧的年龄段是

    A. 婴儿期   B. 幼儿期

    C. 学龄前期   D. 学龄期

    E. 青少年期

8. 向患儿解释死亡时,**不正确**的护理措施是

    A. 使用睡着了等隐喻性词语以代替死亡一词

    B. 主动分享自己面对死亡害怕或担心的感受

    C. 据实告知自己对死亡的认识

D. 用绘本等形式与患儿讨论死亡的话题

E. 根据宗教信仰对死亡进行解释

9. 当该患儿已经自觉功能逐渐丧失、接近死亡边缘,下列正确的措施是

A. 尽量避免患儿表达自己的情感   B. 鼓励患儿表达需要完成的心愿

C. 嘱咐家长对患儿隐瞒病情   D. 鼓励患儿积极接受治疗

E. 避免家长参与患儿的日常护理

(10~14 题共用题干)

患儿,男,9 个月,体重 7.5kg,腹泻 2 天,无尿 6 小时,大便每天 10 余次,精神极度萎靡,呼吸深快,皮肤弹性极差,口腔黏膜极干燥,前囟眼窝深陷,口唇樱桃红。血生化检查:血钾 3.3mmol/L,血钠 135mmol/L,HCO_3^- 14mmol/L。

10. 该患儿脱水的程度和性质是

A. 轻度等渗性脱水   B. 中度低渗性脱水

C. 重度等渗性脱水   D. 中度等渗性脱水

E. 重度低渗性脱水

11. 该患儿的酸碱平衡紊乱类型是

A. 代谢性酸中毒   B. 代谢性碱中毒

C. 呼吸性酸中毒   D. 呼吸性碱中毒

E. 混合性酸碱平衡紊乱

12. 应补给的累积损失量约为

A. 300ml   B. 500ml   C. 1000ml

D. 1200ml   E. 1500ml

13. 如遵医嘱补给 2:1 等渗含钠液 150ml,需 10%氯化钠和 5%碳酸氢钠分别为

A. 6ml、10ml   B. 9ml、10ml   C. 15ml、24ml

D. 6ml、15ml   E. 9ml、15ml

14. 如果要求 2:1 等渗含钠液 150ml 在 1 小时内输完,其每分钟的输液滴数约为

A. 10 滴   B. 20 滴   C. 30 滴

D. 40 滴   E. 50 滴

(二)名词解释

1. 治疗性游戏

2. 临终关怀

3. 分离焦虑

(三)简答题

1. 简述儿童疼痛评估的 QUESTT 原则。

2. 简述缓解住院患儿失控感的措施。

3. 简述液体疗法补液阶段的护理。

【参考答案】

(一)选择题

A1/A2 型题

1. C 2. B 3. B 4. B 5. A 6. C 7. A 8. C 9. C 10. C

11. C 12. E 13. A 14. A 15. C 16. B 17. E 18. C 19. B 20. C

1. E   2. C   3. C   4. C   5. D   6. E   7. D   8. A   9. B   10. C

11. A   12. C   13. E   14. E

（二）名词解释

1. 治疗性游戏　是指儿童生活专家或护士通过游戏的方式协助患儿表达对疾病、医院及医护人员、检查和治疗措施的感受、期望和需要，以应对因患病及住院带来的生理和心理的变化。

2. 临终关怀　指对末期患儿和家庭提供照顾及支持，工作的重点是要从儿童所了解的死亡角度去协助患儿面临死亡的困境，缓解患儿的痛苦、提高生活质量，也能体会家庭成员面对患儿死亡的悲伤，给予适度的安慰和心理支持，以协助患儿及其家庭成员走过这段悲恸的艰难历程。

3. 分离焦虑　指由现实的或预期的与家庭、日常接触的人、事物分离时引起的情绪低落，甚至功能损伤。分离焦虑一般表现为反抗期、失望期、否认期三个阶段。

（三）简答题

1. 简述儿童疼痛评估的 QUESTT 原则

（1）询问儿童（**Q**uestion the child）。

（2）使用疼痛量表（**U**se a reliable and valid pain scale）。

（3）评价行为以及生理学参数的变化（**E**valuate the child's behavior and physiologic changes）。

（4）确保父母的参与（**S**ecure the parent's involvement）。

（5）干预时考虑导致疼痛的原因（**T**ake the cause of pain into account when intervening）。

（6）采取行动并评价成效（**T**ake action and evaluate results）。

2. 缓解住院患儿失控感的措施

（1）在不违反医院规定和患儿病情允许的情况下，鼓励患儿自由活动。

（2）尽量保持患儿住院前的日常活动。

（3）在诊疗活动中，提供一些自我决策的机会缓解失控感。

3. 液体疗法补液阶段的护理

（1）按医嘱要求全面安排 24 小时的液体总量，并本着急需先补、先快后慢、见尿补钾的原则分批输入。

（2）严格掌握输液速度，明确每小时输入量，计算出每分钟输液滴速，并随时检查，防止输液速度过速或过缓。有条件最好使用输液泵，以更精确地控制输液速度。

（3）密切观察病情：包括生命体征、输液反应、脱水情况、酸中毒及低血钾表现等。

（4）计算液体出入量。

【习题解析】

A1/A2 型题

2.（答案 B）患儿安静时先进行心肺听诊等易受哭闹的影响的检查。

5.（答案 A）6 个月后的婴儿就能意识到与父母或照顾者的分离。当父母离开时，表现为明显的哭叫等、排斥陌生人的行为反应。

7.（答案 A）2 岁前的婴幼儿把死亡看做是可逆的、暂时的，如同与父母或照顾者的分离。

9.（答案 C）不管处于何种年龄段，患儿都可获得与成人相同的疼痛体验；儿童的疼痛易被忽略，缺乏有效控制，医务人员应积极控制患儿疼痛；学龄前患儿能描述疼痛的位置及程度，但不能对疼痛的感觉量化。

10.（答案 C）评估 6 岁患儿的术后疼痛，适用的工具是 FLACC 量表。

11.（答案 C）想象今年夏天在沙滩玩的情形属于认知-行为改变法的冥想法,不是分散注意力的方法。

12.（答案 E）3 岁幼儿服用肠溶衣片剂,不可研碎或打开服用,以免破坏药效。也不可混于奶中或主食哺喂,以免患儿因药物的苦味产生条件反射而拒绝进食;也不可以整个片剂吞服,以防呛咳。最好征询医生的意见是否改剂型。

14.（答案 A）股外侧肌是年龄小于 2 岁患儿首选的注射部位。

18.（答案 C）因低钾血症时心率增快,故心率减慢不是其临床表现。其他如腹胀、四肢乏力、腱反射减弱、肠鸣音减弱或消失均为低钾血症时神经肌肉兴奋性降低表现。

20.（答案 C）根据临床表现是重度脱水,血钠 135mmol/L,血清钠浓度范围在 130~150mmol/L,是等渗性脱水。

A3/A4 型题

1.（答案 E）与 3 岁儿童建立关系最好的方式看图说故事,第三者技巧、读书疗法、玩牌和下棋较适合学龄期以上的儿童,而躲猫猫游戏则适合较小的婴幼儿。

8.（答案 A）使用睡着了等隐喻性词语以代替死亡一词,适用于学龄前期或以下的儿童。

（罗志民）

第七章
儿科常用护理技术

【学习目标】

识记:

1. 婴儿实施皮肤护理、沐浴护理。

2. 婴儿实施正确的抚触护理。

3. 正确进行鼻胃管置管操作,并对患儿实施鼻饲喂养和经口喂养。

理解:

1. 能够合理的采用有效的婴儿约束方法。

2. 能够正确进行身长、体重、身高、头围、胸围等体格测量。

3. 能够对婴儿实施静脉输液穿刺,能够掌握经外周中心静脉置管以及植入式静脉输液港的目的以及基本的操作步骤。

应用:

1. 能够掌握股静脉穿刺的操作要点以及注意事项。

2. 能够对婴儿实施灌肠操作。

3. 能够掌握温箱的使用方法。

4. 能够掌握光疗和换血的操作步骤以及注意事项。

【重点与难点】

第一节 皮 肤 护 理

一、更换尿布法

[目的]

保持臀部皮肤清洁、干燥、舒适,防止尿液、粪便等因素对皮肤长时间的刺激,预防**尿布皮炎**(**diaper rash**)的发生或使原有的尿布皮炎逐步痊愈。

[评估和准备]

1. 评估婴儿情况,观察臀部皮肤状况。

2. 准备

(1)环境准备。

(2)物品准备:尿布、尿布桶、护臀霜或鞣酸软膏、平整的操作台,根据需要备小毛巾、温水或湿纸巾。

(3)护士准备。

[**操作步骤**]

1. 解开包被。

2. 解开尿布。

3. 用湿纸巾或蘸温水的小毛巾从前向后擦净臀部皮肤。

4. 将预防尿布炎或治疗尿布炎的软膏、药物涂抹于臀部。

5. 提起婴儿双腿,抽出脏尿片。

6. 将清洁的尿布垫于腰下,放下婴儿双腿,系好尿布,大小松紧适宜。

7. 拉平衣服,包好包被。

8. 观察排泄物性状,或根据需要称量尿布。

9. 清理用物,洗手,记录观察内容。

[**注意事项**]

1. 用物携带齐全,避免操作中离开婴儿。

2. 禁止将婴儿单独留在操作台上,始终确保一只手与婴儿接触,防止婴儿翻滚坠落。

3. 尿布应透气性好、吸水性强,根据需要可选择一次性尿布或棉质尿布,并应做到勤更换。

4. 注意保暖,房间温度应适宜,操作中减少暴露。

5. 男婴要确保阴茎指向下方,避免尿液从尿片上方漏出。

6. 注意检查尿布是否包扎合适。

二、婴儿沐浴法

[**目的**]

保持婴儿皮肤清洁、舒适,协助皮肤排泄和散热。

[**评估和准备**]

1. 评估婴儿身体情况和皮肤状况。

2. 准备

(1)环境准备。

(2)物品准备:浴盆、水温计、热水、婴儿浴液、婴儿洗发液、平整便于操作的处置台、大小毛巾、婴儿尿布及衣服、包被、棉签、棉球、碘伏、婴儿爽身粉、护臀霜或鞣酸软膏、磅秤、弯盘、根据需要备液状石蜡油、指甲剪等。

(3)护士准备。

[**操作步骤**]

1. 操作台上按使用顺序备好浴巾、衣服、尿布、包被等。

2. 浴盆内备热水,水温 37~39℃,用于降温时,水温低于体温 1℃,备水时水温稍高 2~3℃。

3. 抱婴儿放于操作台上,脱衣服解尿布,用毛巾包裹测体重并记录。

4. 以左前臂托住婴儿背部,左手掌托住头颈部,拇指与中指分别将婴儿双耳廓折向前按住,防止水流入造成内耳感染,左臂及腋下夹住婴儿臀部及下肢,将头移至盆边。

5. 用小毛巾或棉球擦洗婴儿双眼;接着擦洗面部;用棉签清洁鼻孔;洗发液清洗头部,用清水洗净。

6. 左手握住婴儿左肩及腋窝处,使头颈部枕于操作者左前臂;用右手握住婴儿左腿靠近腹股沟处,轻放婴儿于水中。

7. 保持左手的握持,用右手抹沐浴液按顺序洗颈下、胸、腹、腋下、上肢、手、会阴、下肢,边洗边冲净浴液。

8. 以右手从婴儿前方握住婴儿左肩及腋窝处,使其头颈部俯于操作者右前臂,左手抹沐浴液清洗婴儿后颈、背部、臀部及下肢,边洗边冲净浴液。

9. 将婴儿从水中按放入水中的方法抱出,迅速用大毛巾包裹全身并将水分吸干。

10. 脐带未脱落,用碘伏消毒,范围包括脐带残端和脐周;在颈下、腋下、腹股沟处撒婴儿爽身粉,女婴注意遮盖会阴部;臀部擦护臀霜或鞣酸软膏。

11. 包好尿布、穿衣,核对手腕带和床号,放回婴儿床。

12. 清理用物,洗手。

第二节 婴 儿 抚 触

[目的]

促进婴儿与父母的情感交流,促进神经系统的发育,提高免疫力,加快食物的消化和吸收,减少婴儿哭闹,增加睡眠。

[评估和准备]

1. 评估婴儿身体情况。

2. 准备

(1)环境准备。

(2)物品准备:平整的操作台、温度计、润肤油、婴儿尿布及衣服、包被。

(3)护士准备。

[操作步骤]

1. 解开婴儿包被和衣服。

2. 将润肤油倒在手中,揉搓双手温暖后进行抚触。

3. 进行抚触动作,动作开始要轻柔,慢慢增加力度,每个动作重复 4~6 次。抚触的步骤:头面部→胸部→腹部→上肢→下肢→背部。

4. 包好尿布、穿衣。

5. 清理用物,洗手。

第三节 儿 童 喂 养

一、鼻饲喂养

[目的]

经口不能摄取食物的患儿,通过胃管灌注流质食物、水分和药物,以维持患儿营养和治疗的需要。

[评估和准备]

1. 评估患儿腹部的症状和体征。

2. 准备

(1)环境准备。

(2)物品准备:弯盘、纱布 2 块、棉签、一次性药碗、等渗氯化钠注射液 250ml×1 瓶、20ml 注射器、别针、胶布、胃管、听诊器、记号笔、一次性手套、治疗巾、手电筒、标示贴;牛奶或药物、冷开水。

(3)护士准备。

[操作步骤]

1. 至患儿床前,核对、解释。

2. 安置病人,平卧,头侧向一侧。

3. 检查鼻腔是否有畸形、破损、息肉等,清洁鼻孔、准备胶布。

4. 颌下铺治疗巾、弯盘置口角旁。

5. 戴手套;测量胃管长度并做好标记,插入深度可为前额发际-剑突或鼻尖-耳垂-剑突。

6. 用生理盐水溶液润滑胃管前段,插胃管。

7. 检查胃管在胃内后固定胃管,并在胶布外缘用红色记号笔做好标记。在胃管的末端贴上标示贴,注明插管的日期、时间并签名。

8. 每次确定鼻饲前,均需证实胃管在胃内,方可注入。

9. 试温。

10. 全部食物或者药物鼻饲完成后,再注入少量温水。

11. 鼻饲完毕,将胃管开口反折,包好夹紧,放于枕边。

12. 记录药物或鼻饲流质的名称、液量及鼻饲时间。

二、奶瓶喂养

[目的]

保证营养及水分的摄入。

[评估和准备]

1. 评估患儿腹部的症状和体征。

2. 准备

(1)环境准备。

(2)物品准备:温好的牛奶、奶瓶、清洁的乳头、小毛巾。

(3)护士准备。

[操作步骤]

1. 核对床号、姓名;牛奶的种类、量及时间。

2. 选择合适的乳头套于奶瓶口。

3. 斜抱患儿,患儿头部枕于喂奶者肘窝处,呈头高足低位。

4. 小毛巾围于患儿颈部。

5. 再次检查奶嘴孔的大小是否合适。

6. 右手将奶瓶倾斜,奶嘴头内充满乳液,滴 1~2 滴奶液于手腕内侧试温。

7. 喂奶。

8. 喂奶后毛巾一角轻擦患儿口角旁乳汁。

9. 竖抱患儿,将患儿头部靠于喂奶者肩部,轻拍患儿的背部,驱除胃内的空气。

10. 患儿右侧卧位并抬高床头 30°,喂奶后半小时内勤巡回。

第四节　约束保护法

[目的]

1. 限制患儿活动,便于诊疗。

2. 保护躁动不安的患儿以免发生意外,防止碰伤、抓伤和坠床等意外。

[评估和准备]

1. 评估患儿病情、约束的目的,向家长作好解释工作。

2. 准备

(1)环境准备。

(2)物品准备:全身约束时方便包裹患儿的物品皆可,如毯子、大毛巾、包被等,根据需要可备绷带。手足约束时需要准备棉垫、绷带或手足约束带。

(3)护士准备。

[操作步骤]

（一）全身约束法

1. 将毯子折叠,宽度相当于患儿肩至踝,长度可以稍长,能包裹患儿两圈半左右。

2. 将患儿平卧于毯子上,用一侧的大毛巾从肩部绕过前胸紧紧包裹患儿身体,至对侧腋窝处掖于身下;再用另一侧毯子绕过前胸包裹身体,将毯子剩余部分塞于身下

3. 如患儿躁动明显,可用绷带系于毯子外。

（二）手足约束法

1. 绷带及棉垫法　用棉垫包裹手足,将绷带打成双套结,套在棉垫外拉紧,使肢体不能脱出,但不影响血液循环,将绷带系于床缘。

2. 手足约束带法　将手足置于约束带甲端,位于乙端和丙端之间,然后将乙丙两端绕手腕或踝部系好,使肢体不能脱出,但不影响血液循环,将丁端系于床缘。

第五节　儿童体格测量

[目的要求]

1. 熟悉儿童生长发育的规律。

2. 掌握儿童常用生长发育指标的测量方法、计算方法及正常值,通过分析测量结果,正确评价儿童生长发育状况。

3. 测量小儿体重、身高(长)、顶臀长、坐高、头围、胸围、上臂围,评价儿童体格生长发育状况。

[评估和准备]

1. 评估儿童年龄,基本情况,选择适当的测量方式。

2. 准备

(1)环境准备:保持适宜的环境温度(26~28℃),保持安静。

(2)物品准备:磅秤、身高计、软尺、坐高计等。

(3)护士准备:洗手。

[操作步骤]

（一）体重测量

1. 测量前校正调零磅秤。

2. 让儿童脱鞋,只穿轻便衣物,衣物不便脱去时应减去衣服重量。

3. 准确读数。

（二）身长测量

1. 婴幼儿脱帽、鞋、袜及外衣,仰卧于量板中线上。

2. 助手将婴幼儿头扶正,使其头顶接触头板。

3. 测量者一手按直婴幼儿膝部,使下肢伸直,一手移动足板使其紧贴婴幼儿两侧足底并与底板相互垂直,当量板两侧数字相等时读数,记录至小数点后一位数。

（三）身高测量

1. 儿童脱鞋、帽,直立,背靠身高计的立柱或墙壁,两眼正视前方,挺胸抬头,腹微收,两臂自然下垂,手指并拢,脚跟靠拢,脚尖分开约60°,使两足后跟、臀部、肩胛间和头部同时接触立柱或墙壁。

2. 测量者移动身高计头顶板与儿童头顶接触,板呈水平位时读数,记录至小数点后一位数。

（四）顶臀长测量

1. 婴幼儿仰卧于量板中线上,测量者一手握住婴幼儿小腿使其膝关节屈曲,骶骨紧贴底板,大腿与底板垂直,一手移动足板紧压臀部。

2. 量板两侧刻度相等时读数,记录至小数点后一位数。

（五）坐高测量

1. 儿童坐于坐高计凳上,骶部紧靠量板,再挺身坐直,大腿靠拢紧贴凳面与躯干成直角,膝关节屈曲成直角,两脚平放于地面。

2. 测量者移下头板与头顶接触,板呈水平位时读数,记录至小数点后一位数。

（六）头围测量

1. 婴幼儿取立位或坐位。

2. 测量者左手拇指将软尺0点固定于婴幼儿头部右侧眉弓上缘。

3. 左手中、示指固定软尺与枕骨粗隆,手掌稳定婴幼儿头部;右手使软尺紧贴头皮(头发过多或有小辫者应将其拨开)绕枕骨结节最高点及左侧眉弓上缘回至0点读数,记录至小数点后一位数。

（七）胸围测量

1. 儿童可取卧位或立位,两手自然平放或下垂。

2. 测量者一手将软尺0点固定于儿童一侧乳头下缘(乳腺已发育的女孩,固定于胸骨中线第4肋间),一手将软尺紧贴皮肤,经背部两侧肩胛骨下缘回至0点。

3. 取平静呼吸时的中间读数,或吸、呼气时的平均数,记录至小数点后一位数。

第六节 静脉输液

一、静脉留置管术

[目的]

1. 保持静脉通道通畅,便于抢救、给药等。

2. 减轻患儿痛苦。

[评估和准备]

1. 评估患儿身体和用药情况,观察穿刺部位皮肤和静脉情况。

2. 准备

(1)环境准备。

(2)物品准备:治疗盘、输液器、液体及药物、头皮针、备不同规格的留置针、肝素帽、透明敷贴、消毒液、棉签、弯盘、胶布、治疗巾,根据需要备剃刀、肥皂、纱布、固定物。

(3)护士准备。

[操作步骤]

1. 检查药液、输液器,按医嘱加入药物,并将输液器针头插入输液瓶塞内,关闭调节器。

2. 携用物至床旁,核对患儿,查对药液,将输液瓶挂于输液架上,备好留置针,排尽空气,备好胶布。

3. 铺治疗巾于穿刺部位下,选择静脉,扎止血带,消毒皮肤,再次核对。

4. 留置针与皮肤呈15°~30°刺入血管,见回血后再进入少许,保证外套管在静脉内,将针尖退入套管内,将套管针送入血管内,松开止血带,撤出针芯,用透明敷贴和胶布妥善固定,连接输液装置,注明置管时间。

5. 调节滴速,再次核对,签字并交代患儿和家长注意事项。

6. 清理用物,洗手,记录。

二、头皮静脉输液法

婴幼儿头皮静脉丰富、表浅,头皮静脉输液方便患儿肢体活动,但头皮静脉输液一旦发生药物外渗,局部容易出现瘢痕,影响皮肤生长和美观。因此目前临床上建议小儿不宜首选头皮静脉输液,上肢静脉为首选,其次可以考虑下肢静脉和其他静脉,最后再视情况选择头皮静脉,包括额上静脉、颞浅静脉等。

[目的]

1. 使药物快速进入体内。

2. 补充液体、营养,维持体内电解质平衡。

[评估和准备]

1. 评估患儿身体,了解用药情况和头皮静脉情况。

2. 准备

(1)环境准备。

(2)物品准备:治疗盘、输液器、液体及药物、头皮针、消毒液、棉签、弯盘、胶布、治疗巾,根据需要备剃刀、肥皂、纱布、固定物。

(3)护士准备。

[操作步骤]

1. 检查药液、输液器,按医嘱加入药物,将输液器针头插入输液瓶塞内,关闭调节器。

2. 携用物至床旁,核对患儿,查对药液,将输液瓶挂于输液架上,排尽空气,备好胶布。

3. 将枕头放于床沿,枕上铺治疗巾,患儿横卧于床中央,头枕于枕上,必要时全身约束法约束患儿;如两人操作,则一人固定患儿头部,另一人立于患儿头端便于操作。

4. 选择静脉,常选用额上静脉、颞浅静脉及耳后静脉等;根据需要剃去穿刺部位的毛发。

5. 常规消毒皮肤,再次核对后,操作者左手拇、示指固定绷紧穿刺点前后皮肤,右手持头皮针在距静脉最清晰点后 0.3cm 处,针头与皮肤呈 15°～20°角刺入皮肤,沿血管徐徐进针,见到回血后固定针头。推注 0.9%Nacl 引导液,确定通畅无渗后取下注射器,接上输液导管,将输液管绕于合适位置,妥善固定。

6. 调节滴速,再次核对,签字并交代患儿家长注意事项。

7. 清理用物,洗手,记录。

三、外周导入中心静脉置管

经外周静脉导入中心静脉置管(peripherally inserted central catheter,PICC) 是利用导管从外周浅静脉进行穿刺,循静脉走向到达靠近心脏的大静脉的置管技术。PICC 置管成功率高、操作简单、不需局麻,在儿科护理中应用日益广泛。

[目的]

1. 可以长时间(大约数周或数月)放置在体内,提供长时间给药的管道。

2. 避免重复穿刺静脉。

3. 减少药物对外周静脉的刺激。

[评估和准备]

1. 根据医嘱进行穿刺前教育,征得患儿家长同意并签字;评估患儿身体和用药情况,观察穿刺部位皮肤和静脉情况。

2. 准备

(1)环境准备。

(2)物品准备:PICC 穿刺包:外包装可撕裂的套管针,导管(含导丝),洞巾,治疗巾,5ml 注射器,皮肤消毒剂,敷料,胶布,止血带,纸尺,纱布及镊子;静脉注射盘、无菌隔离衣×2、无菌手套×4、20ml 注射器×2、无菌治疗巾×4、无菌洞巾×2、0.9%等渗氯化钠注射液 10ml×2、0.9%等渗氯化钠注射液 250ml×2 瓶、肝素×1、安尔碘、酒精棉球、长棉签若干。

(3)护士准备。

[操作步骤]

1. 选择穿刺部位,贵要静脉、肘正中静脉、头静脉,以及大隐静脉都可作为穿刺静脉,其中贵要静脉一般为最佳选择。

2. 患儿仰卧,将手臂外展 90°,测量插管的长度。

3. 测量并记录上臂中段臂围,用于监测可能出现的并发症,如渗漏和栓塞。

4. 打开 PICC 导管包,建立无菌区,戴无菌手套,按无菌技术在患儿手臂下垫治疗巾。

5. 按规定消毒,范围在穿刺部位上下各 10cm,两侧到臂缘。

6. 更换无菌手套,铺孔巾,检查导管的完整性,冲洗管道。

7. 请助手扎止血带。穿刺,与常规静脉穿刺相同,见回血后再进少许,固定导引套管,让助手松开止血带,示指固定导引套管,中指压在套管尖端所处血管处减少出血,退出穿刺针。

8. 用镊子或手从导引套管轻轻送入 PICC 导管,当导管进入肩部时,让患儿头转向穿刺侧,下颌贴向肩部,避免导管误入颈内静脉。将导管置入到预计刻度后,退出导引套管,同时注意固定导管。

9. 用生理盐水注射器抽吸回血并注入生理盐水,确保管道通畅,无血液残留,连接可来福接头或肝素帽,用肝素盐水正压封管。

10. 清理穿刺点,再次消毒,固定导管,注明穿刺日期、时间。

11. 操作完毕行 X 线检查,观察导管尖端是否处在预计位置。

12. 确定导管的位置正确后,将输液装置与导管相连,即可输入药物。

13. 交代患儿及家长注意事项,清理用物,洗手,记录置管过程。

四、植入式静脉输液港

[目的]

1. 提供长时间静脉给药管道。

2. 减少患儿频繁穿刺的痛苦。

3. 减少药物对外走静脉的刺激,可经植入式静脉输液港输注药物,接受化疗、输血、营养治疗等。

[评估和准备]

1. 评估患儿身体和用药情况,观察穿刺部位皮肤情况。

2. 准备

(1)环境准备。

(2)物品准备:治疗盘:化疗特制针头,10cm×12cm 无菌透明薄膜、肝素帽、无菌手套×2、一次性无菌药碗、0.9%NS 若干支、淡肝素液(浓度 10~100U/ml)、1%有效碘、70%乙醇、胶布、20ml 一次性注射器若干;无菌敷料包:无菌大棉签×6、无菌开口小纱布(2cm×2cm)×2、无菌纱布(4cm×4cm)×2、洞巾、弯盘。

(3)护士准备。

[操作步骤]

1. 打开无菌敷料包并以无菌方式打开静脉输液港针头,一次性注射器、肝素帽等包装,放于敷料包内;把 1%有效碘倒置于一次性无菌药碗内。

2. 戴无菌手套,取 20ml 一次性注射器抽吸等渗氯化钠注射液 10ml 并接静脉输液港针头延长管,排去空气;必要时可另用 10ml 一次性注射器抽吸淡肝素;放置 2 块 4cm×4cm 纱布于弯盘中。

3. 以静脉输液港为中心用 1%有效碘由里及外螺旋状消毒皮肤,然后以 70%乙醇脱碘×3 次。

4. 脱去无菌手套,将 70%乙醇倒置于弯盘内浸润纱布,再重新戴上无菌手套。

5. 针刺方法　触诊后,左手以拇指、示指、中指固定静脉输液港(勿过度绷紧皮肤),右手持植入式静脉输液港专用针头,穿过静脉输液港的中心部位,直到针头触及隔膜腔。

6. 回抽见有鲜血时用脉冲法缓慢冲洗 10ml 等渗氯化钠注射液,夹管。

7. 针头下垫无菌开口纱布,确保针头平稳,再用无菌透明薄膜固定。

8. 移去接口处一次性注射器,酒精纱布擦拭接口。

9. 如需静脉用药则换静脉输液器;如无需静脉用药,则:<2 岁,换接含有浓度为 10~100U/ml 肝素液的一次性注射器冲洗 5ml,夹管并换接肝素帽,>2 岁,换接含有浓度为 10~100U/ml 肝素液的一次性注射器冲洗 3ml,夹管并换接肝素帽。

10. 妥善固定延长管,病人感到舒适。

11. 注明敷料更换的日期、时间。

第七节　股静脉穿刺法

[目的]

采集血标本。

[评估和准备]

1. 评估患儿身体、检查项目和穿刺部位皮肤情况。

2. 准备

(1)环境准备:保持适宜的环境温度(26~28℃),保持安静。

(2)物品准备:治疗盘、注射器、消毒液、棉签、采血管、弯盘。

(3)护士准备:操作前洗手、戴口罩。

[操作步骤]

1. 携用物至床旁,核对,协助患儿取仰卧位,固定大腿外展成蛙形,暴露腹股沟穿刺部位,用脱下的一侧裤腿或尿布遮盖会阴部。

2. 消毒患儿穿刺部位及护士左手示指。

3. 在患儿腹股沟中、内 1/3 交界处,以左手示指触及股动脉搏动处,右手持注射器于股动脉搏动点内侧 0.3~0.5cm 垂直穿刺(或腹股沟内侧 1~3cm 处与皮肤呈 45°角斜刺),边向上提针边抽回血。

4. 见回血后固定针头,抽取所需血量。

5. 拔针,压迫穿刺点 5 分钟止血。

6. 取下针头,将血液沿采血管壁缓慢注入。

7. 再次核对,清理用物,洗手,记录。

第八节　婴幼儿灌肠法

[目的]

1. 促进肠道蠕动,解除便秘,减轻腹胀。

2. 清洁肠道,为检查或手术做准备。

3. 清除肠道有害物质,减轻中毒。

4. 镇静剂的使用。

[评估和准备]

1. 评估患儿身体,了解腹胀和排泄情况。

2. 准备

(1)环境准备。

(2)物品准备:治疗盘、灌肠筒、玻璃接头、各种型号的肛管、血管钳、垫巾、弯盘、卫生纸、手套、润滑剂、量杯、水温计、输液架、便盆、尿布,根据医嘱备灌肠液,溶液温度为 39~41℃。

(3)护士准备。

[操作步骤]

1. 携用物至床旁,关闭门窗,遮挡病人,核对,挂灌肠筒于输液架上,灌肠筒底距患儿臀部所在平面 30~40cm。

2. 将枕头竖放,使其厚度与便盆高度相等,下端放便盆。

3. 将垫巾一端放于枕头上,一端放于便盆之下防止污染床单元。

4. 协助患儿脱去裤子,取仰卧位于枕头上,解开尿布,如无大小便,可用尿布垫在臀部和便盆之间,患儿臀部放于便盆宽边上,双膝屈曲,约束固定患儿,适当遮盖患儿保暖。

5. 再次核对,戴手套,连接肛管,排净空气,用止血钳夹闭橡胶管,润滑肛管前端,分开臀部,显露肛门,将肛管缓缓插入肛门,婴儿2.5~4cm,幼儿5~7.5cm,用手固定,可用一块尿布覆盖于会阴部,以保持床单清洁。

6. 松开止血钳,使液体缓缓流入,护士一手持肛管,同时观察灌肠液下降速度和患儿情况。

7. 灌肠后夹紧肛管,用卫生纸包裹后轻轻拔出,放入弯盘内。让患儿保留数分钟后再排便,如果患儿不能配合,可用手夹紧患儿两侧臀部。

8. 协助排便,擦净臀部,取下便盆,包好尿布,整理床单位。

9. 核对,清理用物,洗手,记录。

第九节　温箱使用法

[目的]

为新生儿创造一个温度和湿度均相适宜的环境,以保持患儿体温的恒定。

[评估和准备]

1. 评估患儿,测量体温,了解胎龄、出生体重、日龄等。

2. 准备

(1) 环境准备。

(2) 物品准备:预先清洁消毒的温箱

(3) 护士准备。

[操作步骤]

1. 检查温箱,温箱水槽内加入蒸馏水。

2. 接通电源,预热箱温,达到所需的温湿度。一般温箱的温度应根据患儿体重及出生日龄而定,维持在适中温度,暖箱的湿度一般为60%~80%。如果患儿体温不升,箱温应设置为患儿体温高1℃。预热时约需30~60分钟左右。

3. 温箱达到预定温度,核对患儿后,患儿入箱,如果使用温箱的肤控模式调节箱温时,应将温度探头置患儿腹部较平坦处,通常用胶布固定探头于上腹部,一般设置控制探头肤温在36~36.5℃。

4. 在最初2小时,应30~60分钟测量体温1次,体温稳定后,1~4小时测体温1次,记录箱温和患儿体温。

5. 患儿出箱后,应对温箱进行终末清洁消毒处理。

[入暖箱条件]

体重<2000g者;体温偏低或不升者,如硬肿症等;需要保护性隔离者,如剥脱性皮炎等。

[出暖箱条件]

体重增加到2000g以上,室温22~24℃时能维持正常体温,一般情况良好,吸吮力良好有力者,可给予出暖箱;在暖箱中生活1个月以上,体重不到2000g,一般情况良好者,遵医嘱灵活掌握。

第十节　光 照 疗 法

[目的]

治疗新生儿高胆红素血症,降低血清胆红素浓度。

[评估和准备]

1. 评估患儿,了解日龄、体重、黄疸、胆红素检查结果、生命体征、反应等情况。

2. 准备

(1)环境准备。

(2)物品准备:遮光眼罩,光疗箱、光疗灯或光疗毯,光疗灯管和反射板应清洁无灰尘,光疗箱需预热至适中温度。

(3)护士准备。

[操作步骤]

1. 核对医嘱,做好解释工作。

2. 将患儿全身裸露,用尿布遮盖会阴部,佩戴遮光眼罩,给患儿剪短指甲,双足外踝处用透明薄膜保护性粘贴,防止患儿烦躁引起皮肤抓伤。

3. 记录开始照射时间。

4. 每4小时测体温、脉搏、呼吸一次,每3个小时喂乳一次,根据患儿体温调节箱温,维持患儿体温稳定。

5. 光疗时需经常更换体位,仰卧、俯卧交替,常巡视,防窒息。

6. 观察患儿精神反应、呼吸、脉搏、皮肤颜色和完整性、大小便,四肢张力有无变化及黄疸进展程度并记录。

7. 按时巡回,保持光疗箱的清洁。

8. 光疗结束后测量体温,脱下眼罩,更换尿布,清洁全身皮肤。

9. 患儿出箱后清洁消毒光疗设备,记录出箱时间及灯管使用时间。

第十一节　换血疗法

[目的]

1. 降低未结合胆红素,防止胆红素脑病的发生。

2. 换出致敏红细胞和血清中的免疫抗体,阻止溶血并纠正贫血。

3. 降低体内的各种毒素等。

[评估和准备]

1. 评估患儿身体,了解病史、诊断、日龄、体重、生命体征、黄疸等情况。

2. 准备

(1)环境准备。

(2)物品准备:葡萄糖液、生理盐水、10%葡萄糖酸钙、肝素、20%鱼精蛋白、苯巴比妥、地西泮(安定)等,并按需要准备急救药物;脐静脉插管或静脉留置针、注射器及针头若干、三通管、换药碗、弯盘、手套、量杯、心电监护仪、辐射保温床、采血管、绷带、夹板、尿袋、消毒用物、换血记录单等,根据需要可备输液泵或输血泵。

(3)血源选择。

(4)护士准备:操作前洗手、戴口罩。

[操作步骤]

1. 患儿换血前停止喂养1次,或于换血前抽出胃内容物,以防止换血过程中呕吐和误吸。必要时可术前半小时肌注苯巴比妥10mg/kg。

2. 患儿在辐射式保暖床上仰卧,贴上尿袋,固定四肢。

3. 可选择脐静脉插管换血或其他较大静脉进行换血,也可选脐动、静脉或外周动、静脉同步换血。

4. 打开输血加温器并设置温度,连接输血加温器。

5. 连接抽血通路,将 2 个红色三通一端接输液泵管,接空百特袋;另一端接病人动脉出血处。将输液泵管装上竖泵,百特袋置于秤上称重。

6. 换血皮条末端接蓝色三通,用来抽取血袋内血液,静脉留置针接上另一蓝色三通,输血用。

7. 换血开始前监测生命体征、呼吸、心率、血压、体温,抽取动脉血测血糖、血气分析、血清胆红素、肝肾功能、电介质、凝血全套、血常规,记录抽血量。

8. 双人再次核对血袋及床头卡、腕带,确认无误开始换血。

9. 准确调节出血与输血的速度,并在竖泵上设置好换血总量。

10. 每隔 5 分钟监测一次无创血压。

11. 换血 5 分钟,测体温、SpO$_2$ 及心率。

12. 保持抽血通路通畅,每抽出 50ml 血用 1ml＝1U 淡肝素 0.5ml 间断正压冲洗动脉留置针,观察血袋、皮条及红色三通内有无血凝血来调节肝素浓度

13. 监测血糖,每换 100ml 血测一次血糖,维持血糖正常,观察百特袋内重量有无持续增加。

14. 换血至总量的 1/2 时复查血气、血常规、电解质及血清胆红素,记录抽血量。两袋血间以0.9% Nacl 冲洗换血皮条及输血通路。

15. 换血结束后,抽血复查血气、血常规、电解质、血糖、凝血全套及血清胆红素,监测血压、心率、SpO$_2$ 及体温。

16. 百特袋秤重以计算换出血量,并记录。

17. 换血后配合医生拔管,结扎缝合,消毒。

18. 记录,监测生命体征、血糖和局部伤口情况,观察心功能情况和低血糖征象。

【自测习题】

(一) 选择题

A1/A2 型题

1. 护理红臀患儿正确的做法是
   - A. 便后用肥皂水清洗臀部
   - B. 便后用小毛巾直接擦洗臀部
   - C. 局部表皮剥脱可涂抗生素软膏
   - D. 局部有皮疹者可涂激素类软膏
   - E. 避免用塑料模或油布包裹尿布

2. 患儿 4 个月,因腹泻导致臀部皮肤潮红,局部清洗后涂药宜选用
   - A. 红霉素软膏
   - B. 鞣酸软膏
   - C. 1% 龙胆素
   - D. 硝酸咪康唑霜
   - E. 硫酸锌软膏

3. 下列关于婴儿沐浴的说法正确的是
   - A. 沐浴应在饭前半小时进行
   - B. 水温最好维持在 50℃ 以上
   - C. 沐浴完后迅速用大毛巾包裹全身并将水分吸干
   - D. 用小毛巾或者棉球擦洗婴儿双眼,方向由外眦向内眦
   - E. 沐浴应在饭后立即进行

4. 婴儿抚触的作用**不包括**的是
   - A. 促进婴儿与父母的情感交流
   - B. 促进神经系统的发育
   - C. 提高免疫力
   - D. 加快食物的消化与吸收
   - E. 减少睡眠时间

5. 下列关于婴儿抚触的描述**错误**的是

    A. 根据新生儿状态决定抚触时间

    B. 抚触过程中注意观察新生儿的反应

    C. 抚触时环境温度适宜

    D. 抚触的步骤为头面部-腹部-胸部-上下肢-背部

    E. 抚触时注意与新生儿进行语言和目光的交流

6. 关于婴儿鼻饲的描述正确的是

    A. 用石蜡油润滑胃管   B. 新生儿鼻饲奶液时宜推注

    C. 长期鼻饲患儿应做好口腔护理   D. 患儿出现大量潴留时应该继续喂养

    E. 饮食和药物可同时灌入

7. 下列关于奶瓶喂养的描述**错误**的是

    A. 喂养时斜抱患儿,呈头高足低位   B. 喂奶前在手腕外侧试温

    C. 喂奶结束后置患儿于右侧卧位   D. 选择合适的奶头

    E. 喂养过程中如有呛咳,应该立即停止喂养

8. 对患儿采用约束的目的是

    A. 促进血液循环   B. 确保患儿的安全

    C. 提高血氧饱和度   D. 保持患儿体温稳定

    E. 以防患儿走失

9. 下列关于约束法的注意事项,**不正确**的是

    A. 正确使用各种约束法并使患儿舒适   B. 定时检查患儿皮肤有无损伤和循环障碍

    C. 约束要紧,防止患儿滑脱   D. 及时检查约束效果,发现不当及时处理

    E. 定时给予短时姿势改变

10. 对小儿进行体格测量时**错误**的是

    A. 体重测量前校正调零磅秤

    B. 婴幼儿进行身长测量时由助手将婴幼儿头扶正

    C. 进行身高测量时应该脱去鞋帽

    D. 3 岁以下幼儿测量胸围取立位

    E. 一般 3 岁以下婴幼儿测身长,3 岁以上儿童测身高

11. 股静脉穿刺注意事项**不包括**

    A. 严格执行无菌操作规程,防止感染

    B. 有出血倾向者宜用此法

    C. 穿刺失败不宜在同侧进行多次穿刺

    D. 有凝血功能障碍者禁用此法

    E. 如穿刺回血为鲜红色,则系动脉,应该立即拔出针头,按压 5~10 分钟

12. 小儿头皮静脉一般采用

    A. 额前静脉   B. 颞浅静脉、耳前静脉

    C. 外眦下静脉   D. 顶部静脉、枕前静脉

    E. 额前正中静脉

13. 放置 PICC 的目的**不包括**

    A. 避免重复静脉穿刺   B. 减少药物对外周静脉的刺激

    C. 提供长时间给药的管道   D. 预防感染

    E. 减少护士的穿刺工作量

14. 下列关于婴幼儿灌肠的目的描述**错误**的是

    A. 解除便秘   B. 减轻腹胀

    C. 清洁肠道,为检查或手术做准备   D. 延缓肠道蠕动

    E. 减轻中毒

15. 下列关于婴幼儿灌肠的目的描述**错误**的是

    A. 解除便秘   B. 减轻腹胀

    C. 清洁肠道,为检查或手术做准备   D. 延缓肠道蠕动

    E. 减轻中毒

16. 光疗最常见的副作用是

    A. 腹泻   B. 皮疹

    C. 溶血   D. 发热

    E. 青铜症

17. 下列关于入暖箱的标准**不正确**的是

    A. 体重小于2000g   B. 体温偏低

    C. 体温不升   D. 需要保护性隔离患儿

    E. 体温过高

18. 下列关于换血的描述**不正确**的是

    A. 应该尽量选择新鲜血

    B. 新生儿溶血换血量约为全身血量的2倍

    C. 新生儿溶血换血量约为全身血量的3倍

    D. 换血时应连接输血加温器

    E. 每隔5分钟监测一次无创动脉血压

A3/A4型题

(1~3题共用题干)

某足月儿生后24小时出现黄疸,需进行蓝光治疗。

1. 光疗前需要做的准备包括

    A. 记录黄疸程度   B. 患儿全身赤裸

    C. 测量生命体征两次   D. 调节蓝光床温度32~36℃

    E. 蓝光床湿度保持在30%~50%

2. 为保证光疗效果,光疗灯管

    A. 超过1000小时必须更换   B. 超过900小时必须更换

    C. 超过500小时必须更换   D. 超过300小时必须更换

    E. 超过100小时必须更换

3. 光疗起效的时间是

    A. 12~24小时   B. 8~12小时

    C. 4~6小时   D. 1~2小时

    E. 即刻起效

(4~6题共用题干)

患儿,女,1岁,诊断为小儿腹泻。

4. 需要静脉静脉输液,皮肤消毒剂可选用

    A. 络合碘   B. 75%乙醇

    C. 2%碘酒   D. 生理盐水

E. 0.05% 84 液

5. 如果输液时间超过多少小时应该更换输液装置
 A. 12 小时　　　　　　　　　　　　B. 24 小时
 C. 36 小时　　　　　　　　　　　　D. 48 小时
 E. 72 小时

6. 给患儿做臀部护理时,**不应采取**的方式是
 A. 勤换尿布　　　　　　　　　　　B. 用肥皂水清洗臀部
 C. 保持臀部清洁干燥　　　　　　　D. 排便后用温水洗净
 E. 可以用 3M 保护膜保护臀部皮肤

（二）名词解释

1. 青铜症

2. PICC

（三）简答题

1. 使用约束时的注意事项有哪些?

2. 植入式静脉港使用的注意事项有哪些?

【参考答案】

（一）选择题

A1/A2 型题

1. E	2. B	3. C	4. E	5. D	6. C	7. B	8. B	9. C	10. D
11. B	12. E	13. D	14. D	15. D	16. D	17. E	18. C		

A3/A4 型题

1. A　　2. A　　3. B　　4. C　　5. B　　6. B

（二）名词解释

1. 青铜症　指患儿照射光疗后数小时,皮肤、尿液、泪液呈青铜色。

2. PICC　指利用导管从外周浅静脉进行穿刺,循静脉走向到达靠近心脏的大静脉的置管技术。

（三）简答题

1. 使用约束时的注意事项

（1）使用约束时应具有必要性,并注意向患儿及其家长解释。

（2）松紧应该适宜(以能伸入 1~2 手指为宜)。

（3）定时观察患儿情况;手足约束注意观察肢端循环和局部皮肤情况。

（4）应该每 2 小时解开、放松 1 次,并协助翻身,必要时做好局部按摩。

2. 植入式静脉港使用的注意事项

（1）必须使用 10ml 或以上一次性注射器,避免压力过大,损坏导管,延长管内必须先排除空气,预防空气栓塞。

（2）消毒后皮肤通常待干需要 20 秒,消毒范围需大于敷料的大小。

（3）穿刺时必须使用静脉输液港专用针头(直角针头,T 形延长管),忌用一般针头作穿刺;插针前再次检查是否已排尽空气;避免暴力插入;穿刺后不要移动针头,以免损伤泵体。

（4）使用无菌薄膜覆盖纱布、针头及部分延长管,保持局部密封状态。

（5）常规 7 天更换静脉输液港针头、敷料及肝素帽;每班均需进行评估敷料,观察敷料是否干燥及牢固。

【习题解析】

A1/A2 型题

1.（答案 E）保持臀部皮肤清洁、干燥、舒适,防止尿液、粪便等因素对皮肤长时间的刺激,预防尿布皮炎的发生或使原有的尿布皮炎逐步痊愈,避免用塑料膜或油布包裹尿布。

4.（答案 E）婴儿抚触的作用:促进婴儿与父母的情感交流,促进神经系统的发育,提高免疫力,加快食物的消化和吸收,减少婴儿哭闹,增加睡眠。

（张玉侠）

第八章
新生儿及新生儿疾病患儿的护理

【学习目标】

识记：

1. 识记新生儿分类、新生儿病房分级、正常足月儿和早产儿的概念及特点、大于胎龄儿及小于胎龄儿的概念及特点、新生儿常见的几种特殊生理状态、新生儿重症监护的对象及内容等。

2. 识记新生儿窒息 Apgar 评分法、新生儿窒息 ABCDE 复苏方案。

3. 识记新生儿生理性黄疸及病理性黄疸的定义。

4. 识记新生儿寒冷损伤综合征的病情分度。

5. 识记新生儿低血糖、新生儿高血糖以及新生儿低钙血症的定义。

理解：

1. 理解新生儿缺血缺氧性脑病、颅内出血、胎粪吸入综合征、肺透明膜病、黄疸、溶血病、坏死性小肠结肠炎、出血症的发病机制。

2. 理解新生儿缺血缺氧性脑病、颅内出血、胎粪吸入综合征、肺透明膜病、黄疸、溶血病、坏死性小肠结肠炎、出血症的临床表现。

3. 理解新生儿缺血缺氧性脑病、颅内出血、胎粪吸入综合征、肺透明膜病、黄疸、溶血病、感染性疾病、坏死性小肠结肠炎、出血症、糖代谢紊乱、低钙血症的治疗要点。

应用：

1. 能够对正常足月儿和早产儿实施护理，能够对大于胎龄儿及小于胎龄儿实施护理。

2. 能够配合医生正确进行窒息患儿复苏。

3. 能对新生儿缺血缺氧性脑病、颅内出血、胎粪吸入综合征、感染性疾病、寒冷损伤综合征、坏死性小肠结肠炎、糖代谢紊乱患儿实施护理。

4. 能对缺血缺氧性脑病、颅内出血、胎粪吸入综合征、感染性疾病、寒冷损伤综合征、坏死性小肠结肠炎、糖代谢紊乱患儿家属实施健康教育。

【重点与难点】

第一节　新生儿分类

新生儿期：从脐带结扎至生后满 28 天，期间的小儿称为新生儿。

围生期：指围绕分娩前后的一段特定时期，期间的胎儿和新生儿称为围生儿，目前我国将围生期定义为从妊娠 28 周（此时胎儿体重约 1000g）至生后 1 周。

（一）根据胎龄分类

1. 足月儿　指胎龄满 37 周至未满 42 周(260~293 天)的新生儿。

2. 早产儿　指胎龄<37 周(<259 天)的新生儿。

3. 过期产儿　指胎龄≥42 周(≥294 天)的新生儿。

（二）根据出生体重分类

1. 正常出生体重儿　指出生体重为 2500~4000g 的新生儿。

2. 低出生体重儿　指出生体重<2500g 者。其中，体重<1500g 者又称极低出生体重儿；体重<1000g 者又称为超低出生体重儿。低出生体重儿一般为早产儿和小于胎龄儿。

3. 巨大儿　指出生体重>4000g 者,包括正常和有疾病者。

（三）根据出生体重和胎龄关系分类

1. 适于胎龄儿　指出生体重在同胎龄儿平均体重的第 10~90 百分位者。

2. 小于胎龄儿　指出生体重在同胎龄儿平均体重的第 10 百分位以下的新生儿。我国习惯上将胎龄已足月而体重在 2500g 以下的新生儿称足月小样儿,是小于胎龄儿中最常见的一种,多由于宫内发育迟缓引起。

3. 大于胎龄儿　指出生体重在同胎龄儿平均体重的第 90 百分位以上的新生儿。

（四）高危儿

高危儿指已发生或有可能发生危重情况而需要密切观察的新生儿。

1. 母亲异常妊娠史的新生儿。

2. 异常分娩的新生儿。

3. 出生时有异常的新生儿。

第二节　正常足月儿和早产儿的特点及护理

一、正常足月儿的特点及护理

正常足月儿是指胎龄满 37~42 周出生,体重在 2500~4000g,无任何畸形和疾病的活产婴儿。

[正常足月儿特点]

1. 外观特点　正常新生儿体重在 2500g 以上(约 3000g),身长在 47cm 以上(约 50cm),哭声响亮,肌肉有一定张力,四肢屈曲,皮肤红润,胎毛少,耳壳软骨发育好,指、趾甲达到或超过指、趾端,乳晕清楚,乳头突起,乳房可扪到结节,整个足底有较深的足纹,男婴睾丸下降,女婴大阴唇覆盖小阴唇。

2. 生理特点

(1)呼吸系统:呼吸节律常不规则,频率较快,40 次/分左右,要靠膈肌运动,以腹式呼吸为主。

(2)循环系统:胎盘-脐血循环终止;肺血管阻力降低,肺血流增加;卵圆孔功能性关闭;动脉导管功能性关闭。新生儿心率:100 ~ 150 次/分,平均 120 ~ 140 次/分,血压平均为 70/50mmHg(9.3/6.7kPa)。

(3)消化系统:吞咽功能已经完善,胃呈水平位,幽门括约肌较发达,易发生溢乳和呕吐。生后10~12 小时开始排胎粪,约 2~3 天内排完。

(4)血液系统:新生儿出生时血液中细胞数较高,凝血因子活性低。

(5)泌尿系统:一般生后 24 小时内排尿,新生儿肾小球滤过率低,浓缩功能较差,稀释功能尚可而排磷功能较差,因此易导致低钙血症。

(6)神经系统:视觉、听觉、味觉、触觉、温觉发育良好,痛觉、嗅觉(除对母乳外)相对较差,具有原始的神经反射,新生儿巴氏征、克氏征、佛斯特征阳性。

(7)免疫系统:免疫球蛋白 IgG 可通过胎盘,而 IgA 和 IgM 则不能通过胎盘,因此对一些传染病如麻疹有免疫力而不易感染;而易患呼吸道、消化道感染和大肠埃希菌、金黄色葡萄球菌败血症。人乳的初乳中含较高免疫球蛋白 IgA,可提高新生儿抵抗力。

(8)体温调节:"适中温度"系指能维持正常体核及皮肤温度的最适宜的环境温度,在此温度下身体耗氧量最少,蒸发散热量最少,新陈代谢最低。新生儿适中温度与胎龄、日龄和出生体重有关。

(9)能量、水和电解质需要量:新生儿患病时易发生酸碱失衡,特别易发生代谢性酸中毒,需及时纠正。

(10)常见几种特殊生理状态:生理性体重下降;生理性黄疸;乳腺肿大;"马牙"和"螳螂嘴";假月经;粟粒疹。

[常见护理诊断/问题]
有窒息的危险;有体温改变的危险;有感染的危险。

[护理措施]
1. 保持呼吸道通畅　新生儿娩出后应迅速清除口、鼻部的黏液及羊水,以免引起吸入性肺炎。保持新生儿舒适体位,经常清除鼻孔内分泌物,避免物品阻挡新生儿口鼻腔或按压其胸部。

2. 维持体温稳定　保暖,减少辐射、对流及蒸发散热,并应因地制宜采取不同的保暖措施,使新生儿处于"适中温度"。室温在 22~24℃、相对湿度在 55%~65%。每张床最好拥有 2.5m² 的空间,床间距宜 60cm 以上。

3. 预防感染　严格执行消毒隔离制度;保持脐部清洁干燥,有分泌物者先用 3% 的过氧化氢棉签擦拭,再用 0.2%~0.5% 的碘伏棉签擦拭,并保持干燥。有肉芽组织可用硝酸银烧灼局部;做好皮肤护理。

4. 合理喂养　正常足月儿提倡早哺乳,人工喂养者,奶具专用并严格消毒,奶汁流速以连续滴入为宜,奶量以奶后安静、不吐、无腹胀和理想的体重增长(15~30g/d,生理性体重下降期除外)为标准。

5. 确保安全。

6. 健康教育　促进母婴感情建立;宣传有关育儿保健知识;新生儿筛查。

二、早产儿的特点和护理

[早产儿特点]
1. 外观特点　早产儿体重大多在 2500g 以下,身长不到 47cm,哭声轻,颈肌软弱,四肢肌张力低下,皮肤红嫩,胎毛多,耳壳软,指、趾甲未达指、趾端,乳晕不清,足底纹少,男婴睾丸未降或未完全下降,女婴大阴唇不能盖住小阴唇。

2. 生理特点
(1)呼吸系统:常出现呼吸暂停现象,呼吸停止时间达 15~20 秒,或虽不到 15 秒,但伴有心率减慢(<100 次/分)并出现发绀及四肢肌张力的下降称呼吸暂停。表面活性物质缺乏,易发生肺透明膜病。

(2)循环系统:早产儿心率快,血压较足月儿低。

(3)消化系统:早产儿吸吮能力差,吞咽反射弱,容易呛乳而发生乳汁吸入。胃贲门括约肌松、容量小,易发生胃食管反流和溢乳。早产儿肝脏不成熟,葡萄糖醛酰转换酶不足,生理性黄疸较重,持续时间长,易引起核黄疸。肝内维生素 K 依赖凝血因子的合成少,易发生出血症。

(4)血液系统:早产儿血小量数量较足月儿略低,贫血常见。易发生出血、贫血和佝偻病。

(5)泌尿系统:易产生低钠血症、糖尿。

(6)神经系统:胎龄越小,反射越差。易发生缺氧,导致缺氧缺血性脑病。

(7)免疫系统:体液及细胞免疫功能均不完善,易发生各种感染。

(8)体温调节:早产儿的体温易随环境温度变化而变化,且常因寒冷而导致硬肿症的发生。

[常见护理诊断/问题]
体温过低;营养失调;自主呼吸受损;有感染的危险。

[护理措施]

1. 维持体温稳定　维持室温在24~26℃、相对湿度在55%~65%。根据早产儿的体重、成熟度及病情,给予不同的保暖措施,加强体温监测。一般体重小于2000g者,应尽早置婴儿暖箱保暖。

2. 合理喂养　尽早开奶,以防止低血糖。提倡母乳喂养。

3. 维持有效呼吸　保持呼吸道通畅,早产儿仰卧时可在肩下放置小的软枕,避免颈部弯曲、呼吸道梗阻。呼吸暂停者给予拍打足底、托背、刺激皮肤等处理,条件允许放置水囊床垫,利用水振动减少呼吸暂停的发生。反复发作者可遵嘱给予氨茶碱静脉输注。

4. 密切观察病情　应用监护仪监测体温、脉搏、呼吸等生命体征外,还应注意观察患儿的进食情况、精神反应、哭声、反射、面色、皮肤颜色、肢体末梢的温度等情况。

5. 预防感染　严格执行消毒隔离制度,强化洗手意识。

6. 健康教育　鼓励父母进入早产儿室,探视和参与照顾患儿的活动。

7. 发展性照顾　发展性照顾是一种适合每个小儿个体需求的护理模式。这种护理模式可以促进早产儿体重增长、减少哭闹和呼吸暂停的次数。此模式的护理目标是使小儿所处的环境与子宫内尽可能相似,并帮助小儿以有限的能力适应宫外的环境。

第三节　小于胎龄儿及大于胎龄儿的护理

一、小于胎龄儿及其护理

小于胎龄儿又称宫内生长迟缓儿或小样儿,是指出生体重低于同胎龄儿平均体重的第10百分位数,或低于同胎龄儿平均体重的2个标准差的新生儿。包括早产小样儿、足月小样儿、过期小样儿,一般以足月小样儿多见。

[常见原因]

1. 胎盘和脐带因素　胎盘功能不全导致胎儿宫内生长发育迟缓是本病的主要因素。

2. 母亲因素。

3. 胎儿因素。

4. 其他　与父母体型有关,父母矮小者小于胎龄儿的发生率高。

[临床特点]

小于胎龄儿的临床表现与影响因素干扰的早晚有关。出生后表现:小儿全身消瘦,通常显得头很大,身体的其他部分脂肪较少而显得瘦小。因为骨骼发育不良,可使颅骨骨缝较大。头发稀疏没有光泽,腹部凹陷,脐带干枯且可能被染成黄色。小儿肝脏较小,常导致他们在葡萄糖、蛋白质和胆红素的代谢方面有所异常,易发生低血糖。易并发围生期窒息、胎粪吸入综合征、红细胞增多症等。

[常见护理诊断/问题]

有窒息的危险;体温调节无效;营养失调;焦虑。

[护理措施]

1. 积极复苏,密切观察呼吸情况　应该严密观察他们的呼吸频率和特征。

2. 维持体温稳定　调节环境温度至中性温度。

3. 维持血糖稳定　尽早开奶,应随时监测血糖。

4. 促进亲子关系　帮助父母树立照顾小儿的信心,鼓励他们多花些时间与孩子在一起,创造良好的物理刺激环境,促进孩子的体格生长和智能发育。

二、大于胎龄儿及其护理

大于胎龄儿是指出生体重大于同胎龄儿平均体重的第90百分位数,或高于同胎龄儿平均体重的2个标准差的新生儿。凡出生体重>4000g者称为巨大儿。

[常见原因]

大于胎龄儿可以是生理性的,也有不少是病理性的,如孕母患有糖尿病,患有 Beckwith 综合征的新生儿及大血管错位患儿。

[临床特点]

1. 产前情况　孕母的子宫大于同孕周正常子宫的大小往往提示大于胎龄儿的可能性。

2. 产时情况　易发生难产而致窒息、颅内出血或各种产伤。

3. 出生后表现　易发生低血糖,肺透明膜病的发生率较正常新生儿高;高胆红素血症,且黄疸持续时间较长。

[常见护理诊断/问题]

有窒息的危险;营养失调。

[护理措施]

1. 维持呼吸功能　应密切观察呼吸情况,必要时应予吸氧。

2. 喂养　尽早开奶,及时提供营养,防止低血糖。

3. 健康教育。

第四节　新生儿重症监护

（一）监护对象

需要进行呼吸管理的新生儿;病情不稳定、需要急救的新生儿;胎龄<30 周、生后 48 小时内,或胎龄<28 周、出生体重<1500g 的所有新生儿;大手术后,尤其是术后 24 小时内的患儿;严重器官功能衰竭及需要全胃肠外营养、换血者。

（二）患儿入院前准备及入院时护理

1. 入院前准备　当接到收治重危患儿通知时,护士应预热辐射台或暖箱,准备好喉镜、气管插管、复苏器、吸引器、呼吸机及各监护设备等,责任护士检查并保证气源负压等各抢救系统运转正常。

2. 入院时处理　置患儿于预热的辐射台上,连接好监护仪。需紧急处理的患儿,护士应密切配合医生进行心肺复苏、气道吸引,必要时气管插管,放置胸腔引流管,立即建立静脉输液通路等。入院时不需立即抢救的患儿,护士应按常规操作检查,如测量体重、身长、头围、血压,监测血气血糖,必要时留置胃管,做好身份标识,及时处理医嘱并据实记录。患儿入院后不论是否需要紧急处理,所有操作、检查及治疗过程中始终要注意保暖。

（三）监护内容

1. 体温监护。

2. 氧合状态监护。

3. 心脏监护。

4. 血压监护。

5. 血糖监测。

6. 体液、生化及血气监测。

7. 胸片。

8. 机械通气监护。

9. 神经系统监护。

10. 肝脏功能监测。

11. 感染指标监测。

第五节　新生儿窒息

新生儿窒息是胎儿因缺氧发生宫内窘迫或娩出过程中引起的呼吸、循环障碍,以致生后 1 分钟内无自主呼吸或未能建立规律性呼吸,而导致低氧血症和混合性酸中毒。

[病因]

凡能造成胎儿或新生儿缺氧的因素均可引起窒息。

[病理生理]

1. 呼吸改变　原发性呼吸暂停和继发性呼吸暂停。

2. 各器官缺血缺氧改变。

3. 血液生化和代谢改变　血 $PaCO_2$ 升高,pH 和 PaO_2 值降低。

[临床表现]

1. 胎儿缺氧(宫内窒息)　早期有胎动增加,胎儿心率增快,≥180 次/分;晚期胎动减少甚至消失,胎心率变慢或不规则,<100 次/分,羊水被胎粪污染呈黄绿或墨绿色。

2. Apgar 评分　8~10 分为正常,4~7 分为轻度窒息,0~3 分为重度窒息。生后 1 分钟评分可区别窒息程度,5 分钟及 10 分钟评分有助于判断复苏效果和预后(表 8-1)。

表 8-1　新生儿 Apgar 评分法

体征	评分标准			生后	评分
	0	1	2	1 分钟	5 分钟
皮肤颜色	青紫或苍白	干红、四肢青紫	全身红		
心率(次/分)	无	<100	>100		
弹足底或插鼻管	无	低声抽泣或皱眉	大声啼哭		
反应	无反应	有些动作,如皱眉	哭、喷嚏		
肌肉张力	松弛	四肢略屈曲	四肢能活动		
呼吸	无	慢、不规则	正常,哭声响		

3. 各器官受损表现　窒息、缺氧缺血造成多器官性损伤,但发生的频率和程度则常有差异。

(1)心血管系统:轻症时有传导系统和心肌受损;严重者出现心源性休克和心衰。

(2)呼吸系统:易发生羊水或胎粪吸入综合征,肺出血和持续肺动脉高压,低体重儿常见肺透明膜病、呼吸暂停等。

(3)泌尿系统:急性肾衰时有尿少、蛋白尿、血尿素氮及肌酐增高,肾静脉栓塞时可见肉眼血尿。

(4)中枢神经系统:主要是缺氧缺血性脑病和颅内出血。

(5)代谢方面:常见低血糖,电解质紊乱如低钠血症和低钙血症等。

(6)消化系统:有应激性溃疡和坏死性小肠结肠炎等。缺氧还导致肝葡萄糖醛酸转移酶活力降低,酸中毒更可抑制胆红素与白蛋白结合而使黄疸加重。

[治疗要点]

1. 预防及积极治疗孕母疾病。

2. 早期预测。

3. ABCDE 复苏方案　A:清理呼吸道;B:建立呼吸,增加通气;C:维持正常循环,保证足够心搏出量;D:药物治疗;E:评价和环境(保温)。其中 ABC3 步最为重要,A 是根本,B 是关键,评价和保温贯穿于整个复苏过程。

4. 复苏后处理。

[常见护理诊断/问题]

自主呼吸受损;体温过低;焦虑(家长)。

［护理措施］

1. 复苏　严格按照 A→B→C→D 步骤进行,顺序不能颠倒。复苏过程中严密心电监护;复苏后监护体温、呼吸、心率、血压、尿量、肤色和窒息所导致的神经系统症状;注意酸碱失衡、电解质紊乱、大小便异常、感染和喂养等问题。

2. 保暖。

3. 家庭支持。

第六节　新生儿缺血缺氧性脑病

新生儿缺氧缺血性脑病是由于各种围生期因素引起的缺氧和脑血流减少或暂停而导致胎儿和新生儿的脑损伤,是新生儿窒息后的严重并发症,病情重,病死率高,少数幸存者可产生永久性神经功能缺陷如智力障碍、癫痫、脑性瘫痪等。

［病因］

1. 缺血　围生期窒息是引起新生儿缺氧缺血性脑病的主要原因。

2. 缺氧。

［发病机制］

1. 脑血流改变。

2. 脑组织生化代谢改变。

3. 神经病理学改变。

［临床表现］

主要表现为意识改变及肌张力变化,严重者可伴有脑干功能障碍。根据病情不同可分为轻、中、重 3 度。

1. 轻度　主要表现为兴奋、激惹,肢体及下颌可出现颤动,吸吮反射正常,拥抱反射活跃,肌张力正常,呼吸平稳,前囟平,一般不出现惊厥。一般在生后 24 小时内明显,3 天内逐渐消失。预后良好。

2. 中度　表现为嗜睡、反应迟钝,肌张力减低,肢体自发动作减少,可出现惊厥。前囟张力正常或稍高,拥抱反射和吸吮反射减弱,瞳孔缩小,对光反应迟钝。症状在生后 72 小时内明显,病情恶化者嗜睡程度加深甚至昏迷,反复抽搐,可留有后遗症。脑电图检查可见癫痫样波或电压改变,诊断常发现异常。

3. 重度　意识不清,常处于昏迷状态,肌张力低下,肢体自发动作消失,惊厥频繁,反复呼吸暂停,前囟张力高,拥抱反射、吸吮反射消失,瞳孔不等大或瞳孔放大,对光反应差,心率减慢。脑电图及影像学诊断明显异常。脑干诱发电位也异常。重度患儿死亡率高,存活者多数留有后遗症。

［治疗要点］

1. 支持方法　①供氧;②纠正酸中毒;③维持血压:保证各脏器的血液灌注,可用多巴胺和多巴酚丁胺;④维持血糖在正常高值;⑤补液。

2. 控制惊厥　首选苯巴比妥钠。

3. 治疗脑水肿　出现颅内高压症状可先用呋塞米,也可用甘露醇。

4. 亚低温治疗　采用人工诱导方法将体温下降 2~4℃,减少脑组织的基础代谢,保护神经细胞仅适用于足月儿,对早产儿尚不宜采用。

［常见护理诊断/问题］

低效性呼吸型态;潜在并发症;有失用综合征的危险。

［护理措施］

1. 给氧　及时清除呼吸道分泌物,保持呼吸道通畅。根据患儿缺氧情况,选择合适的给氧方式。

2. 监护　严密监护患儿的呼吸、血压、心率、血氧饱和度等,注意观察患儿的神志、瞳孔、前囟张力及抽搐等症状,观察药物反应。

3. 亚低温治疗的护理

(1)降温:使脑温下降至34℃的时间应控制在30~90分钟,否则将影响效果。

(2)维持:在保暖的同时要保证亚低温的温度要求。患儿给予持续的肛温监测,以了解患儿体温波动情况,维持体温在35.5℃左右。

(3)复温:亚低温治疗结束后,必须给予缓慢复温,时间>5小时。

(4)监测:在进行亚低温治疗的过程中,给予持续的动态心电监护、肛温监测、SpO_2 监测、呼吸监测及每小时测量血压,同时观察患儿的面色、反应、末梢循环情况,总结24小时的出入液量,并作好详细记录。在护理过程中应注意心率的变化,如出现心率过缓或心律失常,及时与医生联系是否停止亚低温的治疗。

4. 早期康复干预。

第七节　新生儿颅内出血

新生儿颅内出血主要因缺氧或产伤引起,早产儿发病率较高,是新生儿早期的重要疾病与死亡原因。预后较差。

[病因与发病机制]

1. 产伤性颅内出血。

2. 缺氧缺血性颅内出血。

3. 其他　不适当地输注高渗液体、频繁吸引和气胸等;新生儿肝功能不成熟,凝血因子不足;一些出血性疾病也可引起新生儿的颅内出血。

[临床表现]

颅内出血的症状和体征与出血部位及出血量有关。一般生后1~2天内出现。

1. 意识形态改变　如激惹、过度兴奋或表情淡漠、嗜睡、昏迷等。

2. 眼症状　如凝视、斜视、眼球上转困难、眼震颤等。

3. 颅内压增高表现　如脑性尖叫、前囟隆起、惊厥等。

4. 呼吸改变　出现增快、减慢、不规则或暂停等。

5. 肌张力改变　早期增高以后减低。

6. 瞳孔　不对称,对光反应差。

7. 其他　黄疸和贫血。

[治疗要点]

1. 止血　可选择使用维生素 K_1、酚磺乙胺(止血敏)、卡巴克络(安络血)和巴曲酶等。

2. 镇静、止痉　选用地西泮、苯巴比妥等。

3. 降低颅内压　有呋塞米、甘露醇,剂量根据病情决定。

4. 应用脑代谢激活剂。

5. 外科处理。

[常见护理诊断/问题]

潜在并发症;低效性呼吸型态;有窒息的危险;体温调节无效。

[护理措施]

1. 密切观察病情,降低颅内压

(1)严密观察病情,注意生命体征、神态、瞳孔变化。仔细耐心观察惊厥发生的时间、性质,及时记录。

（2）保持绝对静卧，抬高头部，减少噪声，减少对患儿移动和刺激、减少反复穿刺，防止加重颅内出血。

2. 合理用氧　根据缺氧程度予用氧，注意用氧的方式和浓度，维持血氧饱和度在85%～95%即可。

3. 维持体温稳定　体温过高时应予物理降温，体温过低时用远红外床、暖箱或热水袋保暖。

4. 健康教育。

第八节　新生儿胎粪吸入综合征

胎粪吸入综合征是指胎儿在宫内或娩出过程中吸入被胎粪污染的羊水，导致呼吸道和肺泡机械性阻塞和化学性炎症，由于胎儿缺氧，出生后常伴缺氧缺血性脑病、颅内出血等多系统损害。足月儿和过期产儿多见。

[病因]

胎儿在宫内或分娩过程中发生窒息和急性或慢性低氧血症时，肠壁缺血痉挛、肛门括约肌松弛而排出胎粪。胎儿将胎粪吸入鼻咽及气管内；而胎儿娩出后的有效呼吸，更使上呼吸道内的胎粪吸入肺内造成机械性梗阻，引起阻塞性肺气肿和肺不张。继发感染均可引起肺组织化学性、感染性炎症反应，产生低氧血症和酸中毒。

[临床表现]

患儿病情轻重差异很大。羊水吸入较少者出生时可无症状或症状较轻；胎粪大量吸入者可致死胎或生后不久死亡。分娩时可见羊水中混有胎粪。患儿生后数小时出现呼吸急促（呼吸频率>60次/分）、呼吸困难、鼻翼扇动、呻吟、三凹征、胸廓饱满、发绀。严重胎粪吸入和急性缺氧患儿常有意识障碍、颅压增高、惊厥等中枢神经系统症状以及红细胞增多症、低血糖、低钙血症和肺出血等表现。

[治疗要点]

1. 尽快清除吸入物，保持呼吸道通畅　胎儿娩出进行气管内插管，并通过气管内导管进行吸引。

2. 给氧，保暖，对症处理。

[常见护理诊断/问题]

清理呼吸道无效；气体交换受损。

[护理措施]

1. 保持呼吸道通畅　及时有效清除吸入物，维持正常通气功能。

2. 合理用氧　选择与病情相适应的用氧方式，维持有效吸氧，改善呼吸功能。

3. 保暖和喂养　注意保温，细心喂养，供给足够的能量。

4. 密切观察病情。

5. 健康教育。

第九节　新生儿肺透明膜病

新生儿肺透明膜病又称新生儿呼吸窘迫综合征。多见于早产儿，由于缺乏肺表面活性物质所致，是新生儿期重要的呼吸系统疾病。

[病因与发病机制]

PS的缺乏使肺泡壁表面张力增高，肺顺应性降低。呼气时功能残气量明显降低，肺泡易于萎陷，吸气时肺泡难以充分扩张，潮气量和肺泡通气量减少，导致缺氧和CO_2潴留。由于肺泡通气量较少，而肺泡逐渐萎陷，导致通气不良，出现缺氧发绀。缺氧、酸中毒引起肺血管痉挛，阻力增加，导致在动脉导管、卵圆孔水平亦发生右向左分流,青紫加重,缺氧明显,形成恶性循环。同时也可导致肺动脉高压。

[临床表现]

出生时可以正常,也可无窒息表现。在生后6小时内出现呼吸窘迫、呼吸急促(>60次/分)、鼻翼扇动、呼气性呻吟、吸气三凹征、发绀。呼吸窘迫呈进行性加重是本病特点。可出现肌张力低下,呼吸暂停甚至出现呼吸衰竭。生后第2、3天病情严重,72小时后明显好转。

[辅助检查]

X线检查有特征性表现,早期两肺野普遍透明度降低,内有散在的细小颗粒和网状阴影;以后出现支气管充气征;重者可整个肺野不充气呈"白肺"。

[治疗要点]

1. 纠正缺氧　根据患儿情况可予头罩吸氧、鼻塞持续气道正压吸氧、气管插管、机械呼吸。

2. 替代治疗　表面活性物质制剂的使用。

3. 维持酸碱平衡　呼吸性酸中毒以改善通气为主;代谢性酸中毒用5%碳酸氢钠治疗。

4. 支持治疗　保证液体和营养供给。

[常见护理诊断/问题]

自主呼吸受损;气体交换受损;营养失调;有感染的危险。

[护理措施]

1. 保持呼吸道通畅　体位正确,及时清除口、鼻、咽部分泌物,必要时可给予雾化吸入后吸痰。

2. 供氧　使PaO_2维持在50~70mmHg(6.67~9.3kPa),SaO_2维持在87%~95%之间,注意避免氧中毒。

3. 保暖　环境温度维持在22~24℃,肤温在36~36.5℃,相对湿度在55%~65%,减少水分损耗。

4. 喂养　保证营养供给,不能吸乳、吞咽者可用鼻饲法或静脉补充营养。

5. 预防感染。

6. 健康教育。

第十节　新生儿黄疸

[新生儿胆红素代谢特点]

1. 胆红素生成较多。

2. 运转胆红素的能力不足。

3. 肝功能发育未完善。

4. 肠肝循环的特性。

[新生儿黄疸的分类]

1. 生理性黄疸　50%~60%的足月儿和>80%的早产儿于生后2~3天内出现黄疸,4~5天达高峰;一般情况良好,足月儿在2周内消退,早产儿可延到3~4周。

2. 病理性黄疸　①黄疸在出生后24小时内出现;②黄疸程度重,血清胆红素>205.2~256.5μmol/L(12~15mg/dl),或每日上升超过85μmol/L(5mg/dl);③黄疸持续时间长(足月儿>2周,早产儿>4周);④黄疸退而复现;⑤血清结合胆红素>26μmol/L(1.5mg/dl)。

病理性黄疸的主要原因:

(1)感染性:①新生儿肝炎;②新生儿败血症及其他感染。

(2)非感染性:①新生儿溶血症;②胆道闭锁;③母乳性黄疸;④遗传性疾病;⑤药物性黄疸。

[治疗要点]

1. 找出病因,治疗基础疾病。

2. 降低血清胆红素,给予蓝光疗法;减少肠肝循环;减少肠壁对胆红素的再吸收。

3. 保护肝脏。

4. 控制感染、注意保暖、供给营养、及时纠正酸中毒和缺氧。

5. 适当用酶诱导剂、输血浆和白蛋白,降低游离胆红素。

[常见护理诊断/问题]

潜在并发症;知识缺乏(家长)。

[护理措施]

1. 观察病情,做好相关护理

(1)密切观察病情:注意皮肤黏膜、巩膜的色泽;注意神经系统的表现;观察大小便次数、量及性质。

(2)喂养:耐心喂养,按需调整喂养方式如少量多次、间歇喂养等,保证奶量摄入。

2. 针对病因的护理,预防核黄疸的发生

(1)实施光照疗法和换血疗法,并做好相应护理。

(2)遵医嘱给予白蛋白和酶诱导剂;纠正酸中毒。

(3)合理安排补液计划。

3. 健康教育。

第十一节　新生儿溶血病

新生儿溶血病是指母婴血型不合,母血中血型抗体通过胎盘进入胎儿循环,发生同种免疫反应导致胎儿、新生儿红细胞破坏而引起的溶血。

[病因和发病机制]

由于母体存在着与胎儿血型不相容的血型抗体(IgG),这种 IgG 血型抗体可经胎盘进入胎儿循环后,引起胎儿红细胞破坏,出现溶血。

1. ABO 血型不合。

2. Rh 血型不合。

[临床表现]

1. 黄疸　Rh 溶血者大多在 24 小时内出现黄疸并迅速加重,而 ABO 溶血大多在出生后 2~3 天出现。

2. 贫血　Rh 溶血者一般贫血出现早且重;ABO 溶血者贫血少。

3. 肝脾肿大　Rh 溶血病患儿多有不同程度的肝脾肿大,ABO 溶血病患儿则不明显。

4. 胆红素脑病(核黄疸)　一般发生在生后 2~7 天,早产儿尤易发生。

[治疗要点]

1. 产前治疗　可采用孕妇血浆置换术、宫内输血。

2. 新生儿治疗　包括换血疗法、光照疗法、纠正贫血及对症治疗。

[常见护理诊断/问题]

潜在并发症;知识缺乏(家长)。

[护理措施]

1. 疾病的评估。

2. 黄疸的监测及评估。

3. 保证充足的营养供给。

4. 光疗的护理　光疗时注意保护患儿安全。

5. 换血的护理　严格按照新生儿换血指征进行新生儿换血。

第十二节　新生儿感染性疾病

一、新生儿脐炎

[病因]

脐炎是由于断脐时或出生后处理不当而被金黄色葡萄球菌、大肠埃希菌或溶血性链球菌等侵染脐部所致的局部炎症。

[临床表现]

1. 脐带根部发红,或脱落后伤口不愈合,脐窝湿润。

2. 脐周围皮肤发生红肿,脐窝有浆液脓性分泌物,带臭味。

3. 脐周皮肤红肿加重,或形成局部脓肿,败血症,腹膜炎,并有全身中毒症状。可伴发热,吃奶差,精神不好,烦躁不安等。

4. 脐部肉芽肿。

[治疗要点]

1. 轻症　只需局部用3%过氧化氢和75%酒精清洗,或用抗生素局部湿敷或抗生素油膏外敷。

2. 脓液较多有局部扩散或有全身症状　可根据涂片或细菌培养结果选用适当抗生素。

3. 脐部有肉芽肿　可用10%硝酸银溶液局部涂搽。

[常见护理诊断/问题]

皮肤完整性受损;潜在并发症。

[护理措施]

1. 观察脐带有无潮湿、渗液或脓性分泌物,如有应及时治疗。

2. 正确的消毒方法　从脐的根部由内向外环形彻底清洗消毒。保持局部干燥。

3. 脐带残端脱落后,如有樱红色的肉芽肿增生,应及早处理。

4. 避免大小便污染。

5. 进行婴儿脐部护理时,应先洗手,注意婴儿腹部保暖。

6. 如断脐时结扎不牢,应考虑重新结扎。

二、新生儿败血症

新生儿败血症指细菌侵入血循环并生长繁殖、产生毒素而造成的全身感染。

[病因和发病机制]

1. 自身因素　新生儿免疫系统功能不完善。

2. 病原菌　以葡萄球菌、大肠埃希菌为主。

3. 感染途径　新生儿败血症感染可以发生在产前、产时或产后。

[临床表现]

无特征性表现。

出生后7天内出现症状者称为早发型败血症;7天以后出现者称为迟发型败血症。早期表现为精神不佳、食欲不佳、哭声弱、体温异常等,转而发展为精神萎靡、嗜睡、不吃、不哭、不动,面色欠佳和出现病理性黄疸、呼吸异常。少数严重者很快发展循环衰竭、呼吸衰竭、DIC、中毒性肠麻痹、酸碱平衡紊乱和胆红素脑病。常并发化脓性脑膜炎。

[治疗要点]

1. 选用合适的抗菌药物　早期、联合、足量、静脉应用抗生素,疗程要足,一般应用10~14天。

2. 对症、支持治疗。

[常见护理诊断/问题]

体温调节无效;皮肤完整性受损;营养失调。

[护理措施]

1. 维持体温稳定。

2. 保证抗菌药物有效进入体内,注意药物毒副作用。

3. 及时处理局部病灶。

4. 保证营养供给。

5. 观察病情　加强巡视,如患儿出现面色青灰、呕吐、脑性尖叫、前囟饱满、两眼凝视提示有脑膜炎的可能;如患儿面色青灰、皮肤发花、四肢厥冷、脉搏细弱、皮肤有出血点等应考虑感染性休克或DIC,应立即与医生联系,积极处理。必要时专人守护。

6. 健康教育。

三、感染性肺炎

新生儿感染性肺炎是新生儿常见疾病,是新生儿死亡的重要原因之一。病原体的侵入可发生在出生前、出生时及出生后。

[病因]

细菌、病毒、衣原体等都可引起新生儿感染性肺炎。

1. 出生前感染　胎儿在宫内吸入污染的羊水,或胎膜早破时孕母阴道细菌上行导致感染,或母孕期受病毒、细菌等感染,病原体通过胎盘达胎儿血循环至肺部引起感染。

2. 出生时感染　因分娩过程中吸入污染的产道分泌物或断脐消毒不严发生血行感染。

3. 出生后感染　由上呼吸道下行感染肺部或病原体通过血循环直接引起肺部感染。

[临床表现]

出生前感染的新生儿出生时常有窒息史,症状出现较早,多在12~24小时之内出现;产时感染性肺炎要经过一定的潜伏期;产后感染性肺炎则多在生后5~7天内发病。患儿一般症状不典型,主要表现为反应差、哭声弱、拒奶、口吐白沫、呼吸浅促、发绀、呼吸不规则、体温不稳定,病情严重者出现点头样呼吸或呼吸暂停。

[治疗要点]

1. 控制感染,针对病原菌选择合适的抗生素。

2. 保持呼吸道通畅,注意保暖、合理喂养和氧疗。

[常见护理诊断/问题]

清理呼吸道无效;气体交换受损;体温调节无效;营养失调。

[护理措施]

1. 保持呼吸道通畅。

2. 合理用氧,改善呼吸功能。

3. 维持体温正常。

4. 供给足够的能量及水分。

5. 密切观察病情,做好急救准备。

四、新生儿破伤风

新生儿破伤风是因破伤风梭状杆菌经脐部侵入引起的一种急性严重感染,常在生后七天左右发病。

[临床表现]

潜伏期大多为4~8天(3~14天),发病越早,发作期越短、预后越差。起病时,患儿神志清醒,往往哭吵不安,出现苦笑面容、角弓反张。强直性痉挛阵阵发作,间歇期肌强直继续存在,轻微刺激可引起痉挛发作。咽肌痉挛使唾液充满口腔;呼吸肌、喉肌痉挛引起呼吸困难、青紫、窒息;膀胱、直肠括约肌痉挛导致尿潴留和便秘。

［治疗要点］

1. 中和毒素 破伤风抗毒素 1 万单位立即肌注或静滴。

2. 控制痉挛 常需较大剂量药物始能生效。

3. 控制感染 选用青霉素、甲硝唑能杀灭破伤风杆菌的抗生素。

4. 保证营养 根据病情予静脉营养和鼻饲喂养。

5. 对症治疗 处理脐部、给氧、人工呼吸等。

［常见护理诊断/问题］

有窒息的危险;喂养困难;有受伤的危险;体温过高。

［护理措施］

1. 控制痉挛,保持呼吸道通畅

(1)药物应用:遵医嘱注射破伤风抗毒素(用前须做皮试)、镇静剂等。

(2)建立静脉通路:尽可能应用留置针,避免反复穿刺给患儿造成不良刺激,保证止痉药物顺利进入体内。

(3)病室环境:单独安置、专人看护。病室要求避光、隔音。

(4)用氧:有缺氧、发绀者间歇用氧。

(5)密切观察病情变化。

2. 脐部护理

(1)用消毒剪刀剪去残留脐带的远端并重新结扎,近端用 3%过氧化氢或 1∶4000 高锰酸钾液清洗后涂以碘酒。保持脐部清洁、干燥。

(2)遵医嘱用破伤风抗毒素 3000 单位做脐周封闭,以中和未进入血流的游离毒素。

3. 保证营养 早期予静脉营养以保证能量供给。

4. 防止继发感染和损伤 口腔护理;皮肤护理。

5. 健康教育。

五、新生儿巨细胞病毒感染

新生儿巨细胞病毒感染是指人巨细胞病毒引起的胎儿及新生儿全身多个器官损害并出现临床症状,是胎儿及新生儿最为常见的病毒感染疾病之一。人是人巨细胞病毒的唯一感染源和宿主。

［病理生理］

孕妇感染人巨细胞病毒后,该病毒潜伏于胎盘绒毛膜组织中,引起胎盘形态血改变,使胎儿生长发育的环境和条件恶化,造成胎儿反复感染。

［临床表现］

本病的临床表现依患儿的感染方式、年龄、免疫状态以及并发症不同而各异。

1. 先天性感染。

2. 围生期感染。

［诊断］

能证实孕妇体内有人巨细胞病毒侵入,不论有无症状或病变,均属 HCMV 感染,确诊依靠实验室的病原学和血清学检查。

［治疗要点］

目前本病并没有特效治疗,以对症处理支持治疗为主。更昔洛韦、膦甲酸、西多福韦等抗病毒药物可以用于治疗该病。

［护理措施］

1. 严密观察病情变化。

2. 做好消毒隔离措施,防止交叉感染。

3. 加强基础护理。

4. 合理喂养,保障营养供给。

5. 保持呼吸道通畅,维持有效呼吸。

6. 健康教育。

六、新生儿梅毒

新生儿梅毒又称先天性梅毒、胎传梅毒,是梅毒螺旋体由母体经胎盘进入胎儿血液循环所致的感染。

[临床表现]

大多数早期梅毒患儿出生时无症状,生后2~3周逐渐出现。

1. 一般症状　发育差、营养差,皮肤萎缩貌似老人,低热,黄疸,贫血,低血糖,哭声嘶哑,易激惹等。

2. 皮肤黏膜损害　皮疹常于生后2~3周出现,为多形性,可表现为全身散在斑丘疹、梅毒性天疱疮,最常见于口周、鼻翼和肛周,皮损数月后呈放射状裂痕。

3. 骨损害　约占90%,多发生于生后数周。

4. 肝、脾、全身淋巴结肿大　滑车上淋巴结肿大有诊断价值。

5. 中枢神经系统症状。

6. 其他　尚可见视网膜脉络膜炎、胰腺炎、肺炎、心肌炎、肾小球病变等。

[辅助检查]

荧光螺旋体抗体吸附试验有助于确诊。

[治疗要点]

1. 强调早期诊断、及时治疗、防止发展至晚期。

2. 抗梅毒治疗　首选青霉素,青霉素过敏者可用红霉素。

[常见护理诊断/问题]

皮肤完整性受损;疼痛;焦虑(家长)。

[护理措施]

1. 心理护理　治疗新生儿梅毒首先要取得家长的配合。

2. 消毒隔离　做好消毒隔离工作,防止交叉感染。

3. 皮肤护理　新生儿梅毒的皮肤护理至关重要,所有斑丘疹处涂红霉素软膏,之后用单层纱布覆盖创面,每天换药1次。加强臀部护理,保持全身皮肤清洁干燥,防止皮肤感染。

4. 梅毒假性麻痹护理　治疗护理操作时动作轻柔,不采取强行体位,尽量减轻患儿的疼痛和不必要的刺激。

5. 健康教育。

第十三节　新生儿寒冷损伤综合征

新生儿寒冷损伤综合征简称新生儿冷伤,主要由受寒引起,其临床特征是低体温和多器官功能损伤,严重者出现皮肤和皮下脂肪变硬和水肿,此时又称新生儿硬肿症。

[病因和发病机制]

寒冷、早产、感染和窒息为主要病因。

1. 新生儿体温调节功能不足

(1)体温调节中枢发育不成熟。

(2)皮肤表面积相对较大,血流丰富,易于失热。

(3)能量贮备少,产热不足。

（4）以棕色脂肪组织的化学产热方式为主,缺乏寒战等物理产热方式。

（5）新生儿皮下脂肪组织的饱和脂肪酸比未饱和脂肪酸多,前者熔点高,当受寒或其他原因引起体温降低时,皮脂容易发生硬化,出现硬肿症。

2. 寒冷损伤低　体温和低环境温度导致缺氧、各种能量代谢紊乱和代谢性酸中毒,严重时发生多器官功能损坏。

3. 其他　新生儿严重感染(肺炎、败血症、化脓性脑膜炎等)、早产、颅内出血和红细胞增多症等时也易发生体温调节和能量代谢紊乱,出现低体温和硬肿。

[临床表现]

本病多发生在冬、春寒冷季节,以出生 3 日内或早产新生儿多见。发病初期表现体温降低、吮乳差或拒乳、哭声弱等症状;病情加重时发生硬肿和多器官损害体征。

1. 低体温　体核温度(肛门内 5cm 处温度)常降至 35℃ 以下,重症<30℃。腋温-肛温差值(腋-肛温差,T_{A-R})可作为判断棕色脂肪产热状态的指标。

2. 硬肿　由皮脂硬化和水肿所形成,其特点为皮肤硬肿,紧贴皮下组织,不能移动,有水肿者压之有轻度凹陷。硬肿发生顺序是:小腿→大腿外侧→整个下肢→臀部→面颊→上肢→全身。

3. 多器官功能损害　早期常有心音低钝、心率缓慢、微循环障碍表现;严重时可呈现休克、DIC、急性肾衰竭和肺出血等多器官衰竭(MOF)表现。

4. 病情分度　根据临床表现,病情可分为轻、中和重 3 度(表 8-2)。

表 8-2　新生儿寒冷损伤综合征的病情分度

分度	肛温	腋-肛温差	硬肿范围	全身情况及器官功能改变
轻度	≥35℃	>0	< 20%	无明显改变
中度	< 35℃	≤0	25%~50%	反应差、功能明显低下
重度	< 30℃	<0	> 50%	休克、DIC、肺出血、急性肾衰竭

[治疗要点]

1. 复温是低体温患儿治疗的关键。复温原则是逐步复温,循序渐进。

2. 支持疗法　足够的热量有利于体温恢复。

3. 合理用药。

[常见护理诊断/问题]

体温过低;营养失调;有感染的危险;皮肤完整性受损;潜在并发症;知识缺乏(家长)。

[护理措施]

1. 复温　目的是在体内产热不足的情况下,通过提高环境温度(减少散热或外加热),以恢复和保持正常体温。

（1）若肛温>30℃,T_{A-R}≥0,可通过减少散热使体温回升,将患儿置于已预热至中性温度的暖箱中,一般在 6~12 小时内恢复正常体温。

（2）当肛温<30℃时一般均应将患儿置于箱温比肛温高 1~2℃ 的暖箱中进行外加热。每小时提高箱温 1~1.5℃,箱温不超过 34℃,在 12~24 小时内恢复正常体温。然后根据患儿体温调整暖箱温度。

（3）如无上述条件者,可采用温水浴、热水袋、电热毯或母亲怀抱等方式复温,但要防止烫伤。

2. 合理喂养　保证能量供给。

3. 保证液体供给,严格控制补液速度。

4. 预防感染　做好消毒隔离,预防体位性水肿和坠积性肺炎;尽量减少肌内注射,防止皮肤破损引起感染。

5. 观察病情　注意体温、脉搏、呼吸、硬肿范围及程度、尿量、有无出血症状等,备好抢救药物和设备。

6. 健康教育。

第十四节　新生儿坏死性小肠结肠炎

新生儿坏死性小肠结肠炎是围生期的多种致病因素导致的肠道疾病,多在出生后 2 周内发病,严重威胁新生儿的生命。近年来发病率有所增加,常见于未成熟儿。

[**病因和发病机制**]

1. 肠道缺血和缺氧。

2. 喂养因素　本病多发生于人工喂养的早产儿。

3. 感染　坏死性肠炎与感染有关。

[**临床表现**]

多见于早产儿和小于胎龄儿,常有窒息史。于生后 4~10 天发病,早期出现反应差、拒食、呕吐、腹胀、腹泻和便血等表现。轻症仅有中度腹胀,可无呕吐,大便 2~3 次/天,稀薄,颜色深或带血,隐血试验阳性。重症腹胀明显,可见肠型,大便如果酱样或柏油样,或带鲜血有腥臭味。若不积极治疗,病情急剧恶化,患儿面色苍白、四肢发凉、体温不升、代谢性酸中毒、黄疸加深、呼吸不规则、心率减慢。严重者出现休克、DIC、肠穿孔、腹膜炎等。

[**治疗要点**]

1. 禁食　一经确诊立即禁食,同时进行胃肠减压。

2. 静脉供给液体和高营养液,并根据需要补充钾、钠、氯、钙等电解质。

3. 抗生素　根据细菌培养和药敏试验选择。

4. 合并休克、DIC 时,给予相应治疗。

5. 经内科治疗无效,或有肠穿孔、腹膜炎、明显肠梗阻时,应做手术治疗。

[**常见护理诊断/问题**]

体温过高;腹胀;腹泻;体液不足。

[**护理措施**]

1. 监测体温　根据监测的体温结果给予相应的物理降温或药物降温。

2. 减轻腹胀、腹痛,控制腹泻

(1)立即禁食,肠胀气明显者行胃肠减压。

(2)遵医嘱给予抗生素控制感染。

3. 密切观察病情

(1)当患儿表现为脉搏细数、血压下降、末梢循环衰竭等中毒性休克时,立即通知医生组织抢救。迅速补充有效循环量,改善微循环,纠正脱水、电解质紊乱及酸中毒,补充能量及营养。

(2)仔细观察、记录大便的次数、性质、颜色及量,保持臀部皮肤的完整性。

4. 补充液体,维持营养

(1)恢复喂养:禁食期间以静脉维持能量及水电解质平衡。腹胀消失、大便潜血转阴后逐渐恢复饮食。在调整饮食期间继续观察腹胀及大便情况,发现异常立即与医生取得联系。

(2)补液护理:准确记录 24 小时出入量。

5. 健康教育。

第十五节　新生儿出血症

新生儿出血较年长儿多见,是由于新生儿因肝脏与骨髓发育不全,不能生产凝血因子与血小板,从而纤维蛋白原与血小板减少,其他凝血因子活性减低,出现明显的出血倾向,如在感染、低温、酸中毒等危险因子存在下,出血即可发生。其中最严重的是 DIC 与颅内出血,甚至两者并存。

[分类]

1. 维生素 K 缺乏性出血症。

2. 血小板减少症。

3. 血友病。

[治疗要点]

1. 新生儿出血的预防。

2. 病因治疗 新生儿出血性疾病治疗主要是针对原发病的治疗和对症支持治疗,有些局部大出血还需要外科治疗。

3. 药物应用。

4. 替代治疗。

5. 其他 如在穿刺部位局部压迫止血,局部置冰袋冷敷使血管收缩以助于止血(但需注意保持正常体温),有伤口的用凝血酶、纤维蛋白原海绵局部敷贴止血。

[常见护理诊断/问题]

组织完整性受损;潜在并发症:颅内出血。

[护理措施]

1. 严密观察各种出血症状及紧急处理

(1)消化系统症状。

(2)神经系统症状。

(3)呼吸系统症状。

(4)休克症状。

2. 保暖。

3. 加强基础护理,预防感染。

4. 集中操作,减少出血。

5. 加强宣教。

第十六节 新生儿糖代谢紊乱

糖代谢紊乱包括低血糖症和高血糖症,在新生儿期极为常见。

一、新生儿低血糖

新生儿低血糖目前认为凡全血血糖<2.2mmol/L(40mg/dl)都诊断为新生儿低血糖。

[病因和发病机制]

1. 葡萄糖产生过少和需要量增加。

2. 葡萄糖消耗增加。

[临床表现]

无症状或无特异性症状,表现为反应差或烦躁、喂养困难、哭声异常、肌张力低、激惹、惊厥、呼吸暂停等。

[辅助检查]

常用微量纸片法测定血糖,异常者采静脉血测定血糖以明确诊断。

[治疗要点]

无症状低血糖可给予进食葡萄糖,如无效改为静脉输注葡萄糖。对有症状患儿都应静脉输注葡萄糖。

[**常见护理诊断/问题**]

营养失调;潜在并发症。

[**护理措施**]

1. 喂养 生后能进食者尽早喂养。早产儿或窒息儿尽快建立静脉通路,保证葡萄糖输入。

2. 监测 定期监测血糖。

3. 观察病情变化,有呼吸暂停者及时处理。

二、新生儿高血糖

新生儿高血糖指全血血糖>7.0mmol/L(125mg/dl)或血浆糖>8.12~8.40mmol/L(145~150mg/dl)。

[**病因和发病机制**]

1. 医源性高血糖。

2. 用药影响。

3. 疾病影响 在窒息、感染、寒冷等应急状态下。

4. 真性糖尿病 新生儿期少见。

[**临床表现**]

轻者可无症状,血糖显著增高者表现为口渴、烦躁、糖尿、多尿、体重下降、惊厥等症状。

[**治疗要点**]

减少葡萄糖用量和减慢葡萄糖输注速度;治疗原发病;高血糖不易控制者可考虑用胰岛素输注并作血糖监测。

[**常见护理诊断/问题**]

有体液不足的危险;有皮肤完整性受损的危险。

[**护理措施**]

1. 维持血糖稳定 监测血糖变化。

2. 观察病情 纠正电解质紊乱。

3. 做好臀部护理 勤换尿布,保持会阴部清洁干燥。

第十七节 新生儿低钙血症

新生儿低钙血症是新生儿惊厥的常见原因之一,主要与暂时的生理性甲状旁腺功能低下有关。血清总钙低于1.8mmol/L(7.0mg/dl)或游离钙低于0.9mmol/L(3.5mg/dl)即为低钙血症。

[**病因和发病机制**]

出生后因源于母亲钙的供应中断,而外源性钙的摄入又不足,加之新生儿PTH水平较低,骨质中钙不能入血,故导致低钙血症。

[**临床表现**]

症状可轻重不同,与血钙浓度不一定平行,多出现于生后5~10天。主要表现为烦躁不安、肌肉抽动及震颤,手腕内屈,踝部伸直,可有惊跳及惊厥等,喉痉挛不常见。惊厥发作时常伴有呼吸暂停和发绀。早产儿生后3天内易出现血钙降低,通常无明显体征。

[**辅助检查**]

血清总钙<1.75mmol/L(7mg/dl),血清游离钙<0.9mmol/L(3.5mg/dl),血清磷>2.6mmol/L(8mg/dl),碱性磷酸酶多正常。心电图QT间期延长(早产儿>0.2秒,足月儿>0.19秒)提示低钙血症。

[**治疗原则**]

静脉或口服补钙。

[常见护理诊断/问题]

有窒息的危险;知识缺乏。

[护理措施]

1. 遵医嘱补钙

(1)10%葡萄糖酸钙静注或静滴时均要用5%~10%葡萄糖液稀释至少1倍,推注要缓慢,经稀释后药液推注速度<1ml/min,并予心电监护,以免注入过快引起呕吐和心脏停止及导致死亡等毒性反应。如心率<80次/分,应停用。

(2)静脉用药整个过程应确保输液通畅,以免药物外溢而造成局部组织坏死。

(3)口服补钙时,应在两次喂奶间给药,禁忌与牛奶搅拌入一起,影响钙吸收。

(4)备好吸引器、氧气、气管插管、气管切开等急救物品,一旦发生喉痉挛等紧急情况,便于争分夺秒组织抢救。

2. 做好家属宣教工作。

第十八节 新生儿产伤性疾病

一、头皮血肿

头皮血肿多见于顺产分娩儿在胎头下降过程中受骨盆挤压、摩擦致骨膜下血管破裂,血液蓄积于颅骨与骨膜之间而引起的局部包块。

[临床表现]

头皮血肿不应超过骨缝,外观与皮肤颜色一致,触诊肤温正常,有波动感。常在数小时至数天增大,2~3天达高峰,此后逐渐减小。以顶枕部常见,其次为额部与枕部,可出现在单侧或双侧。

[诊断检查]

1. 透光试验。

2. 体检。

3. 其他。

[治疗原则]

1. 一般治疗 大于80%的新生儿头皮血肿在3~4周内可自然吸收,一般无需特异性治疗,出现血红蛋白降低、胆红素水平增加时应及时对症处理。

2. 手术治疗 一旦发现头皮血肿外观光整、触之质地坚硬、CT提示血肿骨化、颅骨破坏,就必须手术治疗,以免日后演变为头颅生长不对称、脑膜脑膨出等。

[护理措施]

1. 体位护理。

2. 病情观察。

3. 术后护理。

二、锁骨骨折

新生儿锁骨骨折是新生儿产伤性骨折中最常见的一种,常与出生体重、产钳助产、肩难产等高危因素相关。

[临床表现]

急性锁骨骨折患儿典型的表现为患侧上肢或上臂活动障碍,但手或前臂活动正常;轻压患肩时,患儿出现啼哭或痛苦表情;患肩低垂,拥抱反射减弱或消失;局部肿胀隆起,有骨擦音,甚至可扪及骨痂硬块。

[治疗原则]

新生儿锁骨骨折一般不需特殊处理,几乎全部患儿均可自行愈合,一般需2周时间。呈青枝骨折与无移位锁骨骨折时,一般予平卧位。早期或有移位时,可用"8"字绷带固定。

[护理措施]

1. 加强宣教,预防为主。

2. 对已确诊的患儿

(1)不完全性骨折无需处理,注意保护患处以免再次损伤或增加疼痛。

(2)完全性骨折予绷带固定　遵医嘱用药,并做好家庭用药宣教,患儿出院后促进家庭的随访依从性。

三、臂丛神经损伤

新生儿臂丛神经损伤即产瘫,是分娩过程中多种原因导致臂丛神经根牵拉性损伤引起的上肢运动障碍,主要是由于胎儿臂丛神经在分娩过程中因牵拉或压迫所致。

[临床表现]

Ⅰ型:上臂型受累肢体呈现为"服务员指尖"位,肩外展及屈肘不能,肩关节内收及内旋,肘关节伸展,前臂旋前,手腕及手指屈曲。二头肌肌腱反射消失,拥抱反射不对称,握持反射存在,可伴有膈神经损伤。

Ⅱ型:较少见,占臂丛神经损伤中的1%。可累及颈8及胸1,腕不能屈曲,大小鱼际肌萎缩,致使手内肌及手腕与屈肌无力。握持反射消失,二头肌肌腱反射能被引出,胸1交感神经能纤维损伤时还可导致眼睑下垂、瞳孔缩小及半侧面部无汗。

Ⅲ型:累及全上肢所有臂丛神经。占臂丛神经损伤的10%。表现为全上肢松弛,反射消失。可同时存在胸锁乳突肌血肿,锁骨或肱骨骨折。

[治疗原则]

其治疗方法包括物理保守治疗、显微外科神经功能重建术、继发性骨关节畸形矫形术及肌肉转移性功能重建术。

[护理措施]

1. 保暖。

2. 关节被动运动。

3. 围术期护理。

4. 特殊用药护理。

5. 随访。

四、皮肤软组织损伤

由于分娩时先露部位软组织在产道受子宫收缩与产道阻滞两者共同作用,导致软组织受压,呈现静脉淤血、组织水肿及渗出而造成局部皮肤损伤。

[临床表现]

由于新生儿凝血功能不完善,先露部位受压时可表现为皮肤瘀点、瘀斑。当损伤严重时,可导致皮肤软组织坏死或组织水肿及渗出。

[诊断检查]

患儿生后即可在先露部位表现出皮肤瘀点、瘀斑;对使用器械助娩儿则在先露部位出现局部皮肤破损,即可诊断。

[治疗原则]

对于产道压迫导致的皮肤瘀点、瘀斑,或皮肤软组织水肿及渗出时,一般无需特殊处理,可在生后数天至数周内自行消退。但当出现皮肤软组织坏死时,则需去除坏死组织,提供湿性愈合环境,从而促进伤口愈合。

[护理措施]

1. 心理护理。

2. 皮肤软组织坏死的护理　对于皮肤软组织坏死者,通常需清创护理,提供湿性愈合环境,从而促进伤口愈合。

3. 病情观察。

【自测习题】

（一）选择题

A1/A2 型题

1. 在小儿年龄阶段的划分中,新生儿期是指

    A. 从出生到生后满 30 天   B. 从出生到生后满 28 天

    C. 从出生到生后满两周   D. 从孕期 28 周到生后两周

    E. 从孕期 28 周到生后 1 周

2. 我国围生期是指

    A. 自妊娠 20 周至出生后 7 天   B. 自妊娠 25 周至出生后 7 天

    C. 自妊娠 28 周至出生后 7 天   D. 自妊娠 28 周至出生后 3 天

    E. 自妊娠 28 周至出生后 2 周

3. 极低出生体重儿是指

    A. 出生体重不足 1.5kg   B. 出生体重不足 2kg   C. 出生体重不足 2.5kg

    D. 出生体重不足 1kg   E. 出生体重不足 1.25kg

4. 关于足月新生儿消化系统描述**错误**的是

    A. 足月儿吞咽功能已经完善

    B. 胃呈水平状

    C. 胃管下端括约肌松弛,幽门括约肌较发达,易发生溢乳和呕吐

    D. 胃管下端括约肌发达,幽门括约肌较松弛,易发生溢乳和呕吐

    E. 新生儿消化道面积相对较大,有利于吸收

5. 新生儿的特殊生理状态**不包括**

    A. 生理性体重下降   B. 生理性黄疸   C. 生理性贫血

    D. 马牙   E. 假月经

6. 一新生儿,胎龄 34 周,出生体重 2.6kg,身长 47cm,皮肤红嫩,胎毛多,头发细软,足底前 1/3 有足纹,该新生儿应为

    A. 足月小样儿   B. 足月儿   C. 过度足月儿

    D. 早产儿   E. 低出生体重儿

7. 男婴,6 天,足月顺产,体重 3kg,体温、吃睡、大小便均正常,生后第 4 天出现双乳腺肿大,检查如蚕豆大小,局部不红,应考虑

    A. 乳腺炎,肌注青霉素   B. 乳腺脓肿,切开引流

    C. 乳汁滞留,立即挤压排出乳汁   D. 乳腺肿大,观察一周不消失则静注抗生素

    E. 乳腺肿大,不必处理,2~3 周后自然消退

8. **不符合**早产儿的外观特点的是

    A. 皮肤薄、色红、水肿并发亮

    B. 皮下脂肪少,全身多毳毛

C. 乳腺无结节

D. 男婴睾丸降入阴囊,女婴大阴唇覆盖小阴唇

E. 耳壳平软,紧贴颞部

9. 下述关于足月儿的描述**错误**的是

A. 乳腺有结节　　　　　　　　　　B. 指(趾)甲达到指(趾)尖

C. 耳壳发育好　　　　　　　　　　D. 睾丸已下降

E. 足底纹理少

10. 早产儿,出生体重为 2.2kg,皮肤红嫩,体温 35℃,以下措施除哪项外均应进行

A. 置温箱中保温　　　　　　　　　B. 及早使用抗生素预防感染

C. 母乳缺乏时可先用 1:1 牛奶喂哺　D. 7~10 天后加维生素 D

E. 实行保护性隔离

11. 患儿男,因脐带绕颈,出生时无呼吸、心跳。其胸外心脏按压的频率是

A. 60 次/分　　　　　　B. 80 次/分　　　　　　C. 90 次/分

D. 120 次/分　　　　　　E. 130 次/分

12. 新生儿轻度窒息生后 1 分钟的 Apgar 评分应为

A. 0~3 分　　　　　　　B. 3~7 分　　　　　　　C. 4~7 分

D. 5~7 分　　　　　　　E. 8~10 分

13. 用甘露醇治疗新生儿颅内出血是为了

A. 并发脑疝患儿,用它达到迅速降颅压的目的

B. 预防继续出血

C. 预防颅内压降低

D. 促进脑细胞代谢

E. 兴奋呼吸中枢

14. **不属于**新生儿颅内出血抑制状态的是

A. 嗜睡　　　　　　　　B. 昏迷　　　　　　　　C. 肌张力低下

D. 脑性尖叫　　　　　　E. 觅食反射消失

15. 对新生儿颅内出血的护理,下列**错误**的是

A. 保持安静,避免各种惊扰　　　　B. 头肩部抬高 15°~30°,以减轻脑水肿

C. 注意保暖,必要时给氧　　　　　D. 经常翻身,防止肺部淤血

E. 喂乳时应卧在床上,不要抱起患儿

16. 足月臀位产儿,生后即不安,前囟饱满,唇微发绀,双肺呼吸音清,心率 128 次/分,最可能的诊断是

A. 维生素 D 缺乏性手足搐搦症　　　B. 化脓性脑膜炎

C. 新生儿败血症　　　　　　　　　D. 新生儿颅内出血

E. 感染性肺炎

17. 下列**不是**新生儿颅内出血的临床表现是

A. 激惹、过度兴奋　　　B. 黄疸　　　　　　　　C. 呼吸暂停

D. 贫血　　　　　　　　E. 腹泻

18. 新生儿生理性黄疸出现于生后

A. 1 天内　　　　　　　B. 2~3 天　　　　　　　C. 4~5 天

D. 6~7 天　　　　　　　E. 8 天后

19. 新生儿出现生理性黄疸主要是因为

A. 新生儿胆道狭窄　　　　　　　　　　B. 新生儿胆汁黏稠

C. 新生儿胆囊较小　　　　　　　　　　D. 出生后过多的红细胞破坏

E. 肝脏形成胆红素能力强

20. 黄疸在出生后24小时内出现者应首先考虑

A. 新生儿生理性黄疸　　　B. 新生儿溶血症　　　C. 新生儿肝炎

D. 新生儿败血症　　　　　E. 胆道闭锁

21. 核黄疸的早期表现有

A. 流涎、抽搐　　　　　　B. 黄疸突然明显加深　　　C. 眼球运动障碍

D. 听觉障碍　　　　　　　E. 智能低下

22. 新生儿病理性黄疸的原因**不包括**

A. 病毒感染　　　　　　　B. 细菌感染　　　　　　　C. 血型不合

D. 母乳性黄疸　　　　　　E. 新生儿脱水热

23. 女婴,生后第3天出现皮肤轻度黄染,一般情况良好,血清胆红素170μmol/L(10mg/dl)。该女婴可能是

A. 新生儿败血症　　　　　B. 新生儿溶血症　　　　　C. 先天性胆道闭锁

D. 新生儿肝炎　　　　　　E. 生理性黄疸

24. 关于新生儿病理性黄疸的特点下列正确的是

A. 黄疸多在生后24小时内出现　　　　B. 胆红素每日上升不超过5mg/dl

C. 黄疸3周消失　　　　　　　　　　　D. 黄疸持续时间超过1周

E. 早产儿黄疸于3周内逐渐消退

25. 新生儿出生体重3.2kg,生后48小时血清总胆红素297.5mmol/L,未结合胆红素289mmol/L。在检查黄疸原因时,首选治疗方法是

A. 光照疗法　　　　　　　B. 白蛋白输注　　　　　　C. 口服苯巴比妥

D. 交换输血　　　　　　　E. 输血浆

26. 新生儿败血症治疗**错误**的是

A. 注意保暖和防止交叉感染　　　　　　B. 供给足够的液体和营养

C. 根据细菌培养和药敏试验再选用抗生素　　D. 处理局部病灶

E. 密切观察病情变化

27. 新生儿败血症早期最主要的特点是

A. 高热　　　　　　　　　B. 血白细胞总数增高　　　C. 皮肤有感染灶

D. 硬肿　　　　　　　　　E. 缺乏特异症状

28. 关于新生儿败血症的叙述**错误**的是

A. 缺乏特异性症状　　　　B. 出现黄疸　　　　　　　C. 伴肝脾肿大

D. 合并硬肿症　　　　　　E. 白色念珠菌不引起败血症

29. 新生儿破伤风的预防,**错误**的是

A. 积极推行科学接生法

B. 紧急情况下可将剪刀烧红冷却后断脐,断端涂以碘酒

C. 对脐带处理不当的婴儿,24小时内重新处理脐带,并注射破伤风抗毒素

D. 对脐带处理不当的婴儿,24小时内注射镇静剂

E. 育龄妇女可免疫注射破伤风类毒素

30. 破伤风首选的抗生素是

A. 四环素　　　　　　　　B. 红霉素　　　　　　　　C. 磷霉素

D. 庆大霉素　　　　　　　　　　E. 青霉素

31. 与新生儿破伤风的临床表现**不符合**的是

  A. 起病初时烦躁不安　　　　　　　　B. 轻微的刺激很少引起发作

  C. 因咀嚼肌痉挛,吸吮困难　　　　　　D. 牙关紧闭,面肌痉挛

  E. 苦笑面容、角弓反张

32. 新生儿破伤风的潜伏期是

  A. 12 小时　　　　　　　B. 24 小时　　　　　　　　C. 1~3 天

  D. 4~7 天　　　　　　　E. 8~12 天

33. 新生儿寒冷损伤综合征复温的原则是

  A. 逐步升温,循序渐进　　　　　　　　B. 供给足够液量,帮助复温

  C. 立即升温,使体温迅速达正常　　　　D. 立即放入 34℃暖箱,逐步升温

  E. 保证体温每小时升高 1℃

34. 关于寒冷损伤综合征患儿恢复体温的护理措施下列**错误**的是

  A. 入院后先用体温计正确测量肛温,做好记录

  B. 监测体温变化,每 2 小时测体温 1 次

  C. 轻中度力争 6~12 小时内复温

  D. 重度低体温应让患儿在比其体温高 2~4℃的暖箱内复温

  E. 重度低体温患儿在 12~24 小时内恢复正常体温

35. **不符合**新生儿寒冷损伤综合征发病机制的是

  A. 新生儿皮下脂肪中饱和脂肪酸成分多,熔点高,体温低时易于凝固

  B. 新生儿期体温调节中枢不够完善,易致散热与产热之间失去平衡

  C. 新生儿体表面积大,皮肤薄,血管多,易于散热而致体温低下

  D. 早产儿棕色脂肪含量少,产热贮备力差,易发生硬肿

  E. 新生儿进食少,释放能量不足

36. 处理新生儿寒冷损伤综合征,**错误**的是

  A. 快速复温　　　　　B. 提供足够的热量　　　　C. 严格控制输液量及速度

  D. 及时处理肺出血　　E. 有感染者选用抗生素

37. 新生儿寒冷损伤综合征复温措施中**错误**的是

  A. 先用暖被或绒毯包裹

  B. 争取在 4~6 小时内体温恢复正常

  C. 箱温每小时升高 1℃,逐渐调节到 30~32℃

  D. 放于 26℃室温或暖箱内

  E. 争取在 12~24 小时内体温恢复正常

38. 新生儿寒冷损伤综合征复温的护理措施以下**不正确**的是

  A. 重度低体温,暖箱温度从比患儿体温高 1~2℃ 开始

  B. 轻度低体温,可立即把患儿放入 30℃ 暖箱中

  C. 无论轻、重度低体温,均要求在 6~12 小时 恢复正常体温

  D. 观察暖箱温度及湿度变化

  E. 监测肛温、腋温

A3/A4 型题

(1~3 题共用题干)

足月新生儿,女,臀位产,生后 24 小时突发惊厥,烦躁不安。体检:体温 37℃,前囟饱满,双眼凝

视,肌张力高,四肢抽搐,心率 140 次/分,肺部体征阴性,血常规正常。

1. 该患儿最可能发生
   A. 新生儿颅内出血 B. 新生儿手足搐搦症 C. 新生儿化脓性脑膜炎
   D. 新生儿败血症 E. 新生儿破伤风
2. 该患儿最可能的发病原因是
   A. 寒冷损伤 B. 感染 C. 产伤
   D. 凝血因子不足 E. 维生素 D 缺乏
3. 下列护理措施中**不合适**的是
   A. 绝对静卧,抬高头部   B. 使用头皮静脉穿刺输液
   C. 护理操作集中进行   D. 使用留置针,减少反复穿刺
   E. 密切观察患儿病情

(二)名词解释

1. 高危儿
2. 早产儿
3. 适中温度
4. 呼吸暂停
5. 发展性照顾

(三)简答题

1. 新生儿生理性黄疸的特点。
2. 新生儿病理性黄疸的特点。
3. 新生儿寒冷损伤综合征时如何复温？

【参考答案】

(一)选择题

A1/A2 型题

1. B	2. C	3. A	4. D	5. C	6. D	7. E	8. D	9. E	10. B
11. D	12. C	13. A	14. D	15. D	16. D	17. E	18. B	19. D	20. B
21. B	22. E	23. E	24. A	25. D	26. C	27. E	28. E	29. D	30. E
31. B	32. D	33. A	34. D	35. E	36. A	37. B	38. C		

A3/A4 型题

1. A 2. C 3. B

(二)名词解释

1. 高危儿 指已发生或有可能发生危重情况而需要密切观察的新生儿。
2. 早产儿 指胎龄<37 周(<259d)的新生儿。
3. 适中温度 是指能维持正常体核及皮肤温度的最适宜的环境温度,在此温度下身体耗氧量最少,蒸发散热量最少,新陈代谢最低。
4. 呼吸暂停 呼吸停止时间达 15~20 秒,或虽不到 15 秒,但伴有心率减慢(<100 次/分)并出现发绀及四肢肌张力的下降。
5. 发展性照顾 是一种适合每个小儿个体需求的护理模式。这种护理模式可以促进早产儿体重增长、减少哭闹和呼吸暂停的次数。此模式的护理目标是使小儿所处的环境与子宫内尽可能相似,并帮助小儿以有限的能力适应宫外的环境。

(三)简答题

1. 新生儿生理性黄疸的特点 约 50%~60% 的足月儿和 >80% 的早产儿于生后 2~3 天内出现黄疸,4~5 天达高峰;一般情况良好,足月儿在 2 周内消退,早产儿可延到 3~4 周。

2. 新生儿病理性黄疸的特点

(1)黄疸在出生后 24 小时内出现。

(2)黄疸程度重,血清胆红素 >205.2~256.5μmol/L(12~15mg/dl),或每日上升超过 85μmol/L(5mg/dl)。

(3)黄疸持续时间长(足月儿>2 周,早产儿>4 周)。

(4)黄疸退而复现。

(5)血清结合胆红素 >26μmol/L(1.5mg/dl)。

3. 新生儿寒冷损伤综合征时如何复温

(1)若肛温 >30℃,T_{A-R}≥0,提示体温虽低,但棕色脂肪产热较好,此时可通过减少散热使体温回升。将患儿置于已预热至中性温度的暖箱中,一般在 6~12 小时内恢复正常体温。

(2)当肛温 <30℃ 时,多数患儿 T_{A-R}<0,提示体温很低,棕色脂肪被耗尽,一般均应将患儿置于箱温比肛温高 1~2℃ 的暖箱中进行外加热。每小时提高箱温 1~1.5℃,箱温不超过 34℃,在 12~24 小时内恢复正常体温。然后根据患儿体温调整暖箱温度。在肛温 >30℃,T_{A-R}<0 时,仍提示棕色脂肪不产热,故此时也应采用外加温使体温回升。

(3)如无上述条件者,可采用温水浴、热水袋、电热毯或母亲怀抱等方式复温,但要防止烫伤。

(张玉侠)

第九章
营养障碍疾病患儿的护理

【学习目标】

识记：
1. 概述蛋白质能量营养不良的概念。
2. 复述维生素缺乏性佝偻病的定义，佝偻病串珠及郝氏沟的概念。
3. 复述维生素 D 的来源。

理解：
1. 举例说明维生素 D 缺乏性手足抽搐症临床表现、急救措施和护理措施。
2. 说出维生素 D 缺乏性佝偻病的临床表现、治疗原则和护理措施。

应用：
1. 运用护理程序，制订蛋白质-能量营养不良患儿的护理计划及健康指导。
2. 制订维生素 D 缺乏性佝偻病，维生素 D 缺乏性手足抽搐症患儿的护理计划，并开展健康教育，预防疾病的发生。

【重点与难点】

第一节　蛋白质-能量营养障碍

蛋白质-能量营养不良是由于缺乏能量和蛋白质所致的慢性营养缺乏症，多见于 3 岁以下的婴幼儿。主要表现为体重减轻，皮下脂肪减少和皮下水肿，常伴有各个器官不同程度的功能紊乱。临床上常见 3 种类型：以能量供应不足为主的消瘦型；以蛋白质供应不足为主的水肿型以及介于两者之间的消瘦-水肿型。护理较为重要，主要是膳食的管理，促进消化、改善食欲；预防感染；观察病情变化；健康教育等。

第二节　维生素 D 营养障碍

一、维生素 D 缺乏性佝偻病

维生素 D 缺乏性佝偻病是儿童体内维生素 D 不足引起钙、磷代谢失常，产生的一种以骨骼病变为特征的全身慢性营养性疾病。主要见于 2 岁以下婴幼儿。

[维生素 D 的来源]

胎儿可通过胎盘从母体获得维生素 D，婴幼儿可从配方奶粉、米粉等这些强化维生素 D 强化食品中获得充足的维生素 D。但人类维生素 D 的主要来源是皮肤经紫外线照射合成。

[病因]

1. 围生期维生素 D 不足。

2. 日光照射不足。

3. 生长速度快。

4. 维生素 D 摄入不足。

5. 疾病及药物影响。

[发病机制]

1. 肠道对钙、磷的吸收减少,血中钙、磷含量下降。

2. 甲状旁腺代偿功能亢进,动员骨钙释放,血清钙浓度维持在正常或接近正常水平,同时甲状旁腺激素抑制肾小管对磷的再吸收,故磷大量经肾排出,血钙、磷乘积下降。

3. 因骨钙释放导致骨样组织钙化障碍,成骨细胞代偿增生,碱性磷酸酶分泌增加,骨样组织堆积于骨骺软骨处,而出现一系列骨骺特征性的变化及血生化改变。

[临床表现]

常见于 3 个月至 2 岁儿童,主要表现为骨骼改变、肌肉松弛及神经兴奋性改变。临床上分 4 期:

1. 初期(早期) 多见于 6 个月以内,特别是 3 个月以内小婴儿。主要表现为易激惹、烦闹、常与室温季节无关的多汗,枕秃。

2. 活动期(激期)

(1)骨骼改变

头部:6 月龄以内婴儿的佝偻病,可见颅骨软化;7~8 月龄时,变成"方盒样"头型;前囟闭合延迟;出牙迟;牙釉质缺乏并易患龋齿。

胸部:胸廓畸形多见于 1 岁左右婴儿。表现为佝偻病串珠,郝氏沟,鸡胸,漏斗胸。

四肢脊柱:6 个月以上婴儿腕、踝部可出现佝偻病手、足镯;1 岁左右可形成膝内翻(O 形腿)、膝外翻(X 形腿)。患儿会坐或站立后,因韧带松弛可致脊柱后凸或侧凸畸形。

(2)运动功能发育迟缓:由于低血磷致肌肉糖代谢障碍,使全身肌肉松弛,肌张力降低和肌力减弱,坐、立、行等运动功能发育落后,腹肌张力低下、腹部膨隆如蛙腹。

(3)神经、精神发育迟缓:重症患儿神经系统发育迟缓,表情淡漠,语言落后,免疫力低下,易合并感染及贫血。

3. 恢复期 患儿经治疗及日光照射后,临床症状和体征逐渐减轻或消失。

4. 后遗症期 多见于 2 岁以后的儿童。临床症状消失,仅残留不同程度的骨骼畸形。

[治疗要点]

治疗目的在于控制病情活动,防止骨骼畸形。治疗以口服维生素 D 为主。

[常见护理诊断/问题]

营养失调;有感染的危险;潜在并发症;知识缺乏(家长)。

[护理措施]

1. 户外活动 生后 2~3 周即可带婴儿户外活动,冬季也要保证每日 1~2 小时户外活动时间。

2. 补充维生素 D 按时添加换乳期食物,给予富含维生素 D、钙、磷和蛋白质的食物。遵医嘱供给维生素 D 制剂,注意维生素 D 过量的中毒表现。

3. 加强生活护理,预防感染 保持室内空气清新,温湿度适宜,阳光充足,避免交叉感染。

4. 预防骨骼畸形和骨折 衣着柔软、宽松,避免早坐、久坐、早站、久站和早行走,以防骨骼畸形。严重佝偻病患儿肋骨、长骨易发生骨折,护理操作时应避免重压和强力牵拉。

5. 加强体格锻炼 对已有骨骼畸形可采取主动和被动的方法矫正。

6. 健康教育 给孕妇及患儿父母讲述有关疾病的预防、护理知识,鼓励孕妇多进行户外活动,选择富含维生素 D、钙、磷和蛋白质的食物。服用预防量维生素 D 和钙剂。

二、维生素 D 缺乏性手足抽搐症

维生素 D 缺乏性手足搐搦症是由于维生素 D 缺乏致血钙降低,而出现惊厥、手足肌肉抽搐或喉痉挛等神经肌肉兴奋性增高症状,多见于 6 个月以下小婴儿。

[病因和发病机制]

1. 肠道对钙磷的吸收减少,血中钙磷含量下降。

2. 甲状旁腺反应迟钝,骨钙不能及时游离入血,使血钙继续降低,引起神经肌肉的兴奋性增高,出现惊厥、手足抽搐、喉痉挛。

[临床表现]

主要为惊厥、喉痉挛和手足搐搦,并有不同程度的活动性佝偻病表现。

1. 隐匿型　血清钙多在 1.75～1.88mmol/L,没有典型发作症状,可出现面神经症、腓反射、低钙束臂征。

2. 典型发作　血清钙低于 1.75mmol/L 时可出现惊厥、喉痉挛和手足搐搦。

[治疗要点]

1. 急救处理　立即吸氧,保持呼吸道通畅;迅速控制惊厥或喉痉挛。

2. 钙剂治疗。

3. 维生素 D 治疗。

[常见护理诊断/问题]

有窒息的危险;营养失调。

[护理措施]

1. 控制惊厥及喉痉挛　遵医嘱立即给予镇静剂、钙剂。静脉注射钙剂时需缓慢推注或滴注,避免药液外渗,以免造成局部坏死。

2. 防止窒息　发现症状立即吸氧,做好气管插管或气管切开前准备。

3. 定期户外活动,补充维生素 D。

4. 健康教育　指导家长合理喂养;教会家长惊厥、喉痉挛发作的处理方法,如使患儿平卧,松开衣领,颈部伸直,头后仰,以保持呼吸道通畅,同时呼叫医护人员。

【自测习题】

(一)选择题

A1/A2 型题

1. 人体内维生素 D 的主要来源是

　　A. 肾脏合成　　　　　　　　B. 肝脏合成　　　　　　　　C. 食物获得

　　D. 甲状腺分泌　　　　　　　E. 紫外线照射皮肤产生

2. 婴儿营养不良最常见的病因是

　　A. 先天不足　　　　　　　　B. 喂养不当　　　　　　　　C. 缺乏锻炼

　　D. 疾病影响　　　　　　　　E. 免疫缺陷

3. 下列哪项是诊断营养不良的主要依据

　　A. 体重低于正常的 15%　　 B. 食欲减退　　　　　　　　C. 肌肉松弛

　　D. 血糖下降　　　　　　　　E. 血清蛋白降低

4. 营养不良最先出现症状的部位是

　　A. 面部　　　　　　　　　　B. 躯干　　　　　　　　　　C. 四肢

D. 腹部   E. 臀部

5. 护理重度营养不良患儿应该特别注意观察可能发生下列哪种情况
  A. 重度贫血   B. 低血钠   C. 低血钾
  D. 低血糖   E. 继发感染

6. 营养不良患儿的护理措施,**错误**的是
  A. 加强护理,预防感染   B. 因为是慢性疾病不用密切观察
  C. 补充能量和蛋白质   D. 补充维生素和微量元素
  E. 定期测体重

7. 佝偻病活动初期的主要表现是
  A. 方颅   B. 肋骨串珠   C. 鸡胸
  D. 出牙迟   E. 易激惹,多汗

8. 预防佝偻病需强调
  A. 母乳喂养   B. 及早添加辅食   C. 及早口服鱼肝油
  D. 及早服用钙剂   E. 经常晒太阳

9. 婴儿佝偻病的主要病因是
  A. 饮食中缺钙   B. 甲状旁腺素缺乏   C. 缺乏维生素 D
  D. 缺乏维生素 A   E. 食物中钙磷比例不当

10. 婴儿预防佝偻病,每天服用维生素 D 的剂量是
  A. 100~200U   B. 300~500U   C. 400~800U
  D. 1000~1500U   E. 1500~2000U

11. 口服维生素 D 预防佝偻病,新生儿开始于生后
  A. 1 周   B. 2 周   C. 3 周
  D. 4 周   E. 5 周

12. 关于维生素 D 缺乏性佝偻病的护理,以下**不正确**的是
  A. 增加日光照射   B. 增加富含维生素 D 的食物
  C. 衣着宽松舒适   D. 肌注维生素 D
  E. 避免久站、立、坐

13. 婴儿手足搐搦症最主要的原因是
  A. 血清磷增高   B. 血清钙降低   C. 血清钙磷乘积小于 30
  D. 血清钾增高   E. 血清白蛋白降低

14. 婴儿手足搐搦症突然窒息致死的原因最可能是
  A. 惊厥   B. 手足搐搦   C. 喉痉挛
  D. 面神经症   E. 异物吸入

15. 维生素 D 缺乏性手足搐搦症患儿惊厥发作时下列处理原则正确的是
  A. 立即肌注维生素 D   B. 迅速口服大量维生素 D
  C. 快速静脉推注 10% 葡萄糖酸钙   D. 缓慢静脉推注 10% 葡萄糖酸钙
  E. 大量维生素 D 和钙剂同时服用

16. 当发生手足搐搦症时说明患儿血钙已经低于
  A. 1.25~1.38mmol/L   B. 1.5~1.63mmol/L   C. 1.75~1.88mmol/L
  D. 2.0mmol/L   E. 2.13mmol/L

17. 下列**不是**维生素 D 缺乏性手足搐搦症特点的是
  A. 惊厥   B. 手足搐搦   C. 喉痉挛

D. 血清钙降低   E. 血清钾降低

18. 维生素 D 缺乏性手足搐搦症发生喉痉挛患儿年龄主要见于

     A. 1 个月内   B. 2 岁以下   C. 3~4 岁

     D. 5~7 岁   E. 7~10 岁

19. 女婴,7 个月体重 5.5kg,生后以母乳喂养,量少,未引入其他食物,尚未出牙,不会爬。查体:神志清,精神尚可,稍苍白,腹部皮下脂肪 0.5cm,肌肉稍松弛。可能诊断是

     A. 正常儿   B. 佝偻病   C. 重度营养不良

     D. 轻度营养不良   E. 中度营养不良

20. 患儿 4 岁,曾患佝偻病。查体见:鸡胸、严重的"X"形腿。该患儿的治疗原则是

     A. 多晒太阳   B. 多作户外运动   C. 给予预防量维生素 D

     D. 给予治疗量维生素 D   E. 可考虑矫形手术治疗

21. 患儿,男,6 个月,平时易激惹,夜间啼哭,人工喂养。曾多次发生惊厥,持续 1 分钟左右,醒后如常,无发热、呕吐,今有突发惊厥,现处理措施正确的是

     A. 先止惊,再补充维生素 D,最后补钙   B. 先补钙再止惊,最后补充维生素 D

     C. 先止惊,再补钙,最后补充维生素 D   D. 先止惊,再同时补维生素 D 和钙剂

     E. 先补充维生素 D 再止惊,最后补钙

A3/A4 型题

(1~2 题共用题干)

患儿,女,2 个月,出生于冬季,人工喂养,近日夜间常哭闹,多汗,睡眠不安,查体可见枕秃,未见方颅,X 线无异常。

1. 该患儿该考虑为佝偻病的

     A. 早期   B. 活动期   C. 恢复期

     D. 激期   E. 后遗症期

2. 该患儿若口服维生素 D 治疗,治疗量应持续

     A. 5 个月   B. 4 个月   C. 3 个月

     D. 2 个月   E. 1 个月

(3~4 题共用题干)

患儿,男,6 个月,人工喂养,因多次惊厥就诊。为突发惊厥,表现为两眼上翻,肢体抽搐,神志不清,持续数秒钟,过后如常,T 37℃,有枕秃和颅骨软化,血清钙 1.65mmol/L。

3. 该患儿惊厥的主要原因是

     A. 维生素 D 缺乏   B. 高热惊厥   C. 癫痫发作

     D. 酸中毒   E. 血清钙减少

4. 对该患儿的护理首先应

     A. 补充维生素 D   B. 降温   C. 尽快给予葡萄糖酸钙

     D. 及时纠正酸中毒   E. 做脑电图检查

(二) 名词解释

1. 蛋白质能量营养不良

2. 维生素 D 缺乏性佝偻病

3. 郝氏沟

4. 维生素 D 缺乏性手足搐搦症

(三) 简答题

1. 简述营养不良的临床表现。

2. 简述佝偻病的预防措施。

3. 简述维生素 D 缺乏性手足搐搦症的处理原则及急救措施。

(四) 案例分析

患儿,女,11 个月,患儿冬季出生,因近日睡眠不安,多汗,夜惊,烦躁不安,来院就诊,查体可见明显方颅、串珠肋、郝氏沟。

问题:

1. 请写出该患儿的临床诊断。

2. 列出主要的护理诊断。

3. 应采取的护理措施。

【参考答案】

一、选择题

A1/A2 型题

1. E	2. B	3. A	4. D	5. D	6. B	7. E	8. E	9. C	10. C
11. B	12. D	13. B	14. C	15. D	16. C	17. E	18. B	19. D	20. E

21. C

A3/A4 型题

1. A　　　2. E　　　3. E　　　4. C

二、名词解释

1. 蛋白质能量营养不良　是由于多种原因引起的能量和(或)蛋白质长期摄入不足,不能维持正常新陈代谢而导致自身组织消耗的营养缺乏性疾病。多见于 3 岁以下婴幼儿。

2. 维生素 D 缺乏性佝偻病　是儿童体内维生素 D 不足引起钙、磷代谢失常,产生的一种以骨骼病变为特征的全身慢性营养性疾病。主要见于 2 岁以下婴幼儿。

3. 郝氏沟　膈肌附着部位的肋骨长期受膈肌牵拉而内陷,形成一条沿肋骨走向的横沟。

4. 维生素 D 缺乏性手足搐搦症　是由于维生素 D 缺乏致血钙降低,而出现惊厥、手足肌肉抽搐或喉痉挛等神经肌肉兴奋性增高症状,多见于 6 个月以下小婴儿。

三、简答题

1. 营养不良的临床表现

(1)早期表现为体重不增,即之体重下降。

(2)皮下脂肪逐渐减少,顺序为腹部、躯干、臀部、四肢、面颊。

(3)皮肤干燥,苍白,肌肉松弛,身高停止生长。

(4)严重者可出现精神萎靡,体温偏低,血浆白蛋白降低而出现水肿,重要脏器损害等。

2. 佝偻病的预防措施

(1)多进行户外活动,增加日光照射。

(2)提倡母乳喂养,及时添加辅食,多食含有维生素 D、钙、磷的食物。

(3)生后 1~2 周的新生儿开始服用预防量的维生素 D(400~800IU/d)。

3. 维生素 D 缺乏性手足搐搦症的处理原则及急救措施

(1)维生素 D 缺乏性手足搐搦症的处理原则:控制惊厥、解除喉痉挛,可用止惊药,必要时给吸氧。

(2)维生素 D 缺乏性手足搐搦症的急救措施。

1)惊厥发生时:首先就地抢救:松开患儿衣领将患儿的头转向侧位:保持呼吸道通畅,及时清除口鼻分泌物。

2）喉痉挛发作时：应立即将患儿舌头拉出口外、在上下牙间放置牙垫，以防舌头咬伤。

3）备好气管插管用具。必要时行人工呼吸或加压给氧。保持室内安静，减少刺激。

4）立即通知医生，按医嘱立即用镇静药控制惊厥和喉痉挛。

5）密切观察患儿的呼吸及神志。详细记录发作次数、治疗效果。

（四）案例分析

1. 临床诊断　维生素 D 缺乏性佝偻病。

2. 主要的护理诊断

（1）营养失调：低于机体需要量　与日光照射不足和维生素 D 摄入不足有关。

（2）有感染危险　与免疫功能低下有关。

（3）潜在并发症：骨骼畸形、药物副作用。

（4）知识缺乏：患儿家长缺乏佝偻病的预防及护理知识。

3. 护理措施

（1）户外活动。

（2）补充维生素 D，按时添加辅食，给予富含维生素 D、钙、磷和蛋白质的食物。遵医嘱供给维生素 D 制剂，注意维生素 D 过量的中毒表现。

（3）预防骨骼畸形和骨折：衣着柔软、宽松，床铺松软，避免早坐、久坐、早站、久站和早行走，以防骨骼畸形。

（4）加强体格锻炼。

（5）加强生活护理，预防感染。

（6）健康教育。

【习题解析】

A1／A2 型题

1.（答案 E）维生素 D_3 是由人和动物皮肤内的 7-脱氢胆固醇经紫外线的光化学作用转变而成，是人类维生素 D 的主要来源。

2.（答案 B）喂养不当导致长期摄入不足，是婴幼儿营养不良的主要原因。

3.（答案 A）诊断营养不良的主要依据是体重低于正常的 15% 以上。

4.（答案 D）营养不良患儿皮下脂肪逐渐减少，顺序为腹部、躯干、臀部、四肢、面颊。

5.（答案 D）重度营养不良患儿易在凌晨或夜间出现低血糖，应注意密切观察，及时采取措施。

6.（答案 B）营养不良患儿的护理措施包括营养素的供给，促进消化，改善食欲，预防感染，观察病情，健康教育等，重度营养不良患儿易在凌晨或夜间出现低血糖，应注意密切观察，及时采取措施。

7.（答案 E）佝偻病初期的主要表现为神经精神症状。

8.（答案 E）佝偻病的主要病因是日光照射不足。

9.（答案 C）维生素 D 缺乏性佝偻病是由于儿童体内维生素 D 不足导致的钙磷代谢紊乱。

10.（答案 C）新生儿生后 2 周开始补充维生素 D400～800U/d，连续服用至 2 岁预防佝偻病。

11.（答案 B）新生儿生后 2 周开始补充维生素 D，预防佝偻病。

12.（答案 D）维生素 D 缺乏性佝偻病的护理措施包括：①户外活动。②补充维生素 D，按时添加辅食，给予富含维生素 D、钙、磷和蛋白质的食物。遵医嘱供给维生素 D 制剂，注意维生素 D 过量的中毒表现。③预防骨骼畸形和骨折：衣着柔软、宽松，床铺松软，避免早坐、久坐、早站、久站和早行走，以防骨骼畸形。④加强体格锻炼。⑤加强生活护理，预防感染。⑥健康教育。

13.（答案 B）血清钙离子降低是引起维生素 D 缺乏性手足搐搦症的直接原因。

14.（答案 C）喉痉挛时可出现呼吸困难,吸气时喉鸣,有时可突然发生窒息而猝死。

15.（答案 D）首先控制惊厥,同时补 10% 葡萄糖酸钙缓慢静脉注射,惊厥控制给予维生素 D 制剂。

16.（答案 C）当总血钙小于 1.75~1.88mmol/L 或离子钙小于 1.0mmol/L 时即可导致神经肌肉兴奋性增高,出现手足抽搐。

17.（答案 E）维生素 D 缺乏性手足搐搦症的临床特点有惊厥,手足抽搐,喉痉挛,不典型发作可有面神经症,腓反射,陶瑟征,血钙降低,血钾无降低。

18.（答案 B）喉痉挛多见于 2 岁以下儿童,喉部肌肉及声门突发痉挛。

19.（答案 D）轻度营养不良体重低于正常均值 15%~25% 腹部皮下脂肪厚度 0.8~0.4cm,中度营养不良体重低于正常均值 25%~40%,腹部皮下脂肪厚度小于 0.4cm,重度营养不良体重低于正常均值大于 40%,腹部皮下脂肪消失。

20.（答案 E）患儿为佝偻病后遗症期,只需进行畸形矫正。

21.（答案 C）惊厥发生时:首先就地抢救止惊,再补钙,提高血钙浓度,去除直接原因;最后给予维生素 D,促进钙的吸收。

A3/A4 型题

1.（答案 A）佝偻病的早期主要表现为神经精神症状。

2.（答案 E）维生素 D 缺乏性佝偻病口服维生素 D 的治疗量应持续 1 个月,然后改为预防量。

3.（答案 E）佝偻病手足抽搐惊厥主要是因为血钙降低导致神经肌肉兴奋性增高。

4.（答案 C）首先控制惊厥,同时补 10% 葡萄糖酸钙缓慢静脉注射,惊厥控制给予维生素 D 制剂,选项无控制惊厥,首选钙剂缓慢注射,去除病因。

（仰曙芬）

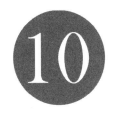

第十章
消化系统疾病患儿的护理

【学习目标】

识记:
1. 复述儿童消化系统解剖生理特点。
2. 说出鹅口疮及疱疹性口炎的病因。
3. 说出婴幼儿腹泻、急性腹泻、迁延性腹泻、慢性腹泻、生理性腹泻的定义。

理解:
1. 比较鹅口疮及疱疹性口炎临床异同点。
2. 说明婴幼儿腹泻的病因和发病机制。
3. 比较轻型腹泻与重型腹泻的临床特点。
4. 描述胃食管反流、肠套叠、先天性巨结肠、先天性胆道闭锁的临床特点。

应用:
1. 评估口炎患儿并为其制订护理计划。
2. 评估腹泻患儿并为其制订护理计划。
3. 评估胃食管反流、肠套叠、先天性巨结肠、先天性胆道闭锁患儿并为其制订护理计划。

【重点和难点】

第一节 儿童消化系统解剖生理特点

1. 3~4 个月婴儿唾液分泌开始增加,5~6 个月时明显增多,但由于口底浅,不能及时吞咽所分泌的全部唾液,常可发生生理性流涎。

2. 婴儿胃呈水平位,贲门和胃底部肌张力低,幽门括约肌发育较好,故易出现溢奶和呕吐。

3. 胃容量在新生儿约为 30~60ml,1~3 个月 90~150ml,1 岁时 250~300ml,5 岁时 700~850ml。

4. 胃排空时间因食物种类不同而异,水 1.5~2 小时,母乳 2~3 小时,牛乳 3~4 小时。

5. 儿童肠管相对比成人长,固定差,易发生肠套叠和肠扭转。肠壁薄,通透性高,引起全身性感染和变态反应性疾病。

6. 肠道菌群受食物成分影响,母乳喂养儿以双歧杆菌占绝对优势;人工喂养和部分母乳喂养儿肠内的大肠埃希菌、嗜酸杆菌、双歧杆菌及肠球菌所占比例几乎相等。正常肠道菌群对侵入肠道的致病菌有一定的拮抗作用。

第二节 口 炎

一、鹅口疮

鹅口疮病原体是白色念珠菌。本病特征是在口腔黏膜表面出现白色或灰白色乳凝块样小点或小片状物,可逐渐融合成大片,不易拭去,若强行擦拭剥离后,局部黏膜潮红、粗糙、可有溢血。患处不痛、不流涎,不影响吃奶,一般无全身症状。以颊黏膜最常见,其次是舌、齿龈及上腭。

二、疱疹性口炎

疱疹性口炎病原体是单纯疱疹病毒。起病时发热,体温达 38~40℃,齿龈红肿,触之易出血,继而在口腔黏膜上出现单个或成簇的小疱疹,迅速破溃后形成浅表溃疡,有黄白色纤维素性分泌物覆盖。疱疹常见于齿龈、口唇、舌和颊黏膜。

三、口炎护理

[常见护理诊断/问题]

有窒息的危险;营养失调;疼痛;知识缺乏。

[护理措施]

1. 保持口腔清洁 鹅口疮患儿可用 2%碳酸氢钠溶液于哺乳前后清洁口腔,然后局部涂抹制霉菌素鱼肝混悬溶液;疱疹性口炎患儿可用 3%过氧化氢溶液清洗口腔,然后涂抹西瓜霜或锡类散等。鼓励患儿多饮水,进食后漱口。对流涎者,及时清除分泌物,保持皮肤干燥、清洁,避免引起皮肤湿疹及糜烂。

2. 正确涂药 涂药前应先将纱布或干棉球放在颊黏膜腮腺管口处或舌系带两侧,以隔断唾液,防止药物被冲掉;然后再用干棉球将病变部位表面吸干后再涂药;涂药后嘱患儿闭口 10 分钟后取出纱布或棉球,并嘱患儿不可立即漱口、饮水或进食。

3. 饮食护理 供给高热量、高蛋白、富含维生素的温凉流质或半流质食物,食物宜甜、不宜咸,避免摄入酸辣或粗硬食物。对因口腔黏膜糜烂、溃疡引起疼痛影响进食者,可在进食前局部涂 2%利多卡因;对不能进食者,可静脉补充或给予肠道外营养,以确保能量与液体的供给。

4. 发热护理 密切监测体温变化,根据患儿的具体情况选择物理降温或药物降温。

5. 健康教育 指导家长食具专用,患儿使用过的食具应煮沸消毒或压力灭菌。

第三节 胃食管反流

胃食管反流是指胃内容物,包括从十二指肠流入胃的胆盐和胰酶等反流入食管,分生理性和病理性两种。

[病因和发病机制]

1. 抗反流屏障功能低下 食管下端括约肌(LES)压力降低;LES 周围组织薄弱或缺陷。

2. 食管廓清能力降低。

3. 食管黏膜的屏障功能破坏。

4. 胃、十二指肠功能失常。

[临床表现]

1. 呕吐 新生儿和婴幼儿以呕吐为主要表现。

2. 反流性食管炎 常见症状有:①烧灼感:见于有表达能力的年长儿,位于胸骨下端;②吞咽疼痛:婴幼儿表现为喂奶困难、烦躁、拒食,年长儿诉吞咽疼痛;③呕血和便血。

3. Barrette 食管。

4. 食管外症状 包括呼吸系统症状和营养不良等。

[治疗要点]

包括体位治疗、饮食治疗、药物治疗和手术治疗。常用药物有:多潘立酮、西沙必利、奥美拉唑、氢氧化铝凝胶、硫糖铝等。手术常用 Nissen 胃底折叠术。

[常见护理诊断/问题]

有窒息的危险;营养失调;疼痛;知识缺乏(家长)。

[护理措施]

1. 保持适宜体位 将床头抬高30°,新生儿和小婴儿以前倾俯卧位为最佳,但为防止婴儿猝死综合征的发生,睡眠时宜采取仰卧位及左侧卧位;年长儿在清醒状态下以直立位和坐位为最佳,睡眠时宜采取左侧卧位,将床头抬高 20~30cm,以促进胃排空,减少反流频率及反流物误吸。

2. 合理喂养 少量多餐,母乳喂养儿增加哺乳次数,人工喂养儿可在牛奶中加入糕干粉、米粉或进食谷类食品。严重反流以及生长发育迟缓者可管饲喂养。年长儿以高蛋白低脂肪饮食为主,睡前 2 小时不予进食,保持胃处于非充盈状态,避免食用降低食管下端括约肌张力和增加胃酸分泌的食物。

3. 用药护理 按医嘱给予用药并观察药物疗效和副作用。多潘立酮应饭前半小时或睡前口服;服用西沙必利时,不能同时饮用橘子汁,同时加强观察心率和心律的变化,出现心率加快或心律不齐时应及时联系医生进行处理;西咪替丁应在进餐时或睡前服用效果好。

4. 手术护理 术前配合做好各项检查和支持疗法;术后根据手术方式做好术后护理,应保持胃肠减压,做好引流管护理,注意观察有无腹部切口裂开、穿孔、大出血等并发症。

5. 健康教育。

第四节 婴幼儿腹泻

婴幼儿腹泻或称腹泻病是指由多种病原、多种因素引起的,以大便次数增多和大便性状改变为特点的消化道综合征,严重者可引起水、电解质和酸碱平衡紊乱。

[病因]

1. 易感因素

(1)消化系统发育不成熟。

(2)生长发育快。

(3)机体防御功能差。

(4)肠道菌群失调。

(5)人工喂养。

2. 感染因素

(1)肠道内感染:可由病毒、细菌、真菌、寄生虫引起,尤以病毒和细菌多见。秋冬季儿童腹泻以轮状病毒为主,夏季腹泻以大肠埃希菌为主。

(2)肠道外感染:当患中耳炎、肺炎、上呼吸道、泌尿道及皮肤感染时,可伴有腹泻。

3. 非感染因素

(1)饮食因素:有喂养不当、过敏因素、原发性或继发性双糖酶缺乏等。

(2)气候因素。

[发病机制]

导致腹泻发生的机制包括肠腔内存在大量不能吸收的具有渗透活性的物质(渗透性腹泻)、肠腔内电解质分泌过多(分泌性腹泻)、炎症所致的液体大量渗出(渗出性腹泻)及肠道运动功能异常(肠道功能异常性腹泻)等。但临床上不少腹泻并非由某种单一机制引起,而是多种机制共同作用的结果。

[临床表现]

不同病因引起的腹泻常具有不同临床过程。病程在2周以内的腹泻为急性腹泻;病程在2周至2个月之间的腹泻为迁延性腹泻;病程超过2个月的腹泻为慢性腹泻。

1. 腹泻的共同临床表现

(1)轻型腹泻:多由饮食因素或肠道外感染引起。以胃肠道症状为主,主要表现为食欲缺乏,偶有溢奶或呕吐。大便次数增多,一般每天多在10次以内,每次大便量不多,稀薄或带水,呈黄色或黄绿色,有酸味,粪质不多,常见白色或黄白色奶瓣和泡沫。一般无脱水及全身中毒症状,多在数日内痊愈。

(2)重型腹泻:多由肠道内感染引起。除有较重的胃肠道症状外,还有明显的脱水、电解质紊乱及全身中毒症状。

1)胃肠道症状:腹泻频繁,每日大便从十余次到数十次,常伴有呕吐(严重者可吐咖啡样物)、腹胀、腹痛、食欲缺乏等。大便呈黄绿色水样或蛋花汤样、量多,含水分多,可有少量黏液,少数患儿也可有少量血便。

2)水、电解质和酸碱平衡紊乱症状:有脱水、代谢性酸中毒、低钾及低钙、低镁血症等。

3)全身中毒症状:如发热,体温可达40℃,烦躁不安,精神萎靡或嗜睡,进而意识模糊,甚至昏迷、休克等。

2. 轮状病毒肠炎的临床特点 好发于秋、冬季,以秋季流行为主,故又称秋季腹泻。多见于6个月~2岁的婴幼儿,起病急,常伴有发热和上呼吸道感染症状,无明显中毒症状。病初即出现呕吐,大便次数多,量多,呈黄色或淡黄色,水样或蛋花汤样,无腥臭味,大便镜检偶有少量白细胞。常并发脱水、酸中毒及电解质紊乱。本病为自限性疾病,自然病程约3~8天。近年报道,轮状病毒感染也可侵犯多个脏器,如中枢神经系统、心肌等。

3. 生理性腹泻 生理性腹泻多见于<6个月的婴儿,外观虚胖,常有湿疹,表现为生后不久即出现腹泻,但除大便次数增多外,无其他症状,食欲好,不影响生长发育,添加换乳期食物后,大便即逐渐转为正常。

[治疗要点]

腹泻的治疗原则为调整饮食,预防和纠正脱水;合理用药,控制感染,预防并发症的发生。

药物治疗包括:

1. 控制感染 病毒性肠炎以饮食疗法和支持疗法为主,一般不用抗生素。其他肠炎应对因选药,如大肠埃希菌肠炎可选用抗 G⁻杆菌抗生素;抗生素相关性腹泻应停用原使用的抗生素,可选用万古霉素、新青霉素、抗真菌药物等;寄生虫性肠炎可选用甲硝唑、大蒜素等。

2. 肠道微生态疗法 常用双歧杆菌、嗜酸乳杆菌等制剂。

3. 肠黏膜保护剂 常用蒙脱石散(思密达)。

[常见护理诊断/问题]

腹泻;体液不足;营养失调;体温过高;有皮肤完整性受损的危险;知识缺乏。

[护理措施]

1. 调整饮食 继续喂养,但必须调整和限制饮食,停喂不消化和脂肪类食物。母乳喂养者可继续哺乳,减少哺乳次数,缩短每次哺乳时间,暂停换乳期食物添加;人工喂养者可喂米汤、腹泻奶粉等,待腹泻次数减少后给予流质或半流质饮食如粥、面条,少量多餐,随着病情稳定和好转,逐步过渡到正常饮食。呕吐严重者,可暂时禁食4~6小时(不禁水),待好转后继续喂食,由少到多,由稀到稠。病毒性肠炎多有双糖酶缺乏,不宜用蔗糖,并暂停乳类喂养,改用酸奶、豆浆等。腹泻停止后逐渐恢复营养丰富的饮食,并每日加餐1次,共2周。对少数严重病例口服营养物质不能耐受者,应加强支持疗法,必要时全静脉营养。

2. 维持水、电解质及酸碱平衡　ORS用于腹泻时预防脱水及纠正轻、中度脱水。轻度脱水约需50~80ml/kg,中度脱水80~100ml/kg,于8~12小时内将累积损失量补足;脱水纠正后可将ORS用等量水稀释按病情需要随时口服。有明显腹胀、休克、心功能不全或其他严重并发症及新生儿不宜口服补液。静脉补液用于中、重度脱水或吐泻严重或腹胀的患儿。根据不同的脱水程度和性质,结合年龄、营养状况、自身调节功能,决定溶液的成分、容量和滴注持续时间。第1天补液的总量包括累积损失量、继续损失量及生理需要量三个部分,第2天以后的补液,一般只补继续损失量和生理需要量。

3. 控制感染　按医嘱选用针对病原菌的抗生素以控制感染,严格执行消毒隔离,感染性腹泻与非感染性腹泻患儿应分室居住,护理患儿前后要认真洗手,腹泻患儿用过的尿布、便盆应分类消毒,以防交叉感染。发热的患儿,根据情况给予物理降温或药物降温。

4. 维持皮肤完整性(尿布皮炎的护理)　选用吸水性强的、柔软布质或纸质尿布,勤更换,避免使用不透气塑料布或橡皮布;尿布湿了及时更换,每次便后用温水清洗臀部并擦干,以保持皮肤清洁、干燥;局部皮肤发红处涂以5%鞣酸软膏或40%氧化锌油并按摩片刻,促进局部血液循环;局部皮肤糜烂或溃疡者,可采用暴露法,臀下仅垫尿布,不加包扎,使臀部皮肤暴露于空气中或阳光下。女婴尿道口接近肛门,应注意会阴部的清洁,预防上行性尿路感染。

5. 密切观察病情

(1)监测生命征:如神志、体温、脉搏、呼吸、血压等。

(2)观察大便情况:观察并记录大便次数、颜色、气味、性状、量,做好动态比较,为输液方案和治疗提供可靠依据。

(3)观察全身中毒症状:如发热、烦躁、嗜睡、倦怠等。

(4)观察水、电解质和酸碱平衡紊乱症状:如脱水情况及其程度、代谢性酸中毒表现、低钾血症表现。

6. 健康教育。

第五节　肠套叠

肠套叠是指部分肠管及其肠系膜套入邻近肠腔内造成的一种绞窄性肠梗阻,分为原发性和继发性,病因尚未完全明了。

[临床表现]

分急性肠套叠和慢性肠套叠,2岁以下婴幼儿多为急性发病。

1. 急性肠套叠　主要症状有腹痛、呕吐、血便、腹部包块和全身症状。

2. 慢性肠套叠　以阵发性腹痛为主要表现,病程有时长达十余日。

[治疗要点]

非手术治疗首选空气灌肠,手术疗法包括单纯手法复位、肠切除吻合术或肠造瘘术等。

[常见护理诊断/问题]

疼痛;知识缺乏。

[护理措施]

1. 密切观察病情　健康婴幼儿突然发生阵发性腹痛、呕吐、便血和腹部扪及腊肠样肿块块时可确诊肠套叠,应密切观察腹痛的特点及部位,以助于诊断。

2. 非手术治疗效果观察　密切观察患儿腹痛、呕吐、腹部包块情况。灌肠复位成功的表现如下:

(1)患儿安静入睡,不再哭闹及呕吐。

(2)腹部平软,触不到原有的包块。

(3)肛门排气以及排出大量带臭味的黏液血便或黄色大便。

(4)复位后给予口服 0.5~1g 药用炭,6~8 小时后可见大便内炭末排出。

如患儿仍然烦躁不安,阵发性哭闹,腹部包块仍存,应怀疑是否套叠还未复位或又重新发生套叠,应立即通知医生作进一步处理。

3. **手术护理** 术前密切观察生命体征、意识状态,特别注意有无水电解质紊乱、出血及腹膜炎等征象,做好术前准备;向家长说明选择治疗方法的目的,解除其心理负担,争取对治疗和护理的支持与配合。对于术后患儿,注意维持胃肠减压功能,保持胃肠道通畅,预防感染及吻合口瘘。患儿排气、排便后可拔除胃肠引流管,逐渐恢复由口进食。

第六节 先天性巨结肠

先天性巨结肠是由于直肠或结肠远端的肠管持续痉挛,粪便淤滞在近端结肠而使该段肠管肥厚、扩张。目前认为本病是多基因遗传和环境因素共同作用的结果。

[临床表现]

1. 胎粪排除延迟、顽固性便秘和腹胀。

2. 呕吐、营养不良、发育迟缓。

3. 患儿常并发小肠结肠炎、肠穿孔及继发感染。

[治疗要点]

少部分慢性以及轻症患儿可选用灌肠等保守治疗,大部分患儿需行手术治疗。

[常见护理诊断/问题]

便秘;营养失调;生长发育迟缓;知识缺乏(家长)。

[护理措施]

1. 术前护理

(1)清洁肠道、解除便秘:口服缓泻剂、润滑剂,帮助排便;使用开塞露、扩肛等刺激括约肌,诱发排便;部分患儿需用生理盐水进行清洁灌肠,每日 1 次,肛管插入深度要超过狭窄段肠管,忌用清水灌肠,以免发生水中毒。

(2)改善营养:对存在营养不良、低蛋白血症者应加强支持疗法。

(3)观察病情:特别注意有无小肠结肠炎的征象,如高热、腹泻、排出奇臭粪液,伴腹胀、脱水、电解质紊乱等,并做好术前准备。

(4)做好术前准备:清洁肠道;术前 2 天按医嘱口服抗生素,检查脏器功能并作相应处理。

(5)健康教育。

2. 术后护理

(1)常规护理:禁食至肠蠕动功能恢复;胃肠减压防止腹胀;记尿量;更换伤口敷料以防感染;按医嘱应用抗生素。

(2)观察病情:观察体温、大便情况,如体温升高、大便次数增多,肛门处有脓液流出,直肠指检可扣得吻合口裂隙,表示盆腔感染;如术后仍有腹胀,并且无排气、排便,可能与病变肠段切除不彻底,或吻合口狭窄有关,均应及时联系医生进行处理。

(3)健康教育:指导家长术后 2 周左右开始每天扩肛 1 次,坚持 3~6 个月,同时训练排便习惯,以改善排便功能。

第七节 先天性胆道疾病

一、先天性胆道闭锁

先天性胆道闭锁是先天性胆道发育障碍导致胆道梗阻,是新生儿胆汁淤积最常见的原因。本病病因尚未完全清楚,主要有先天性发育畸形和病毒感染学说两种。

[临床表现]

1. 黄疸　为本病特征性表现。

2. 肝脾肿大。

3. 发育迟缓。

[治疗要点]

早期诊断早期治疗者预后较好。

手术治疗是唯一有效方法。Kasai 根治术仍然是胆道闭锁的首选手术方法,而肝移植适用于晚期病例和 Kasai 根治术失败的患儿。

二、先天性胆管扩张症

先天性胆管扩张症是胆总管和胰管连接部发育异常导致的先天性胆道畸形。

[临床表现]

典型临床表现为腹痛、黄疸和腹部包块三个基本症状,呈间歇性发作。

1. 腹痛　以右上腹多见,多为钝痛,严重者出现绞痛,间歇性发作,患儿常屈膝俯卧位。

2. 黄疸　轻者临床上可无黄疸,随腹痛、发热后出现黄疸,多呈间歇性发生,严重者粪便变灰白,小便赤黄。

3. 腹部肿块　约80%年长患儿的右上腹可触及表面光滑的囊性肿块。腹痛发作并发感染、黄疸时,肿块可增大可有压痛;症状缓解后肿块可缩小。

[治疗要点]

本病一经确诊应及早手术,完全囊肿切除术和胆肠 Roux-en-Y 吻合术是治疗本病的主要手段,疗效好。

三、先天性胆道闭锁和胆管扩张症的护理

[常见护理诊断/问题]

营养失调;生长发育迟缓;疼痛;有感染的危险。

[护理措施]

1. 术前护理　包括改善营养状况、做好肠道术前准备和心理护理。

2. 术后护理

(1)常规护理。

(2)保持引流通畅:①适当约束患儿,妥善固定导管,严防脱出;②妥善连接导管与各型引流收集器具,维持其重力引流或负压引流状态;③观察并记录引流液量和性状;④保持导管通畅,必要时按无菌原则疏通管腔;⑤如果发生导管脱出,应立即报告医生,不可试行重新置入,防止损伤吻合口或脏器,导致出血、感染或吻合口瘘;⑥加强导管周围皮肤护理,可涂氧化锌软膏,及时更换敷料;⑦拔除导管时间须待组织愈合,或在体腔内导管周围形成纤维包绕,或经造影检查确定。

(3)饮食护理:术后应尽早恢复母乳喂养。指导产妇定时哺乳或挤出奶汁喂养婴儿,是保证妇婴健康的最佳选择。对贫血、低蛋白血症或术后并发食胆瘘、肠瘘等患儿,应给予静脉补液,或短期实施胃肠外营养支持。

(4)并发症护理:胆瘘及腹部切口裂开是术后主要的并发症,术后腹胀导致腹内压过高是切口裂开的直接原因,多发生在术后3~7天。患儿突然哭闹不安、腹肌紧张并有压痛、切口有胃肠液、胆汁样液溢出,应警惕胆、肠瘘,应立即报告医生。持续胃管、肛管减压,能促进肠蠕动尽早恢复;腹带保护等是减轻腹胀,防止切口裂开的有效方法。

(5)健康教育。

第八节　先天性直肠肛管畸形

先天性直肠肛管畸形是新生儿常见病,其发生是正常胚胎发育期发生障碍的结果。引起直肠肛管发育障碍的原因尚不清楚。

[临床表现]

由于在正常位置没有肛门,绝大多数直肠肛管畸形患儿易被发现。出生后24小时无胎粪排出,或仅有少量胎粪从尿道、会阴口排出,正常肛门位置无肛门开口。患儿早期即有恶心、呕吐,呕吐物初为胆汁,以后为粪便样物。2~3天后腹部膨隆,可见腹壁肠蠕动,出现低位肠梗阻症状。

[治疗要点]

除少数肛门狭窄患儿可用扩肛疗法外,多数应经手术重建肛门位置和功能,手术大致可分为经会阴肛门成形术、骶会阴肛门成形术和腹骶会阴肛门成形术。

[护理措施]

1. 术前按腹部手术常规护理　禁食,建立静脉通道,纠正水电解质、酸碱失衡,腹胀明显给予胃肠减压;向家长说明选择治疗方法的目的,解除其心理负担,争取对治疗和护理的支持与配合。

2. 术后护理　参见先天性巨结肠患儿的护理。

【自测习题】

(一) 选择题

A1/A2 型题

1. 儿童生理性流涎多发生在
   A. 5~6 个月　　　　　　　　　　B. 7~8 个月
   C. 9~10 个月　　　　　　　　　 D. 1 岁后
   E. 2 岁后

2. 患儿,女,出生4天,生后一直未排便,患儿可能是
   A. 正常现象　　　　　　　　　　B. 胆道梗阻
   C. 消化道梗阻　　　　　　　　　D. 消化道出血
   E. 先天性巨结肠

3. 鹅口疮的病原体是
   A. 链球菌　　　　　　　　　　　B. 白色念珠菌
   C. 腺病毒　　　　　　　　　　　D. 单纯疱疹病毒
   E. 大肠埃希菌

4. 引起夏季婴儿腹泻的主要是
   A. 腺病毒　　　　　　　　　　　B. 金黄色葡萄球菌
   C. 轮状病毒　　　　　　　　　　D. 变形杆菌
   E. 致病性大肠埃希菌

5. 婴儿腹泻的治疗原则**不包括**
   A. 加强护理,防止并发症　　　　B. 合理用药
   C. 严格禁食　　　　　　　　　　D. 纠正水、电解质紊乱
   E. 控制感染

6. 婴幼儿腹泻重型与轻型的主要区别是
   A. 恶心、呕吐　　　　　　　　　B. 发热 39℃ 以上
   C. 明显的水、电解质紊乱　　　　D. 每日大便超过 10 次
   E. 蛋花汤样大便

7. 急性腹泻是指病程短于

A. 1 周   B. 2 周   C. 1 个月

D. 2 个月   E. 3 个月

8. 婴幼儿腹泻的病因,**不正确**的是

    A. 肠道内感染   B. 胃肠道 SIgA 较高

    C. 肠道外感染   D. 肠道菌群失调

    E. 对食物过敏

9. 引起婴儿溢乳的原因**不包括**

    A. 胃呈水平位   B. 胃酸分泌少

    C. 贲门括约肌较松弛   D. 幽门括约肌发育好

    E. 喂奶时吞咽较多空气

10. 生理性腹泻的临床特点**不包括**

    A. 多见于 6 个月以内婴儿   B. 外观虚胖,常伴湿疹

    C. 大便次数增多   D. 生长发育低于正常

    E. 添加换乳期食物后大便多逐渐转为正常

11. 下列符合轮状病毒肠炎临床特点的是

    A. 好发于夏秋季   B. 多发于 6 个月~2 岁

    C. 全身中毒症状重   D. 不易并发脱水、酸中毒

    E. 病程多迁延不愈

12. 下列**不符合**轻型腹泻表现的是

    A. 发热   B. 中、重度脱水

    C. 腹泻每日 10 次以下   D. 大便呈黄色或黄绿色

    E. 大便镜检见少许脓球

* 13. 关于口炎的护理,**不正确**的是

    A. 保持口腔清洁   B. 局部涂药应在饭后立即进行

    C. 饮食以微温或凉的流质为宜   D. 局部涂药时动作应轻、快、准

    E. 局部涂药后勿立即饮水或进食

14. 新生儿胃容量约为

    A. 10~30ml   B. 30~60ml

    C. 60~90ml   D. 90~150ml

    E. 150~300ml

15. 牛奶在胃内的排空时间是

    A. 1~2 小时   B. 2~3 小时

    C. 3~4 小时   D. 4~5 小时

    E. 5~6 小时

16. 引起秋季腹泻最常见的病原是

    A. 流感病毒   B. 埃可病毒

    C. Norwalk 病毒   D. 柯萨基病毒

    E. 轮状病毒

17. 治疗鹅口疮,常选用的药物是

    A. 病毒唑   B. 制霉菌素甘油

    C. 青霉素   D. 激素

    E. 锌氧油

18. 婴儿肠套叠的大便特点
    A. 黏液果酱样血便
    B. 黏液或脓血便，有特殊臭味
    C. 赤豆汤样血水便，有特殊臭味
    D. 粪色由浅黄转为白色陶土样
    E. 黄色水样或蛋花汤样，无腥臭味

19. 患儿，男，1岁，因腹泻呕吐引起脱水需补液，在250ml的葡萄糖溶液中加10%氯化钾，最多不得超过
    A. 5ml
    B. 6.5ml
    C. 7.5ml
    D. 8ml
    E. 8.5ml

20. 患儿，女，2个月，口腔黏膜出现白色凝乳块状物，不易拭去，患儿最可能发生了
    A. 鹅口疮
    B. 疱疹性咽峡炎
    C. 单纯性口腔炎
    D. 疱疹性口腔炎
    E. 溃疡性口腔炎

21. 患儿，男，1岁，呕吐、腹泻5天，近1天来尿量减少，精神不振，皮肤弹性差，前囟和眼窝凹陷，血清钠125mmol/L，请判断该患儿脱水的程度和性质
    A. 中度等渗性脱水
    B. 轻度等渗性脱水
    C. 中度低渗性脱水
    D. 重度高渗性脱水
    E. 轻度低渗性脱水

* 22. 患儿，女，8岁，因呕吐、腹泻5天，无尿4小时入院。体检：重度脱水貌，四肢凉，遵医嘱首选的治疗措施是
    A. 快速滴注生理盐水20ml/kg
    B. 快速滴注5%葡萄糖液20ml/kg
    C. 快速滴注5%碳酸氢钠10ml/kg
    D. 快速滴注1/2张含钠液10ml/kg
    E. 快速滴注2∶1等张含钠液20ml/kg

23. 患儿，男，7个月，因腹泻伴中度等渗性脱水入院。经补液治疗后，该患儿脱水体征基本消失，呼吸平稳，但精神仍差，腹胀明显，四肢软弱无力，最可能的原因是并发了
    A. 低血糖
    B. 低钙血症
    C. 低钾血症
    D. 低镁血症
    E. 代谢性酸中毒

24. 患儿，男，1岁，以"发热、呕吐、腹泻3天"为主诉就诊，10小时来无尿。查体：T 38.3℃，BP 80/50mmHg，体重8kg。精神萎靡，皮肤弹性差，前囟1cm×1cm，明显凹陷，心音低钝，腹稍胀，肠鸣音存在。眼窝深陷，哭无泪。肢端凉，皮肤略发花，呼吸深，急促。护士对其身体评估，判断该患儿脱水的程度是
    A. 无脱水
    B. 轻度脱水
    C. 中度脱水
    D. 重度脱水
    E. 极重度脱水

25. 患儿，女，9个月，诊断"婴儿腹泻"，补液过程中，出现尿量增多，腹胀，心音低钝，肠鸣音减弱，患儿最可能发生了
    A. 低钠血症
    B. 低钙血症
    C. 低钾血症
    D. 低镁血症
    E. 中毒性肠麻痹

26. 患儿，男，7个月，诊断"婴儿腹泻"，在脱水酸中毒纠正后，出现手足抽搐，首选的治疗药物是
    A. 生理盐水
    B. 地塞米松
    C. 10%氯化钾
    D. 地西泮

E. 10%葡萄糖酸钙

27. 患儿,女,4个月。出生后不久开始腹泻,大便每天5~6次,神志清楚,营养中等,面部见湿疹,大便常规正常。患儿最可能发生了

  A. 婴儿腹泻   B. 迁延性肠炎

  C. 病毒性肠炎   D. 生理性腹泻

  E. 真菌性肠炎

28. 患儿,女,15个月,发热、腹泻1天,尿少半天,院外补液治疗,护士对患儿家长的用药指导正确的是服用

  A. 温开水   B. 生理盐水

  C. 葡萄糖溶液   D. 口服补液盐

  E. 2∶1等张含钠液

29. 患儿,男,11个月,发热、吐泻3天,无尿8小时。查体:精神萎靡,眼窝深陷,皮肤有花纹,脉细速,四肢厥冷。遵医嘱首选的治疗措施是

  A. 升压   B. 利尿   C. 扩容

  D. 止泻   E. 抗感染

30. 患儿,男,6个月,呕吐2天,腹泻、尿少1天,诊断"中度脱水"。静脉补液10小时,观察患儿眼窝仍凹陷,口渴,尿少色黄。患儿最可能的原因是

  A. 脱水已纠正   B. 脱水未纠正

  C. 合并肾功能不全   D. 合并低钾血症

  E. 稀释性低钠血症

A3/A4型题

(1~4题共用题干)

患儿,女,6个月,人工喂养。因腹泻、呕吐2天,伴口渴、尿少半天,门诊拟"婴儿腹泻伴脱水"收入院。体检:枕秃,脱水征明显,精神萎靡,呼吸深快,口唇樱红。

1. 该患儿呼吸深快,最可能的原因是

  A. 休克   B. 败血症

  C. 低钾血症   D. 中毒性脑病

  E. 代谢性酸中毒

2. 需进一步诊断,下列最重要的检查是

  A. 血常规   B. 尿常规

  C. 血生化   D. 大便常规

  E. 大便细菌培养

3. 经补液该患儿脱水体征基本消失,但突然出现惊厥,应首先考虑为

  A. 中毒性脑病   B. 化脓性脑膜炎

  C. 低钙血症   D. 低镁血症

  E. 高钠血症

* 4. 若需给该患儿补钾,下列**不正确**的是

  A. 见尿补钾   B. 尽量口服

  C. 一般要持续4~6天   D. 静脉补钾的浓度不超过0.3%

  E. 必要时可静脉缓慢推注0.3%氯化钾

(5~7题共用题干)

患儿,男,8个月,发热、腹泻2天,精神萎靡,尿少4小时。患儿体温38℃,大便呈蛋花汤样,眼窝

凹陷,口唇干燥,肛周皮肤发红。

　5. 患儿最可能的原因是

　　A. 食物中毒　　　　　　　　　　B. 急性胃炎

　　C. 细菌性痢疾　　　　　　　　　D. 上呼吸道感染

　　E. 轮状病毒肠炎

　6. 针对该患儿目前身心状况,护理诊断**不包括**

　　A. 腹泻　　　　　　　　　　　　B. 体温过高

　　C. 体液不足　　　　　　　　　　D. 清理呼吸道无效

　　E. 有皮肤完整性受损的危险

　7. 患儿静脉补液 8 小时后,眼窝凹陷有所减轻,排尿 2 次,排稀便 2 次。此时,医生医嘱口服 ORS 液,下列护理措施**错误**的是

　　A. 停止母乳喂养　　　　　　　　B. 适当补充白开水

　　C. 口服补钾　　　　　　　　　　D. 加强臀部皮肤护理

　　E. 记录 24 小时出入量

(8~9 题共用题干)

　　患儿,女,4 个月,间歇发热、咳嗽 20 天,同期按"支气管炎"给予口服"头孢拉定"治疗,近 3 天发现口腔有白色点片状凝乳块样物,不易拭去。

　8. 患儿口腔病变的原因是并发了

　　A. 发热引起　　　　　　　　　　B. 鹅口疮

　　C. 麻疹黏膜斑　　　　　　　　　D. 疱疹性口炎

　　E. 疱疹性咽峡炎

　9. 口腔护理时,最宜选择的溶液是

　　A. 碘伏　　　　　　　　　　　　B. 生理盐水

　　C. 3%过氧化氢　　　　　　　　　D. 1%高锰酸钾

　　E. 2%碳酸氢钠

(10~13 题共用题干)

　　患儿,女,8 个月,腹泻 3 天,无尿 6 小时,大便每天 10 余次,精神极度萎靡,呼吸深快,皮肤弹性极差,口腔黏膜干燥,前囟眼窝深陷,口唇樱桃红。血生化检查:血钾 3.0mmol/L,血钠 138mmol/L,HCO_3^- 14mmol/L。

　* 10. 护士对其身体评估,判断该患儿脱水的程度是

　　A. 无脱水　　　　　　　　　　　B. 轻度脱水

　　C. 中度脱水　　　　　　　　　　D. 重度脱水

　　E. 极重度脱水

　11. 估计该患儿丢失累积损失量为

　　A. 30~50ml/kg　　　　　　　　　B. 50~100ml/kg

　　C. 100~150ml/kg　　　　　　　　D. 150~180ml/kg

　　E. 180~200ml/kg

　12. 该患儿脱水的性质是

　　A. 极低渗脱水　　　　　　　　　B. 低渗脱水

　　C. 等渗脱水　　　　　　　　　　D. 高渗脱水

　　E. 极高渗脱水

　13. 该患儿的酸碱平衡紊乱类型是

A. 代谢性酸中毒   B. 代谢性碱中毒

C. 呼吸性酸中毒   D. 呼吸性碱中毒

E. 混合性酸碱平衡紊乱

（14～16题共用题干）

足月男婴,生后2周,黄疸逐渐加重,以结合胆红素增加为主,肝脏进行性增大,大便灰白色。

14. 最可能的原因是

    A. 生理性黄疸   B. 母乳性黄疸

    C. 新生儿溶血症   D. 新生儿败血症

    E. 新生儿胆道闭锁

15. 该患儿的治疗,宜选择

    A. 手术治疗   B. 门诊随访

    C. 供给营养   D. 激素治疗

    E. 抗感染治疗

16. 如果患儿术后烦躁不安、全腹紧张压痛、切口有胆汁样液溢出,应警惕

    A. 感染   B. 胆瘘

    C. 切口裂开   D. 肠粘连

    E. 吻合口瘘

（17～20题共用题干）

患儿,男,3岁。患儿生后2个月始有进食后呕吐,伴嗳气,生长发育较同龄儿落后,近半年出现胸骨后烧灼感,上腹部不适,食欲缺乏。查体:体重16.8kg,身高90cm,营养欠佳,皮肤弹性稍差,胸廓无畸形。

17. 最可能的原因是

    A. 慢性胃炎   B. 贲门痉挛

    C. 生理性反流   D. 消化性溃疡

    E. 胃食管反流病

18. 该患儿宜采用的饮食是

    A. 高蛋白高脂肪   B. 高蛋白低脂肪

    C. 低蛋白低脂肪   D. 低蛋白高脂肪

    E. 高热量高脂肪

19. 该患儿睡眠时,宜采取

    A. 直立位   B. 半坐卧位

    C. 仰卧位   D. 左侧卧位

    E. 前倾俯卧位

20. 如果用多潘立酮治疗,其最佳服药时间应选择

    A. 饭前5分钟   B. 饭前30分钟

    C. 饭前1小时   D. 饭后30分钟

    E. 饭后1小时

（二）名词解释

1. 婴幼儿腹泻

2. 迁延性腹泻

3. 生理性腹泻

（三）简答题

1. 解释说明婴幼儿为何易患腹泻。

2. 简述鹅口疮的护理措施。

3. 简述腹泻患儿的饮食护理。

4. 简述腹泻患儿臀部皮肤护理要点。

（四）案例分析

患儿,女,8个月,以"腹泻伴发热2天"为主诉入院,患儿于入院前2天无明显诱因出现腹泻,大便每日10余次,呈黄色蛋花汤样便,有时呈稀水便,量多,伴有发热,体温波动于38~39℃,进食易吐,吐出胃内容物,量少,呈非喷射状,每日3~4次,伴咳嗽、咳痰、流涕。发病后患儿精神差,食少(母乳喂养),口渴,尿量减少。

查体:T 38.8℃,P 120次/分,R 40次/分,W 7.5kg,精神萎靡,皮肤干,弹性差,前囟约1cm×1cm且明显凹陷,眼眶凹陷,口唇及口腔黏膜干燥,口唇呈樱桃红色,咽红,双肺呼吸音清,HR 120次/分,律齐,心音低钝,无杂音,腹稍胀,肝脾肋下未及,肠鸣音2次/分,四肢稍凉,膝腱反射减弱。

辅助检查:血常规:WBC 8.0×10⁹/L,中性45%,淋巴55%;血清钠135mmol/L,血清钾3.2mmol/L,HCO_3^- 15mmol/L。

问题:

1. 患儿可能的临床诊断有哪些?

2. 评估患儿目前的状况,列出其主要护理诊断。

3. 对该患儿如何进行病情观察?

【参考答案】

（一）选择题

A1/A2 型题

1. A	2. E	3. B	4. E	5. C	6. C	7. B	8. B	9. B	10. D
11. B	12. B	13. B	14. B	15. C	16. E	17. B	18. A	19. C	20. A
21. C	22. E	23. C	24. D	25. C	26. E	27. D	28. D	29. C	30. B

A3/A4 型题

1. E	2. C	3. C	4. E	5. E	6. D	7. A	8. B	9. E	10. D
11. C	12. C	13. A	14. E	15. A	16. B	17. E	18. B	19. D	20. B

（二）名词解释

1. 婴幼儿腹泻　是指由多种病原、多种因素引起的,以大便次数增多和大便性状改变为特点的消化道综合征,严重者可引起水、电解质和酸碱平衡紊乱。

2. 迁延性腹泻　是指病程在2周至2个月之间的腹泻。

3. 生理性腹泻　是指生后不久即出现腹泻,但除大便次数增多外,无其他症状,食欲好,不影响生长发育,添加换乳期食物后,大便即逐渐转为正常。多见于6个月以内的婴儿。

（三）简答题

1. 婴幼儿易患腹泻的原因

(1)消化系统发育不成熟。

(2)生长发育快,对营养物质的需求相对较多,消化道负担较重。

(3)婴儿血液中免疫球蛋白、胃肠道SIgA及胃内酸度均较低,对感染的防御能力差。

(4)肠道菌群失调。

（5）人工喂养。

2. 鹅口疮护理措施

（1）做好口腔护理：鼓励患儿多饮水，进食后漱口，以保持口腔黏膜湿润和清洁。对流涎者，及时清除流出物，保持皮肤干燥、清洁，避免引起皮肤湿疹及糜烂。

（2）局部涂药：用2%碳酸氢钠溶液于哺乳前后清洁口腔；局部涂抹制霉菌素鱼肝油混悬溶液，每日2~3次。

（3）食具专用：指导家长食具专用，患儿使用过的食具应煮沸消毒或高压灭菌消毒。

（4）健康指导：治疗原发病，进行营养指导，培养良好的饮食习惯；注意奶瓶、奶头和食具卫生，每次使用后进行消毒。

3. 腹泻患儿的饮食护理

（1）婴儿腹泻不主张禁食，可继续喂养，但需调整和限制饮食，停喂不消化和脂肪类食物。母乳喂养者可限制哺乳次数，缩短每次哺乳时间，暂停换乳期食物添加；人工喂养儿可喂米汤、酸奶、脱脂奶等。待腹泻次数减少后给予流质或半流质饮食如粥、面条，少量多餐，随着病情稳定和好转，逐步过渡到正常饮食。

（2）呕吐严重者，可暂时禁食4~6小时（不禁水），待好转后继续喂食，由少到多，由稀到稠。

（3）病毒性肠炎多有双糖酶缺乏，不宜用蔗糖，并暂停乳类喂养，改用酸奶、豆浆等。

（4）腹泻停止后逐渐恢复营养丰富的饮食，并每日加餐1次，共2周。对少数严重病例口服营养物质不能耐受者，加强支持疗法，必要时全静脉营养。

4. 腹泻患儿臀部皮肤护理

（1）选用吸水性强的、柔软布质或纸质尿布，避免使用不透气塑料布或橡皮布。

（2）尿布湿了及时更换，每次便后用温水清洗臀部并擦干，以保持皮肤清洁、干燥。

（3）局部皮肤发红处涂以5%鞣酸软膏或40%氧化锌油并按摩片刻，促进局部血液循环。

（4）也可采用暴露法，臀下仅垫尿布，不加包扎，使臀部皮肤暴露于空气中或阳光下。

（5）局部皮肤溃疡可用灯光照射，每次照射20~30分钟，每日1~2次，使局部皮肤蒸发干燥。

（四）案例分析

1. 临床诊断

（1）婴儿腹泻（急性、重型）。

（2）中度等渗性脱水。

（3）轻度代谢性酸中毒。

（4）低钾血症。

2. 护理诊断

（1）腹泻　与感染致肠道功能紊乱有关。

（2）体液不足　与呕吐、腹泻及摄入不足有关。

（3）营养失调：低于机体需要量　与呕吐、腹泻及摄入不足有关。

（4）体温过高　与肠道感染有关。

（5）有皮肤完整性受损的危险　与大便刺激臀部皮肤有关。

3. 病情观察

（1）观察生命体征及一般情况。

（2）观察大便及呕吐次数、量、性状、颜色等并记录。

（3）注意脱水是否改善及尿量情况，观察输液效果。

（4）注意有否输液反应，以及静脉点滴是否通畅，有无堵塞、肿胀及漏出血管外等。警惕心力衰竭和肺水肿的发生。

（5）观察酸中毒表现，注意酸中毒纠正后，有无出现低钙惊厥。补充碱性液体时勿漏出血管外，以免引起局部组织坏死。

（6）观察低血钾表现：注意观察患儿有无神经、肌肉兴奋性降低，如腹胀、肠鸣音减弱、腱反射消失等；有无心音低钝及心律不齐等。

（7）观察全身中毒症状：如发热、烦躁、嗜睡、倦怠等。

【习题解析】

A1/A2 型题

13.（答案 B）对口炎患儿进行局部涂药，应于餐后 1 小时左右进行，以免引起呕吐，饭后立即进行不妥。

22.（答案 E）婴儿腹泻时出现无尿，重度脱水貌，四肢凉，说明重度脱水，治疗应首先用 2：1 等张含钠液 20ml/kg，以迅速扩充血容量，然后再继续输液。

A3/A4 型题

4.（答案 E）患儿缺钾时补钾可通过口服或静脉滴入，切不可静脉推注，即使速度缓慢也不可以。

10.（答案 D）患儿无尿，精神极度萎靡，呼吸深快，皮肤弹性极差，口腔黏膜干燥，前囟眼窝深陷等，均符合重度脱水的改变。

（林晓云）

第十一章
呼吸系统疾病患儿的护理

【学习目标】

识记:
1. 说出小儿呼吸系统解剖生理特点。
2. 列举急性上呼吸道感染、急性支气管炎、肺炎和支气管肺炎的概念和病因。

理解:
1. 解释小儿易患呼吸系统感染性疾病的原因。
2. 简述急性上呼吸道感染、急性支气管炎、肺炎及支气管哮喘的发病机制、临床表现和治疗原则。
3. 比较几种特殊病原体所致肺炎的特点。

应用:
1. 为急性喉炎和哮喘持续状态的患儿提供急救措施。
2. 评估肺炎和支气管哮喘患儿,并应用所学知识为患儿提供整体护理。

【重点与难点】

第一节　儿童呼吸系统解剖生理特点

(一) 解剖特点

呼吸系统以环状软骨为界划分为上、下呼吸道。上呼吸道包括鼻、鼻窦、咽、咽鼓管、会厌、喉;下呼吸道包括气管、支气管、毛细支气管、呼吸性细支气管、肺泡管及肺泡。

1. 上呼吸道　婴幼儿后鼻道狭窄,黏膜柔嫩,血管丰富,无鼻毛,因此易受感染;感染后鼻腔易堵塞而致呼吸困难和吸吮困难。同时由于鼻窦黏膜与鼻腔黏膜相延续,故急性鼻炎可累及鼻窦,其中以上颌窦和筛窦最易感染。扁桃体炎常见于年长儿。婴幼儿咽鼓管宽、直、短,呈水平位,故鼻咽炎时易致中耳炎。儿童喉部呈漏斗形,相对较窄,软骨柔软,黏膜柔嫩,故感染后易发生充血、水肿,引起喉头狭窄,出现声音嘶哑和吸气性呼吸困难。

2. 下呼吸道　婴幼儿气管和支气管的管腔相对狭窄;气道较干燥,纤毛运动差,清除能力弱,因此易发生感染导致呼吸道阻塞。儿童右侧支气管粗短,走向垂直,是主支气的直接延伸,因此异物易进入右侧支气管。儿童肺泡数量较少,血管丰富,间质发育旺盛,故易发生肺部感染,引起间质性炎症、肺不张或肺气肿等。

3. 胸廓和纵隔　呼吸时胸廓运动幅度小,肺不能充分扩张、通气和换气,易因缺氧和二氧化碳潴留而出现青紫。纵隔周围组织松软,富有弹性,在气胸或胸腔积液时易发生纵隔移位。

（二）生理特点

1. 呼吸频率和节律　儿童年龄越小,呼吸频率越快。婴儿尤其是早产儿、新生儿,易出现呼吸节律不齐,甚至呼吸暂停。须在儿童安静或睡眠时测量呼吸频率。

2. 呼吸类型　婴幼儿呈腹膈式呼吸。7岁以后以混合式呼吸为主。

3. 呼吸功能　儿童各项呼吸功能储备能力均较差,患呼吸系统疾病时易发生呼吸功能不全。

4. 血气分析　小儿血气分析正常值见表11-1。

表11-1　小儿血气分析正常值

项 目	新生儿	~2岁	>2岁
pH	7.35~7.45	7.35~7.45	7.35~7.45
$PaO_2(kPa)$	8~12	10.6~13.3	10.6~13.3
$PaCO_2(kPa)$	4~4.67	4~4.67	4.67~6.0
$HCO_3^-(mmol/L)$	20~22	20~22	22~24
BE(mmol/L)	−6~+2	−6~+2	−4~+2
SaO_2	0.90~0.965	0.95~0.97	0.955~0.977

（三）免疫特点

儿童呼吸道的非特异性免疫功能和特异性免疫功能均较差。如咳嗽反射及纤毛的运动功能差,有效清除吸入的尘埃和异物的能力较低。婴幼儿肺泡巨噬细胞功能不足,SIgA、IgA、IgG和IgG亚类含量较低,故易患呼吸道感染。

（四）呼吸系统检查时的重要体征

1. 呼吸频率　WHO儿童急性呼吸道感染防治规划强调呼吸增快是肺炎的主要表现。呼吸急促指:幼婴<2个月,呼吸≥60次/分;2~12个月以下,呼吸≥50次/分;1~5岁以下,呼吸≥40次/分。在呼吸系统疾病过程中,出现慢或不规则呼吸是危险的征象,需特别注意。

2. 呼吸音　儿童特别是小婴儿由于胸壁薄,容易听到呼吸音。严重气道梗阻时,几乎听不到呼吸音,称闭锁肺,是病情危重的征象。

3. 发绀　为血氧不足的重要表现,是毛细血管床还原血红蛋白增加所致。末梢性发绀指血流较慢,动、静脉氧差较大部位(如肢端)的发绀;中心性发绀常发生在舌、黏膜等血流较快的部位,其发生较末梢性发绀晚,但临床更有意义。

4. 吸气时胸廓凹陷　婴幼儿上呼吸道梗阻或肺实变时,由于胸廓软弱,用力吸气时胸腔内负压增加,可引起胸骨上、下及肋间凹陷,即"三凹征"。

5. 吸气喘鸣　常伴吸气延长,是上呼吸道梗阻的表现。

6. 呼气呻吟　是小婴儿呼吸道梗阻和肺扩张不良的表现,常见于早产儿呼吸窘迫综合征。

第二节　急性上呼吸道感染

急性上呼吸道感染指鼻腔、咽或喉部急性炎症的总称,简称上感,俗称"感冒"。该病一年四季均可发生,在北方寒冷多变的冬春季节,南方湿度较大的夏秋雨季更容易造成流行。主要是空气飞沫传播。

[病因]

各种病毒和细菌均可引起,但90%以上为病毒所致,主要有鼻病毒、呼吸道合胞病毒、流感病毒、副流感病毒、腺病毒、柯萨奇病毒、埃可病毒、冠状病毒、单纯疱疹病毒、EB病毒等。病毒感染后可继发细菌感染,最常见的是溶血性链球菌,其次为肺炎球菌、流感嗜血杆菌等。肺炎支原体也可引起感染。

上呼吸道感染的发生发展不仅取决于入侵病原体的种类、毒性和数量,与宿主的防御功能和环境因素密切相关。因此加强儿童身体锻炼,改善营养状况,提高环境卫生对预防上感十分重要。

[临床表现]

临床症状轻重不一,与年龄、病原体及机体抵抗力不同有关。年长儿症状较轻,以局部症状为主,无全身症状或全身症状较轻;婴儿病情大多较重,常有明显的全身症状。

1. 一般类型上感

(1)潜伏期:常于受凉后 1~3 天出现症状。

(2)轻症:患儿只有局部症状和体征,主要表现为鼻咽部症状,如鼻塞、流涕、喷嚏、干咳、咽痒、咽痛等,多于 3~4 天自然痊愈。新生儿和小婴儿可因鼻塞而出现张口呼吸或拒乳。肺部听诊一般正常。

(3)重症:表现为全身症状,尤其婴幼儿起病急,多有高热,体温可高达 39~40℃,常持续 2~3 天至 1 周左右,常伴有呕吐、腹泻、烦躁不安,甚至高热惊厥。年长儿也表现为发热、头痛、全身不适、乏力等。部分患儿发病早期,可有阵发性脐周疼痛。

2. 流行性感冒　由流感病毒、副流感病毒引起,简称流感,有明显的流行病学史,潜伏期一般 1~3 天,起病初期传染性最强。典型流感,呼吸道症状可不明显,而全身症状重,有的可引起支气管炎、中耳炎、肺炎等并发症。

3. 两种特殊类型上感

(1)疱疹性咽峡炎:主要由柯萨奇 A 组病毒引起,好发于夏秋季。起病急,高热、咽痛、流涎、拒食、呕吐等。体检可见咽部充血,咽腭弓、腭垂、软腭等处有直径 2~4mm 的疱疹,周围有红晕,疱疹破溃后形成小溃疡。病程 1 周左右。

(2)咽-结合膜热:由腺病毒引起,常发生于春夏季,散发或发生小流行。以发热、咽炎、结合膜炎为特征。临床主要表现为发热、咽痛、眼部刺痛、咽部充血,一侧或双侧滤泡性眼结合膜炎,颈部、耳后淋巴结肿大,有的伴胃肠道症状。病程 1~2 周。

[治疗要点]

1. 一般治疗　病毒性上呼吸道感染为自限性疾病,无须特殊治疗。注意休息、多饮水、居室通风,做好呼吸道隔离,预防并发症的发生。

2. 病因治疗

(1)病毒感染者主张早期应用抗病毒药物,可用利巴韦林(病毒唑)有广谱抗病毒作用。若为流行性感冒病毒感染,可在病初应用磷酸奥司他韦口服,为神经氨酸酶抑制剂。

(2)细菌感染者,可加用抗菌药物,常用青霉素类、头孢菌素类及大环内酯类,疗程 3~5 天。如为链球菌感染或既往有肾炎或风湿热病史者,青霉素疗程应为 10~14 天。

3. 对症治疗。

[常见护理诊断/问题]

舒适度减弱;体温过高;潜在并发症。

[护理措施]

1. 一般护理　注意休息,减少活动。采取分室居住和佩戴口罩等方式进行呼吸道隔离。保持室内空气清新,但应避免空气对流。

2. 促进舒适　保持适宜温湿度。保持口腔清洁,及时清除鼻腔及咽喉部分泌物和干痂,保持鼻孔周围的清洁,并用凡士林、液状石蜡等涂抹鼻翼部的黏膜及鼻下皮肤,以减轻分泌物的刺激。

3. 发热的护理　每 4 小时测量体温一次,并准确记录,如为超高热或有热性惊厥史者须1~2 小时测量一次。体温超过 38.5℃时给予药物降温。退热处置 1 小时后复测体温,并随时注意有无新的症状或体征出现,以防惊厥发生或体温骤降。

4. 保证充足的营养和水分　给予富含营养、易消化的饮食。因发热、呼吸增快而增加水分消耗,所以要注意常喂水,入量不足者进行静脉补液。

5. 病情观察　密切观察病情变化,注意咳嗽的性质、神经系统症状、口腔黏膜改变及皮肤有无皮疹等,有可能发生惊厥的患儿应加强巡视,密切观察体温变化,床边设置床挡,以防患儿坠床,备好急救物品和药品。

6. 用药护理　应注意观察用药后的效果及药物的不良反应。

7. 健康教育。

第三节　急性支气管炎

急性支气管炎是指各种病原体引起的支气管黏膜感染,因气管常同时受累,故又称为急性气管支气管炎。本病是儿童时期常见的呼吸道疾病,婴幼儿多见,常并发或继发于呼吸道其他部位感染,或为麻疹、百日咳等急性传染病的一种临床表现。

[病因]

病原体为各种病毒、肺炎支原体、细菌或混合感染,以病毒为主要病因。免疫功能失调、营养不良、佝偻病及支气管局部的结构异常等均为本病的危险因素。

[临床表现]

起病可急可缓,大多先有上呼吸道感染的症状,之后以咳嗽为主要表现。初为刺激性干咳,1～2天后有痰液咳出。婴幼儿症状较重,常有发热,体温高低不一,多在 38.5℃ 左右,可伴有呕吐、腹泻等消化道症状。一般全身症状不明显。肺部听诊呼吸音粗糙,或有少许散在干、湿啰音。啰音的特点是易变,常在体位改变或咳嗽后减少甚至消失。一般无气促和发绀。

[治疗要点]

主要是对症治疗和控制感染。

1. 一般治疗。

2. 对症治疗　一般不用镇咳剂或镇静剂,以免抑制其自然排痰。痰液黏稠时可用 N-乙酰半胱氨酸、氨溴索和一些中药制剂。喘憋严重者可用支气管扩张剂,如沙丁胺醇雾化吸入;喘息严重时可加用泼尼松口服。

3. 控制感染　怀疑细菌感染时,可适当选用抗生素,如青霉素类、大环内酯类等。

[常见护理诊断/问题]

体温过高;清理呼吸道无效;舒适度减弱。

[护理措施]

1. 一般护理　保持室内空气新鲜,温湿度适宜(温度 20℃ 左右,湿度 60% 左右)。患儿应注意休息,鼓励患儿多饮水,进食营养丰富、易消化的饮食,应少量多餐,保持口腔卫生。

2. 发热的护理　同上呼吸道感染。

3. 保持呼吸道通畅　观察咳嗽、咳痰的性质,指导并鼓励患儿有效咳嗽;对咳嗽无力的患儿,经常更换体位,拍背,促使呼吸道分泌物的排出及炎症消散。

4. 病情观察　注意观察呼吸变化,若有呼吸困难、发绀,应给予吸氧,并协助医生积极处理。

5. 用药护理　注意观察药物的疗效及不良反应。口服止咳糖浆后不要立即喝水,以使药物更好地发挥疗效。

6. 健康教育。

第四节　肺　炎

肺炎是指不同病原体及其他因素(如吸入羊水、过敏等)所引起的肺部炎症。临床上以发热、咳嗽、气促、呼吸困难和肺部固定湿啰音为主要表现。严重者可出现循环、神经、消化系统的相应症状。

[分类]

1. 病理分类　支气管肺炎、大叶性肺炎和间质性肺炎等。儿童以支气管肺炎最常见。

2. 病原体分类　感染性肺炎，如病毒性肺炎、细菌性肺炎、支原体肺炎、衣原体肺炎、原虫性肺炎、真菌性肺炎等；非感染因素引起的肺炎如吸入性肺炎、坠积性肺炎、嗜酸性粒细胞肺炎等。

3. 病程分类　大部分肺炎为急性过程，发病时间在一个月以内称为急性肺炎。有营养不良、佝偻病等并发症及免疫缺陷的患儿，病情容易迁延，病程在 1~3 个月者，称为迁延性肺炎；超过 3 个月者称为慢性肺炎。

4. 病情分类　轻症肺炎(以呼吸系统症状为主，无全身中毒症状)、重症肺炎(除呼吸系统严重受累外，其他系统也受累，全身中毒症状明显)。

5. 临床表现典型与否分类　典型肺炎和非典型肺炎

6. 肺炎发生的地区分类　社区获得性肺炎，指无明显免疫抑制的患儿在院外或住院 48 小时内发生的肺炎；院内获得性肺炎，指住院 48 小时后发生的肺炎，又称医院内肺炎。

一、支气管肺炎

支气管肺炎为儿童时期最常见的肺炎。以 2 岁以下儿童最多见。起病急，四季均可发病，以冬、春寒冷季节及气候骤变时多见。

[病因]

常见的病原体为病毒和细菌。病毒以呼吸道合胞病毒最多见，其次是人鼻病毒、副流感病毒等；细菌以肺炎链球菌多见，近年来，肺炎支原体、衣原体及流感嗜血杆菌肺炎日见增多。

[病理生理]

病原体常由呼吸道入侵，少数由血行入肺。病原体侵入肺部后，引起支气管黏膜水肿，管腔狭窄；肺泡壁充血、水肿，肺泡腔内充满炎性渗出物，从而影响肺通气和肺换气。缺氧、二氧化碳潴留及病原体毒素和炎症产物吸收产生的毒血症，可导致循环系统、消化系统、神经系统的一系列改变以及酸碱平衡失调和电解质紊乱。

[临床表现]

1. 呼吸系统表现　为发热、咳嗽、气促、肺部固定的中、细湿啰音。患儿常有精神不振、食欲减退、烦躁不安、轻度腹泻或呕吐等全身症状。

(1)发热：热型不一，多数为不规则热，新生儿可不发热或体温不升。

(2)咳嗽：较频，初为刺激性干咳，以后有痰，新生儿、早产儿可仅表现为口吐白沫。

(3)呼吸增快：多在发热、咳嗽之后出现。重者可有鼻翼扇动、点头呼吸、三凹征、唇周发绀。

(4)肺部啰音：以背部两肺下方及脊柱旁较多，可听到较固定的中、细湿啰音深吸气末更为明显。

2. 循环系统表现　轻度缺氧可致心率增快；重症肺炎可合并心肌炎、心力衰竭。心力衰竭主要表现为：

(1)呼吸困难加重，呼吸突然加快超过 60 次/分。

(2)心率突然增快超过 180 次/分，与体温升高和呼吸困难不相称。

(3)心音低钝，奔马律。

(4)骤发极度烦躁不安，面色苍白或发灰，指(趾)甲微血管充盈时间延长。

(5)肝脏迅速增大。

(6)尿少或无尿。

重症革兰阴性杆菌肺炎还可发生微循环衰竭，出现面色灰白、四肢发凉、脉搏细弱等。

3. 神经系统表现　轻度缺氧表现为精神萎靡、烦躁不安或嗜睡；脑水肿时，出现意识障碍、惊厥、前囟膨隆，可有脑膜刺激征，呼吸不规则，瞳孔对光反射迟钝或消失。

4. 消化系统表现　轻者常有食欲减退、吐泻、腹胀等;重者可发生中毒性肠麻痹或消化道出血。

5. 弥散性血管内凝血　重症患儿可出现弥散性血管内凝血(DIC),表现为血压下降,四肢凉,脉细数,皮肤、黏膜及胃肠道出血。

[治疗要点]

采用综合的治疗措施,原则是控制炎症,改善通气功能,对症治疗,防止和治疗并发症。

1. 控制感染　明确为细菌感染或病毒感染继发细菌感染者,根据不同病原体选择抗生素。使用原则:①根据病原菌选用敏感药物;②早期治疗;③联合用药;④选用渗入下呼吸道浓度高的药物;⑤足量、足疗程。重症宜静脉给药。

抗生素一般用至体温正常后的5~7天,临床症状、体征消失后3天。葡萄球菌性肺炎易复发及产生并发症,体温正常后继续用药2~3周,总疗程一般≥6周。支原体肺炎至少用药2~3周。

病毒感染者,应选用利巴韦林口服或静脉点滴,或干扰素等抗病毒药物。

2. 对症治疗　有缺氧症状时应及时吸氧;发热、咳嗽、咳痰者,给予退热、祛痰、止咳,保持呼吸道通畅;喘憋严重者可用支气管解痉剂;腹胀伴低钾者及时补钾,中毒性肠麻痹者,应禁食和胃肠减压,也可使用酚妥拉明静脉注射等;纠正水、电解质、酸碱平衡紊乱。

3. 其他　中毒症状明显或严重喘憋、脑水肿、感染性休克、呼吸衰竭者,可短期应用糖皮质激素。防治心力衰竭、中毒性肠麻痹、中毒性脑病等,积极治疗脓胸、脓气胸等并发症。

[常见护理诊断/问题]

气体交换受损;清理呼吸道无效;体温过高;营养失调;潜在并发症:心力衰竭、中毒性脑病、中毒性肠麻痹。

[护理措施]

1. 改善呼吸功能

(1)休息:保持室内空气清新,室温控制在18~20℃、湿度60%。治疗护理应集中进行,尽量使患儿安静,以减少机体的耗氧量。

(2)氧疗:一般采用鼻前庭导管给氧,氧流量为0.5~1L/min,氧浓度不超过40%;缺氧明显者用面罩或头罩给氧,氧流量为2~4L/min,氧浓度不超过50%~60%。

2. 保持呼吸道通畅　及时清除患儿口鼻分泌物;经常变换体位,以减少肺部淤血,促进炎症吸收。根据病情采用相应的体位,以利于肺的扩张及呼吸道分泌物的排除。指导患儿进行有效的咳嗽,排痰前协助转换体位,帮助清除呼吸道分泌物。必要时,可进行雾化吸入使痰液变稀薄利于咳出。

3. 降低体温　密切监测体温变化,采取相应的护理措施。

4. 补充营养及水分　给予足量的维生素和蛋白质,少量多餐。要严格控制静脉点滴速度,最好使用输液泵,保持液体均匀输入,以免发生心力衰竭。

5. 密切观察病情

(1)注意观察患儿神志、面色、呼吸、心音、心率等变化。

(2)密切观察意识、瞳孔、囟门及肌张力等变化。

(3)观察有无腹胀、肠鸣音是否减弱或消失、呕吐的性质、是否有便血等。

(4)如患儿病情突然加重,出现剧烈咳嗽、呼吸困难、烦躁不安、面色青紫、胸痛及一侧呼吸运动受限等,提示出现了脓胸、脓气胸。

6. 健康教育　从小养成锻炼身体的好习惯,经常户外活动,增强体质,改善呼吸功能。婴幼儿应少去人多的公共场所,尽可能避免接触呼吸道感染患者。定期健康检查,按时预防接种。

二、几种不同病原体所致肺炎的特点

1. 呼吸道合胞病毒性肺炎　呼吸道合胞病毒(RSV)感染所致,是造成5岁以下儿童急性下呼吸感染的最常见的病因。本病多见于3岁以下婴幼儿,尤以1岁以内的婴儿多见,重症患儿主要见于6

个月以下。主要症状为咳嗽、喘息、气促。约 2/3 患儿有喘鸣音。叩诊一般无浊音。X 线表现为两肺可见小点片状、斑片状阴影，部分患儿有不同程度的肺气肿。白细胞总数大多正常。

2. 腺病毒性肺炎　腺病毒(ADV)感染引起，多见于 6 个月~2 岁婴幼儿，冬、春季多发，是婴幼儿非严重最严重的类型之一。临床主要特点为急骤发热，高热持续时间长，中毒症状重。肺部啰音出现较晚，在发病 3~4 日后才开始出现，并经常有肺气肿征象。

3. 金黄色葡萄球菌肺炎　多见于新生儿及婴幼儿，冬、春季多发，本病大多并发于葡萄球菌败血症，病原体可由呼吸道侵入或经血行播散入肺。本病临床起病急，病情重，进展快，中毒症状明显。多呈弛张热。肺部体征出现较早，双肺可闻及散在中、细湿啰音，在发展过程中迅速出现肺脓肿，脓胸和脓气胸是本病的特点。外周血白细胞数明显增高，一般超过 $(15~30)×10^9$/L，中性粒细胞增高，有核左移并有中毒颗粒。

4. 流感嗜血杆菌肺炎　由流感嗜血杆菌感染引起，4 岁以下儿童多见，常并发于流感病毒或葡萄球菌感染时。临床起病较缓慢，病程呈亚急性，但全身中毒症状明显，表现为发热、精神萎靡、面色苍白、痉挛性咳嗽、呼吸困难、发绀、鼻翼扇动和三凹症等。常伴胸腔积液。

5. 肺炎支原体肺炎　又称原发性非典型肺炎，是学龄儿童和青少年常见的一种肺炎，由肺炎支原体(MP)感染所致。本病全年均可发生。大多起病不甚急，病初有全身不适、乏力、头痛等症状，2~3 天后出现发热，体温常达 39℃ 左右，可持续 1~3 周。常伴有咽痛和肌肉酸痛。初期刺激性干咳为突出表现，一般无呼吸困难的表现。肺部体征常不明显，少数可听到干、湿啰音。支原体肺炎首选大环内酯类抗生素，目前临床上以阿奇霉素为首选药物，疗程 10~14 天。

第五节　支气管哮喘

支气管哮喘简称哮喘，是由嗜酸性粒细胞、肥大细胞和 T 淋巴细胞等多种细胞参与的气道慢性炎症性疾病。

[病因]

尚未完全清楚。本病为多基因遗传病，同时哮喘的形成和反复发作又受环境因素的综合作用。

[发病机制]

哮喘的发病机制复杂，主要为慢性气道炎症、气流受限及气道高反应性。气道的慢性炎症是哮喘的本质，以肥大细胞的激活、嗜酸性粒细胞与活化 T 淋巴细胞浸润、许多炎性介质产生为特点。哮喘发作时有 4 种原因致气流受限，即急性支气管痉挛、气道壁肿胀、慢性黏液栓形成、气道壁重塑。

[临床表现]

哮喘的典型症状是反复喘息、气促、胸闷或咳嗽，呈阵发性反复发作，以夜间和(或)晨起为重。发作前常有刺激性干咳、喷嚏、流泪、胸闷等先兆症状，随后出现咳嗽、喘息，接着咳大量白色黏痰，伴有呼气性呼吸困难和喘鸣声。听诊呼吸音减弱，全肺可闻哮鸣音及干性啰音。发作间歇期多数患儿可无任何症状和体征。

儿童慢性或反复咳嗽有时可能是支气管哮喘的唯一症状，即咳嗽变异性哮喘(CVA)，常在夜间和清晨发作，运动可加重咳嗽。

若哮喘严重发作，经合理应用缓解药物后仍有严重或进行性呼吸困难者，称作哮喘危重状态(哮喘持续状态)。此时，由于通气量减少，两肺几乎听不到呼吸音，称"闭锁肺"，是支气管哮喘最危险的体征。

[治疗要点]

治疗原则:坚持长期、持续、规范、个体化的治疗原则。急性发作期:重点是抗炎、平喘，以便快速缓解症状;慢性持续期和临床缓解期:防止症状加重和预防复发，如避免触发因素、抗炎、降低气道高反应性、防止气道重塑，并做好自我管理。

1. 去除病因　避免接触过敏原,去除各种诱发因素,积极治疗和清除感染病灶。

2. 急性发作期治疗　主要是解痉和抗感染治疗。用药物缓解支气管痉挛,减轻气道黏膜水肿和炎症,减少黏痰分泌。吸入型速效 β_2 受体激动剂可维持 4~6 小时,是缓解哮喘急性症状的首选药物。严重发作时可第 1 小时每 20 分钟吸入 1 次,以后每 2~4 小时重复吸入。

3. 哮喘慢性持续期治疗　局部吸入糖皮质激素是目前哮喘长期控制的首选药,也是最有效的抗炎药物。通过吸入,药物直接作用于气道黏膜,局部抗炎作用强,不良反应少。通常需长期规范吸入 1~3 年甚至更长的时间才能起到治疗作用。

4. 哮喘持续状态的治疗　给氧、补液、纠正酸中毒。早期、较大剂量全身应用糖皮质激素可在 2~3 天内控制气道炎症。严重的持续性呼吸困难者可给予机械呼吸。

5. 预防复发　应避免接触过敏原,积极治疗和清除感染灶,祛除各种诱发因素。吸入维持量糖皮质激素,控制气道反应性炎症,是预防复发的关键。

[**常见护理诊断/问题**]

低效性呼吸型态;清理呼吸道无效;焦虑;知识缺乏。

[**护理措施**]

1. 环境与休息　保持室内空气清新,温湿度适宜,护理操作应尽可能集中进行。

2. 维持气道通畅,缓解呼吸困难

(1)使患儿采取坐位或半卧位,给予鼻导管或面罩吸氧。

(2)遵医嘱给予支气管扩张剂和糖皮质激素,观察其效果和副作用。

(3)给予雾化吸入,以促进分泌物的排出;对痰液多而无力咳出者,及时吸痰。

(4)保证患儿摄入足够的水分,以降低分泌物的黏稠度,防止痰栓形成。

(5)有感染者,遵医嘱给予抗生素。

(6)教会并鼓励患儿作深而慢的呼吸运动。

3. 密切观察病情变化　监测生命体征,注意呼吸困难的表现及病情变化。

4. 做好心理护理。

5. 健康教育　指导呼吸运动;介绍用药方法及预防知识。

【自测习题】

(一) 选择题

A1/A2 型题

*1. 儿童肺部感染易引起间质性炎症的原因是

　　A. 支气管腔相对狭窄　　　　B. 肺间质旺盛,血管丰富　　　C. 肺弹力组织发育差

　　D. 肺泡数量少　　　　　　　E. 抵抗力低

2. 儿童呼吸道感染易发生气道阻塞的原因中,以下**错误**的一项是

　　A. 气管、支气管腔相对狭小　B. 黏膜血管丰富　　　　　　　C. 黏膜腺分泌量多

　　D. 气管及支气管软骨柔软　　E. 纤毛运动,清除能力弱

3. 儿童上呼吸道感染常见的病原体是

　　A. 肺炎双球菌　　　　　　　B. 肺炎支原体　　　　　　　　C. 病毒

　　D. 真菌　　　　　　　　　　E. 原虫

4. 上呼吸道感染引起的并发症**除外**的是

　　A. 中耳炎、结膜炎　　　　　B. 急性肾炎　　　　　　　　　C. 咽后壁脓肿

　　D. 支气管炎及肺炎　　　　　E. 幼儿急疹

5. 上呼吸道感染护理中**不正确**的是
   A. 休息、多饮水　　　　　　　　　　B. 退热
   C. 早期应用抗生素　　　　　　　　　D. 鼻塞可用0.5%的麻黄碱滴鼻
   E. 作好病情观察

6. 下列**不是**支气管炎的临床特点的是
   A. 发热、频咳　　　　B. 气促　　　　　　C. 固定的细湿啰音
   D. 呼吸音减弱　　　　E. 咳痰

*7. 支气管肺炎与支气管炎鉴别的要点是
   A. 发热、频咳　　　　B. 气促　　　　　　C. 呼吸音减弱
   D. 固定的细湿啰音　　E. 血象示白细胞增多

8. 婴幼儿时期最常见的肺炎是
   A. 支气管肺炎　　　　B. 大叶性肺炎　　　C. 间质性肺炎
   D. 支原体肺炎　　　　E. 真菌性肺炎

9. 重症肺炎常引起
   A. 代谢性酸中毒和呼吸性碱中毒　　　B. 代谢性碱中毒和呼吸性碱中毒
   C. 代谢性酸中毒和呼吸性酸中毒　　　D. 代谢性碱中毒和呼吸性酸中毒
   E. 代谢性酸中毒

10. 重症肺炎患儿发生腹胀是由于
    A. 低钠血症　　　　　B. 消化不良　　　　C. 中毒性肠麻痹
    D. 低钾血症　　　　　E. 低血钙

11. 儿童肺炎时室内适宜的温湿度为
    A. 室温15~18℃,相对湿度40%　　　B. 室温18~20℃,相对湿度60%
    C. 室温20~22℃,相对湿度50%　　　D. 室温22~24℃,相对湿度70%
    E. 室温20~22℃,相对湿度70%

12. 重型肺炎与轻型肺炎区别主要在于
    A. 体温升高超过39℃　　　　　　　B. 两肺下方有较多的中细湿啰音
    C. 有循环、消化、神经等系统受累　　D. 周围血白细胞总数高
    E. 咳嗽、气促

13. 下列预防婴幼儿肺炎的措施,**应除外**的是
    A. 加强营养与体育锻炼　　　　　　B. 积极预防佝偻病与营养不良
    C. 采取各种措施预防呼吸道感染　　D. 长期服少量抗生素预防
    E. 积极治疗先心病

*14. 10个月婴儿,发热、咳嗽5天,呼吸30次/分,双肺可闻及少量易变的中、粗湿啰音,肺叩诊正常,初步诊断为
    A. 支气管肺炎　　　　B. 上呼吸道感染　　C. 支气管哮喘
    D. 支气管炎　　　　　E. 急性扁桃体炎

15. 一肺炎合并心力衰竭患儿,突然吐粉红色泡沫痰。下列处理正确的是
    A. 加大氧气流量　　　B. 间歇吸氧　　　　C. 吸入经酒精湿化氧气
    D. 持续高流量给氧　　E. 低流量给氧

16. 糖皮质激素长期治疗支气管哮喘的最佳给药途径是
    A. 静脉给药　　　　　B. 肌内注射　　　　C. 口服给药
    D. 皮下给药　　　　　E. 吸入给药

17. 糖皮质激素治疗哮喘持续状态的最佳给药途径是

    A. 静脉给药　　　　　B. 肌内注射　　　　　C. 口服给药

    D. 吸入给药　　　　　E. 皮下给药

18. 糖皮质激素治疗支气管哮喘的主要目的是

    A. 解除支气管痉挛　　B. 减少分泌物的产生　　C. 抗炎

    D. 抗过敏　　　　　　E. 松弛平滑肌

19. 1 岁半,男孩,高热、咳嗽、发绀、惊厥、昏迷,双肺满布细湿啰音,心率 180 次/分,肝右肋下 3cm,下列给药处理**不妥**的是

    A. 毛花苷 C　　　　　B. 酚妥拉明　　　　　C. 地塞米松

    D. 甘露醇　　　　　　E. 呋塞米

*20. 患儿 8 个月、发热咳嗽 3 天,突然烦躁喘憋加重半天,面色苍白,口唇发绀。R 80 次/分,两肺广泛细湿啰音,心音低钝,HR 180 次/分,肝肋下 3.5cm,考虑患儿发生的并发症是

    A. 脓气胸　　　　　　B. 心力衰竭　　　　　C. 中毒性脑病

    D. 气胸　　　　　　　E. 循环衰竭

21. 腺病毒性肺炎发病年龄最多见于

    A. 新生儿　　　　　　B. 2~6 个月婴儿　　　C. 6~12 个月婴儿

    D. 6~24 个月小儿　　E. 任何年龄

22. 治疗支原体肺炎最有效的抗生素是

    A. 青霉素　　　　　　B. 阿奇霉素　　　　　C. 庆大霉素

    D. 头孢塞肟　　　　　E. 氨苄西林

A3/A4 型题

(1~3 题共用题干)

11 个月男婴,弛张型高热,咳嗽 6 天,精神萎靡,食欲缺乏,时有呕吐,周围血 WBC $26×10^9$/L。查体:烦躁不安,气促,面色苍白,皮肤可见猩红热样皮疹,两肺可闻中小湿啰音。

*1. 该患儿最可能的诊断是

    A. 金黄色葡萄球菌肺炎　　B. 腺病毒性肺炎　　　C. 肺炎链球菌肺炎

    D. 支原体肺炎　　　　　　E. 衣原体肺炎

*2. 该患儿在治疗过程中突然出现呼吸困难加重,经吸痰和给予氧气吸入后无明显缓解,应考虑可能并发

    A. 气胸　　　　　　　B. 心肌炎　　　　　　C. 肺大疱

    D. 脑水肿　　　　　　E. 脓气胸

*3. 该患儿正在使用抗生素治疗,总疗程应为

    A. 1 周　　　　　　　B. 2 周　　　　　　　C. 3 周

    D. 4 周　　　　　　　E. 6 周

（二）名词解释

1. 迁延性肺炎

2. 哮喘持续状态

3. 社区获得性肺炎

（三）简答题

1. 肺炎患儿常见护理诊断有哪些?

2. 判断肺炎患儿发生心力衰竭的临床表现有哪些?

【参考答案】

（一）选择题

A1/A2 型题

1. B   2. C   3. C   4. E   5. C   6. C   7. D   8. A   9. C   10. C
11. B   12. C   13. D   14. D   15. C   16. E   17. A   18. C   19. D   20. B
21. B   22. B

A3/A4 型题

1. A   2. E   3. E

（二）名词解释

1. 迁延性肺炎　病程在 1～3 个月的肺炎。

2. 哮喘持续状态　哮喘严重发作,经合理应用缓解药物后仍有严重或进行性呼吸困难者,称为哮喘危重状态,即哮喘持续状态。

3. 社区获得性肺炎　指无明显免疫抑制的患儿在院外或住院 48 小时内发生的肺炎

（三）简答题

1. 肺炎患儿常见护理诊断

（1）清理呼吸道低效　与呼吸道分泌物增多及排痰无力有关。

（2）气体交换受损　与肺部炎症造成的通气与换气障碍有关。

（3）体温过高　与肺部感染有关。

（4）营养失调:低于机体的需要量　与消化道功能紊乱引起摄入不足有关。

（5）潜在并发症:心力衰竭、中毒性脑病、中毒性肠麻痹。

（6）知识缺乏:患儿家长缺乏有关小儿肺炎的护理和预防知识。

2. 肺炎患儿发生心力衰竭的临床表现有

（1）呼吸困难加重,呼吸突然加快超过 60 次/分。

（2）心率突然增快超过 180 次/分,与体温升高和呼吸困难不相称。

（3）心音低钝,奔马律。

（4）骤发极度烦躁不安,面色苍白或发灰,指(趾)甲微血管充盈时间延长。

（5）肝脏迅速增大。

（6）尿少或无尿。

【习题解析】

A1/A2 型题

1.（答案 B）儿童肺泡数量较少,血管丰富,间质发育旺盛,使肺含血量丰富而含气量相对较少,故易发生肺部感染,感染时又易引起间质性炎症、肺不张或肺气肿等。

7.（答案 D）支气管肺炎可听到较固定的中、细湿啰音,以背部两肺下方脊柱旁较多,吸气末更为明显。而支气管炎啰音的特点是易变,常在体位改变或咳嗽后减少甚至消失。故答案 D 正确。

14.（答案 D）上呼吸道感染包括急性扁桃体炎,肺部听诊一般正常;支气管肺炎啰音较固定;少量易变的中、粗湿啰音,是支气管炎特点。

20.（答案 B）患儿出现的呼吸心率加快、喘憋加重、面色苍白、口唇发绀、心音低钝及肝脏增大都属于心力衰竭的临床表现。

A3/A4 型题

1.（答案 A）金黄色葡萄球菌肺炎发热多呈弛张热,皮肤可见猩红热样皮疹或荨麻疹样皮疹,肺部体征出现较早,双肺可闻及中、细湿啰音,外周血白细胞数明显增高。

2.（答案 E）金黄色葡萄球菌肺炎容易并发肺脓肿、脓胸、脓气胸、肺大疱等。患儿突然出现呼吸困难,首先应考虑脓气胸。

3.（答案 E）葡萄球菌性肺炎易复发及产生并发症,体温正常后继续用药 2 周,总疗程 6 周。

（陈　华）

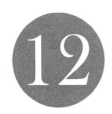

第十二章
循环系统疾病患儿的护理

【学习目标】

识记：

1. 列出小儿心率、血压的正常值范围。

2. 复述法洛四联症、差异性发绀、缺氧发作、蹲踞、杵状指（趾）和周围血管征的概念。

3. 复述先天性心脏病的分类。

4. 复述病毒性心肌炎的临床表现。

理解：

1. 说明正常胎儿血液循环和出生后血液循环的改变。

2. 说明室间隔缺损、房间隔缺损、动脉导管未闭、法洛四联症的血流动力学改变和治疗原则。

3. 说明病毒性心肌炎的病因和治疗要点。

应用：针对先天性心脏病患儿的护理问题，采取妥善的护理措施。

【重点与难点】

第一节　儿童循环系统解剖生理特点

一、心脏的胚胎发育

胚胎第 2 周开始形成原始心脏，原始心脏是一个纵直管道，由外表收缩环把它分为心房、心室、心球三部分。胚胎第 4 周时心房和心室是共腔的，房和室的划分最早是在房室交界处的背、腹面各长出一心内膜垫，最后两垫相接将心脏分为心房和心室。心球以后逐渐形成心室的流出道。心脏在胚胎第 4 周开始有循环作用，胚胎第 8 周房室中隔完全形成，即成为具有四腔的心脏。心脏胚胎发育的关键时期是胚胎 2~8 周，在此期间如受到某些物理、化学和生物因素的影响，则易引起心血管发育畸形。

二、胎儿血液循环和出生后的改变

（一）正常胎儿血液循环

胎儿由于不存在有效的呼吸运动，故肺的循环血量很少，且卵圆孔和动脉导管开放，几乎左右心都经主动脉向全身输送血液。胎儿时期的营养代谢和气体交换通过脐血管和胎盘与母体之间以弥散的方式进行。胎儿期供应脑、心、肝和上肢的血液的氧气含量远比下半身高。

（二）出生后血液循环的改变

出生后血液循环的主要改变是胎盘血液循环停止而肺循环建立，血液气体交换由胎盘转移至肺。

1. 肺循环阻力下降。

2. 卵圆孔关闭。

3. 动脉导管关闭。

（三）正常各年龄儿童心脏、心率、血压的特点

1. 心脏大小和位置 儿童心脏体积相对地比成人大。新生儿和小于 2 岁婴幼儿的心脏多呈横位；以后心脏逐渐由横位转为斜位，3~7 岁心尖搏动已位于左第 5 肋间、锁骨中线处，左心室形成心尖部；7 岁以后心尖位置逐渐移到锁骨中线以内 0.5~1cm。

2. 心率 新生儿平均 120~140 次/分，1 岁以内 110~130 次/分，2~3 岁 100~120 次/分，4~7 岁 80~100 次/分，8~14 岁 70~90 次/分。一般体温每升高 1℃，心率增加 10~15 次/分。

3. 血压 新生儿收缩压平均 60~70mmHg（8.0~9.3kPa），1 岁时 70~80mmHg（9.3~10.7kPa），2 岁以后收缩压可按公式计算，收缩压（mmHg）= 年龄×2+80mmHg（年龄×0.26+10.7kPa）。收缩压的 2/3 为舒张压。收缩压高于此标准 20mmHg（2.6kPa）为高血压，低于此标准 20mmHg（2.6kPa）为低血压。正常情况下，下肢的血压比上肢约高 20mmHg（2.6kPa）。

第二节 先天性心脏病

一、概述

先天性心脏病是胎儿时期心脏血管发育异常而致心血管的畸形，是儿童最常见的心脏病，发病率为活产婴儿的 7‰~8‰。

[病因与发病机制]

1. 遗传因素 主要包括染色体易位与畸变，单一基因突变，多基因病变和先天性代谢紊乱。

2. 环境因素 主要的是孕早期宫内感染，如风疹、流行性感冒、流行性腮腺炎和柯萨奇病毒感染等；孕妇与大剂量的放射线接触和服药史，如抗肿瘤药、甲苯磺丁脲；孕妇患代谢紊乱性疾病，如糖尿病、高钙血症等；引起子宫内缺氧的慢性疾病；妊娠早期饮酒、吸食毒品等。

[分类]

根据左右心腔或大血管间有无直接分流和临床有无青紫，可分为 3 类：

1. 左向右分流型（潜伏青紫型） 常见的有室间隔缺损、房间隔缺损和动脉导管未闭等。

2. 右向左分流型（青紫型） 常见的有法洛四联症和大动脉错位等。

3. 无分流型（无青紫型） 常见的有主动脉缩窄和肺动脉狭窄等。

二、临床常见的先天性心脏病

（一）房间隔缺损

房间隔缺损约占先天性心脏病发病总数的 7%~15%，女性较多见，男女比约为 1∶2。

[临床表现]

缺损小者可无症状。缺损大者表现为易感乏力、体型瘦长、面色苍白，由于肺循环血量的增多使肺充血，患儿活动后气促、易患呼吸道感染，当哭闹、患肺炎或心力衰竭时，右心房压力可超过左心房，出现暂时性青紫。

体格检查：可见体格发育落后、消瘦，心前区隆起，心尖搏动弥散，心浊音界扩大，胸骨左缘 2~3 肋间可闻及Ⅱ~Ⅲ级收缩期喷射性杂音（肺动脉瓣相对狭窄），肺动脉瓣区第二心音增强或亢进，并呈不受呼吸影响的固定分裂（肺动脉瓣延迟关闭）。分流量大时，胸骨左缘下方可闻及舒张期隆隆样杂音（三尖瓣相对狭窄）。并发症：常见的为肺炎，至青中年期可合并心律失常、肺动脉高压和心力衰竭。

[治疗要点]

1. 介入性心导管术 如符合适应证，通过介入性心导管用扣式双盘堵塞装置（Sideris）、蚌状伞（Cardio Seal）或蘑菇伞（Amplatzer）关闭缺损。

2. 手术治疗 1 岁以内患儿分流量小，无症状，有自行闭合的可能，一般不主张手术治疗；1 岁以

上者只要明确诊断,即可手术治疗。最佳手术年龄为 3~5 岁。房间隔缺损患者唯一的手术禁忌证就是不可逆性肺动脉高压,当静息时肺血管阻力升高到 8~12U/m² 以下,使用肺血管扩张剂也不能下降至 7U/m² 以下,即为手术禁忌证。

3. 术后并发症

(1)心律失常:术后心律失常多由于手术时心房刺激和创伤所致,可以恢复,但术中一定要辨认清楚窦房结,避免直接损伤导致术后窦房结功能失常或心房异位节律。

(2)栓塞:术后有发生体循环和肺循环栓塞的危险,其中脑血管意外是严重的并发症,多由残留空气从心脏排出造成,术中注意当修补缺损至最后一针时,膨肺使左房充分排气后,抽紧缝线打结。

(二)室间隔缺损

室间隔缺损是最常见的先天性心脏病,发病率约占儿童先天性心脏病的 30%~50%。可分为 3 种类型:①膜周部缺损;②漏斗部缺损;③肌部缺损:较少见。缺损可以只有一个,也可同时存在几个缺损。根据缺损的大小可分为:小型缺损(缺损<0.5cm),中型缺损(缺损为 0.5~1.0cm),大型缺损(缺损>1.0cm)。

[临床表现]

临床表现取决于缺损的大小和肺循环的阻力。小型室间隔缺损,患儿无明显症状。大、中型室间隔缺损在新生儿后期及婴儿期即可出现症状,表现为喂养困难,吸吮时常因气急而中断,面色苍白,多汗,生长发育落后,反复出现肺部感染及充血性心力衰竭。长期肺动脉高压的患儿多有活动能力的下降、青紫和杵状指。

体格检查:可见心前区隆起,心界向左下扩大,胸骨左缘第 3~4 肋间可闻及Ⅲ~Ⅴ级粗糙的全收缩期杂音,向心前区广泛传导,并可在杂音最响处触及收缩期震颤,肺动脉第二心音增强。明显肺动脉高压者,肺动脉第二心音显著亢进而心脏杂音较轻,此时右心室肥大较明显,左向右分流减少,当出现右向左分流时,患儿呈现青紫。

并发症:室间隔缺损易并发支气管炎、支气管肺炎、充血性心力衰竭、肺水肿和感染性心内膜炎。

[治疗要点]

1. 内科治疗

(1)防治并发症:主要是防治感染性心内膜炎、肺部感染和心力衰竭。为预防感染性心内膜炎,应在拔牙、做扁桃体或其他咽部手术时预防性使用抗生素;可选用地高辛、利尿剂等控制心力衰竭。

(2)介入性心导管术:通过介入性心导管术封堵肌部室间隔缺损是可行的,但难度较大。

2. 手术治疗

(1)手术适应证

1)膜部小型室间隔缺损:左向右分流量小,可以随访观察,一般不主张过早手术;但是有潜在发生细菌性心内膜炎的危险。在随访过程中如果不能自然闭合,可在学龄前期手术。

2)小婴儿大型室缺:大量左向右分流伴心脏明显增大,反复肺炎、心衰,内科治疗无效者,宜及时行室缺修补术,可防止心肌损害和不可逆性的肺血管病变产生。

3)婴幼儿大型室缺伴有动脉导管未闭或主动脉缩窄:持续性充血性心衰、反复呼吸道感染、肺动脉高压及生长发育不良者应及早手术,争取一期同时纠正。

4)肺动脉瓣下型室间隔缺损:自愈倾向低,且易主动脉瓣右窦脱垂形成关闭不全者应及时手术。

(2)手术禁忌证:出现下列情况者,说明病期过晚,已失去缺损修补手术时机,如勉强侥幸度过手术关,亦无好的临床效果,而且手术可能加速其恶化致死。

1)静止和轻度活动后出现发绀,或已有杵状指(趾)。

2)缺损部位的收缩期杂音不明显或已消失,代之以因肺动脉高压产生的 P₂ 亢进或肺动脉瓣关闭不全的舒张期杂音(Graham-Stell 杂音)。

3)动脉血氧饱和度明显降低(<90%);或静止时为正常临界水平,稍加活动即明显下降。

4)超声多普勒检查,示心室水平呈以右向左为主的双向分流或右向左(逆向)分流。

5)右心导管检查,示右心室压力与左心室持平或反而高出;肺总阻力>10Wood 单位;肺循环与体循环血流量比值<1.2;或肺循环阻力/体循环阻力比值>0.75。婴幼儿手术指征应适当放宽。

(3)术后并发症

1)室间隔缺损残余分流。

2)传导阻滞。

（三）动脉导管未闭

动脉导管未闭约占先天性心脏病发病总数的 9%～12%(不包括早产儿的动脉导管未闭),女多于男,比例约为(2～3)：1。根据未闭的动脉导管大小、长短和形态不一,一般分为 3 型：①管型；②漏斗型；③窗型。

[临床表现]

导管口径较细者,分流量小及肺动脉压力正常,临床可无症状。导管粗大者,分流量大影响生长发育,患儿活动后气急、疲劳、多汗,易发生反复呼吸道感染及充血性心力衰竭。如合并重度肺动脉高压,即出现青紫,偶因扩大的肺动脉压迫喉返神经而引起声音嘶哑。

体格检查:可见患儿多消瘦,轻度胸廓畸形,心前区隆起,心尖搏动增强,胸骨左缘第 2～3 肋间可闻有粗糙响亮的连续性机器样杂音,占据整个收缩期和舒张期,向左上和腋下传导,可伴有震颤,肺动脉瓣区第二心音增强或亢进。由于肺动脉分流使动脉舒张压降低,收缩压多正常,脉压多大于40mmHg(5.3kPa),可有水冲脉、毛细血管搏动和股动脉枪击音等周围血管征。

并发症:常见充血性心力衰竭、感染性心内膜炎、肺血管的病变等。

[治疗要点]

1. 内科治疗

(1)早产儿动脉导管未闭的治疗:可用吲哚美辛或阿司匹林口服,以抑制前列腺素合成,促使导管平滑肌收缩而关闭导管。但对足月儿无效,不应使用。

(2)介入性心导管术:近年来介入性治疗已成为动脉导管未闭首选治疗方法,可采用微型弹簧圈或蘑菇伞堵塞动脉导管。

2. 手术治疗　凡确诊动脉导管未闭的患儿,原则上都应手术治疗。且早治愈可防止心衰及感染性心内膜炎的发生。

（四）法洛四联症

法洛四联症是 1 岁以后儿童最常见的青紫型先天性心脏病,其发病率占所有先天性心脏病的10%～15%,男女发病比例接近。

法洛四联症是由以下 4 种畸形组成：①肺动脉狭窄；②室间隔缺损；③主动脉骑跨；④右心室肥厚。

[临床表现]

1. 青紫　青紫严重程度及出现的早晚与肺动脉狭窄程度成正比。青紫常于唇、球结合膜、口腔黏膜、耳垂、指(趾)等毛细血管丰富的部位明显。

2. 缺氧发作　2 岁以下的患儿多有缺氧发作,常在晨起吃奶时或大便、哭闹后出现阵发性呼吸困难、烦躁、青紫加重,严重者可引起突然昏厥、抽搐或脑血管意外。每次发作可持续数分钟至数小时,常能自行缓解。年长儿常诉头晕、头痛。

3. 蹲踞　是法洛四联症患儿活动后常见的症状。婴儿常喜竖抱时将双膝屈曲,大腿贴腹部,侧卧时双膝屈曲。年长儿常将双腿交叉,坐时更喜屈膝,每于行走、活动或站立过久时,因气急而主动下蹲片刻再行走,为一种无意识的自我缓解缺氧和疲劳的体位。

4. 杵状指(趾)　指(趾)末端膨大如鼓槌状。

(1)体格检查:可见患儿生长发育迟缓,青紫和杵状指(趾),心前区可稍隆起,胸骨左缘第2~4肋间可闻及Ⅱ~Ⅲ级喷射性收缩期杂音,一般以第3肋间最响,其响度取决于肺动脉狭窄程度。狭窄重,流经肺动脉的血液少,杂音则轻而短。肺动脉第二心音减弱或消失。

(2)并发症:脑血栓和亚急性细菌性心内膜炎。

[治疗要点]

1. 内科治疗　及时治疗呼吸道感染,防治感染性心内膜炎,预防脱水及并发症。

缺氧发作时的处理:①轻者置患儿于膝胸位即可缓解;②及时吸氧并保持患儿安静;③皮下注射吗啡0.1~0.2mg/kg,可抑制呼吸中枢和消除呼吸急促;④静脉应用碳酸氢钠,纠正代谢性酸中毒;⑤重者可静脉缓慢注射β受体阻滞剂普萘洛尔(心得安)减慢心率,缓解发作。口服普萘洛尔可预防再次缺氧发作。

2. 外科治疗　单纯型法洛四联症首选一期根治手术。对右室流出道狭窄严重且肺动脉远端严重发育不良,或肺动脉缺失伴有较大的体肺侧支,以及婴儿冠状动脉畸形难以施行右心室流出道补片扩大,不宜施行心外管道者或一个半心室矫治者应先做姑息手术,其基本原理是先建立体-肺动脉分流,增加肺动脉内血流,待肺动脉发育改善后作二期根治术。对有缺氧发作的重症法洛四联症患者应在婴儿期尽早手术,频繁发作者应急诊手术。

3. 手术并发症

(1)低心排血量综合征。

(2)呼吸窘迫综合征。

(3)心律失常。

(4)肾功能不全。

(5)室间隔缺损残余分流。

(6)右室流出道残余狭窄。

(五) 肺动脉狭窄

肺动脉狭窄为右室流出道梗阻的先天性心脏病,以肺动脉瓣狭窄最常见。发病率占先天性心脏病总数的10%~20%。

[临床表现]

轻度肺动脉狭窄一般无症状,只有在体检时才发现。狭窄程度越重,症状越明显,主要为活动后有气急、乏力和心悸,生长发育落后。重症肺动脉狭窄婴儿期即可发生青紫及右心衰竭,青紫主要为通过未闭的卵圆孔的左向右分流所致。发生心力衰竭前,生长发育尚可。

体格检查:可见心前区隆起,胸骨左缘搏动较强。肺动脉瓣区可触及收缩期震颤,并可闻及响亮的喷射性全收缩期杂音,向颈部传导。轻、中度狭窄杂音为Ⅱ~Ⅳ级,重度狭窄可达Ⅴ级,但极重度狭窄时杂音反而减轻。杂音部位与狭窄的类型有关:瓣膜型以第2肋间最响,漏斗部狭窄以第3、4肋间最响。如右心室代偿失调而扩大,则于三尖瓣区可闻及收缩期吹风样杂音,同时可有颈静脉怒张、肝肿大、下肢水肿等右心衰竭表现。

[治疗要点]

1. 内科治疗

(1)药物治疗:严重肺动脉狭窄并伴有发绀的新生儿可应用前列环素E_1开放动脉导管,或其他措施缓解缺氧。

(2)介入性心导管术:经皮穿刺心导管球囊扩张成形术目前在临床应用广泛,是治疗肺动脉瓣狭窄的首选,多数效果良好。

2. 手术治疗

(1)活动后有气短、心悸,或有右心衰竭及发绀表现者,或临床症状不明显,但有右心室肥大伴劳损者。

(2)休息时右心室收缩压>60mmHg;或肺动脉-右心室压差>30mmHg。

(3)肺动脉瓣口面积<0.5cm^2。

三、先天性心脏病患儿的护理

[常见护理诊断/问题]

1. 内科常见护理诊断/问题　活动无耐力;营养失调;生长发育迟缓;有感染的危险;潜在并发症:心力衰竭、感染性心内膜炎、脑血栓。

2. 心内直视手术常见护理诊断/问题　焦虑;心排血量减少;体液不足;体温过低:与低温下体外循环有关。

[护理措施]

1. 内科常见护理措施

(1)安排合理的生活制度。

(2)供给充足营养。

(3)预防感染。

(4)严格控制输液速度和量,用输液泵控制滴速;尽量减少搬动和刺激患儿,治疗护理尽量集中完成。

(5)注意观察病情,防止并发症发生:①注意观察缺氧发作,一旦发生应将儿童置于膝胸卧位,同时给予吸氧,并与医生合作给予吗啡及普萘洛尔抢救治疗。②法洛四联症患儿易形成血栓,因此要注意供给充足液体,必要时可静脉输液。③观察心力衰竭的表现,如出现上述表现,立即置患儿于半卧位,给予吸氧,及时与医生取得联系。并按心衰护理。

(6)心理护理。

(7)健康教育。

2. 心内直视手术的护理措施

(1)术前护理

1)心理护理。

2)积极协助完成各种术前检查。

3)注意防止和控制上呼吸道感染。

4)及时纠正酸中毒、肾功能不全及全身营养不良等。

5)对中度以上肺动脉高压患者,术前吸氧。

6)心功能差者要限制其活动,并加强巡视,及时发现心衰、咯血、低氧性脑病发作等,并报告医生协助处理。

(2)术后护理

1)手术患儿返回病房,护士协助将患儿安置于床上,测量血压、脉搏、呼吸,与麻醉医师做好病情、输液等交接班工作。

2)认真做好术后首诊护理记录。

3)麻醉未清醒前取去枕平卧(儿童可酌情于肩背部垫软枕,使头后仰)、头偏向一侧位,以防止分泌物或呕吐物误吸入呼吸道。

4)密切监测血氧饱和度、血压、心率、心律、瞳孔、神志等,观察肢体活动情况,监测中心静脉压、血流动力学等。

5)呼吸机辅助呼吸,加强呼吸道管理,保持呼吸道通畅,监测血氧饱和度。定时给患者翻身拍背,协助患者咳嗽排痰,如有低氧表现,适当延长吸氧时间。

6）病情稳定后取半卧位，注意安全，防止坠床。

7）记录24小时出入量和每小时尿量，根据中心静脉压和出入液量调节输液量和输液速度，观察尿液颜色和测定尿液酸碱度，按医嘱使用碳酸氢钠、利尿剂等治疗。

8）观察伤口敷料有否渗血、渗液、污染等，如有上述情况及时向医生反映，更换敷料，注意保持衣裤、被褥干净。

9）观察术后体温变化，酌情复温、保温或降温。

10）保持心包及胸腔引流通畅。

11）神志完全清醒且无呕吐，肠蠕动恢复后进高蛋白、高营养、高维生素易消化的食物。

12）加强基础护理。保持大小便通畅，三日未解大便者，应用缓泻剂。定时翻身，按摩受压部位，保持皮肤及床铺清洁，预防压疮、泌尿道和肺部并发症。

第三节　病毒性心肌炎

病毒性心肌炎是指病毒侵犯心肌，引起心肌细胞变性、坏死和间质炎性。除心肌炎外，部分病例可伴有心包炎和心内膜炎。

[病因和发病机制]

很多病毒感染可引起心肌炎，主要是肠道和呼吸道病毒，尤其是柯萨奇病毒 $B_{1~6}$ 型最常见。一般认为与病毒及其毒素早期经血液循环直接侵犯心肌细胞有关，另外病毒感染后的变态反应和自身免疫也与发病有关。

[临床表现]

1. 前驱症状　在起病前数日或 1~3 周多有上呼吸道或肠道等前驱病毒感染史，常伴有发热、全身不适、咽痛、肌痛、腹痛、腹泻和皮疹等症状。

2. 心肌炎表现　轻症患儿可无自觉症状，仅表现心电图的异常；一般病例患儿表现为精神萎靡、疲乏无力、食欲缺乏、恶心呕吐、腹痛、气促、心悸和心前区不适或胸痛。重症者则暴发心源性休克、急性心力衰竭，可在数小时或数天内死亡。

体格检查：心脏大小正常或扩大，第一心音低钝，出现奔马律，安静时心动过速，伴心包炎者可听到心包摩擦音。严重时甚至血压下降，发展为充血性心力衰竭或心源性休克。

[治疗要点]

本病为自限性疾病，目前尚无特效治疗，主要是减轻心脏负担，改善心肌代谢和心功能，促进心肌修复。

[常见护理诊断/问题]

活动无耐力；潜在并发症：心律失常、心力衰竭、心源性休克。

[护理措施]

1. 休息，减轻心脏负担　急性期卧床休息，至体温稳定后3~4周，基本恢复正常时逐渐增加活动量。恢复期继续限制活动量，一般总休息时间不少于 6 个月。重症患儿心脏扩大者、有心力衰竭者，应延长卧床时间，待心衰控制、心脏情况好转后再逐渐开始活动。

2. 严密观察病情，及时发现和处理并发症

（1）密切观察和记录患儿精神状态、面色、心率、心律、呼吸、体温和血压变化。有明显心律失常者应进行连续心电监护，发现多源性期前收缩、频发室性期前收缩、高度或完全性房室传导阻滞、心动过速、心动过缓时应立即报告医生，采取紧急处理措施。

（2）胸闷、气促、心悸时应休息，必要时给予吸氧。烦躁不安者可根据医嘱给予镇静剂。有心力衰竭时置患儿于半卧位，尽量保持其安静，静脉给药应注意点滴的速度不要过快，以免加重心脏负担。使用洋地黄时剂量应偏小，注意观察有无心率过慢，出现新的心律失常和恶心、呕吐等消化系统症状，

如有上述症状暂停用药并及时与医生联系处理,避免洋地黄中毒。

(3)心源性休克使用血管活性药物和扩张血管药时,要准确控制滴速,最好能使用输液泵,以避免血压过大的波动。

【自测习题】

(一)选择题

A1/A2 型题

1. 先心病患者,左向右分流型应主要预防的并发症是
   A. 呼吸道感染   B. 细菌性心内膜炎   C. 细菌性心肌炎
   D. 消化道感染   E. 细菌性脑膜炎

2. 法洛四联症的几种畸形中,对血流动力学影响最大的是
   A. 肺动脉狭窄   B. 室间隔缺损   C. 主动脉骑跨
   D. 右心室肥厚   E. 左心室肥厚

3. 肺循环血流量增多,而左心室、主动脉及体循环血流量减少的先心病为
   A. 动脉导管未闭   B. 室间隔缺损   C. 房间隔缺损
   D. 法洛四联症   E. 肺动脉狭窄

4. 室间隔缺损的典型杂音是
   A. 胸骨左缘 2 肋间收缩期杂音   B. 胸骨左缘 2 肋间舒张期杂音
   C. 胸骨左缘 2~3 肋间收缩期杂音   D. 胸骨左缘 3~4 肋间收缩期杂音
   E. 胸骨左缘 3~4 肋间舒张期杂音

5. 脉压增宽,伴有毛细血管搏动,提示
   A. 室间隔缺损   B. 房间隔缺损   C. 动脉导管未闭
   D. 法洛四联症   E. 肺动脉狭窄

6. 法洛四联症患儿出现缺氧发作时应该采取的体位是
   A. 平卧位   B. 俯卧位   C. 侧卧位
   D. 膝胸卧位   E. 半坐卧位

7. 股动脉血氧饱和度降低,右桡动脉血氧饱和度正常,提示
   A. 房间隔缺损   B. 室间隔缺损   C. 动脉导管未闭
   D. 法洛四联症   E. 肺动脉瓣狭窄

8. 女孩,2 岁,体检发现胸骨左缘第 2~3 肋间 Ⅱ~Ⅲ级收缩期杂音,肺动脉瓣区第二心音亢进,伴固定性,该患儿的诊断是
   A. 动脉导管未闭   B. 房间隔缺损   C. 室间隔缺损
   D. 法洛四联症   E. 肺动脉瓣狭窄

9. 女孩,3 岁,青紫型先天性心脏病。5 天来发热伴腹泻,1 天来头痛、惊厥 2 次,右侧肢体不能活动,最可能的诊断是
   A. 脑血栓   B. 脑出血   C. 结核性脑膜炎
   D. 癫痫   E. 中毒性脑病

10. 动脉导管未闭的典型杂音是
    A. 胸骨左缘 2 肋间收缩期杂音
    B. 胸骨左缘 2 肋间舒张期杂音
    C. 胸骨左缘 2~3 肋间粗糙响亮的连续性机器样杂音

D. 胸骨左缘 3~4 肋间收缩期杂音

E. 胸骨左缘 3~4 肋间舒张期杂音

11. 男孩,3 岁,自出生后 6 个月开始出现发绀,有杵状指。胸部 X 线检查示"靴型"心影,肺血减少。最可能的诊断是

A. 肺动脉狭窄　　　　B. 室间隔缺损　　　　C. 动脉导管未闭

D. 法洛四联症　　　　E. 艾森曼格综合征

12. 下列各型先天性心脏病,属于右向左分流型,即青紫型的是

A. 法洛四联症　　　　B. 室间隔缺损　　　　C. 房间隔缺损

D. 动脉导管未闭　　　E. 右位心

13. 对法洛四联症为何出现蹲踞现象,解释**错误**的是

A. 下肢血管扭曲　　　　　　　　B. 静脉回流减少,心脏负担减轻

C. 右向左分流增加　　　　　　　D. 体循环阻力增加

E. 缓解缺氧症状

14. 女孩,4 岁,胸骨左缘 3~4 肋间Ⅲ级收缩期杂音,肺动脉第二心音亢进,胸片示左、右心室扩大,应诊断为

A. 室间隔缺损　　　　B. 房间隔缺损　　　　C. 动脉导管未闭

D. 肺动脉狭窄　　　　E. 法洛四联症

15. 男孩,2 岁,多次患肺炎,胸片示:肺纹理增强,左心房、左心室大,主动脉影增宽,应诊断为

A. 房间隔缺损　　　　B. 室间隔缺损　　　　C. 动脉导管未闭

D. 法洛四联症　　　　E. 艾森曼格综合征

A3/A4 型题

(1~4 题共用题干)

男孩,4 岁,因怀疑先天性心脏病就诊。

1. 首先去检查

A. 血常规　　　　　　B. 脑电图　　　　　　C. 血钙、磷测定

D. 胸部 X 线摄片　　　E. 腹部 B 超

2. 该患儿口唇黏膜青紫,轻度杵状指趾,胸骨左缘 2~4 肋间听到Ⅱ~Ⅲ级收缩期杂音,肺动脉第二心音减弱,未确诊,应做的检查是

A. 脑电图　　　　　　B. 头部 CT　　　　　　C. 心肌酶谱

D. 右心导管造影　　　E. 腹部 B 超

3. 2 个月后患儿出现发热伴咽痛,2 周后出现头痛,右侧巴氏征(+),WBC 18×10⁹/L,中性粒细胞比率 0.86,淋巴细胞比率 0.10,考虑合并

A. 肺炎　　　　　　　B. 脑出血　　　　　　C. 脑脓肿

D. 心肌炎　　　　　　E. 结核性脑膜炎

4. 合并症治愈后,进一步治疗的方法为

A. 预防外伤　　　　　B. 长期抗生素预防感染　　C. 应用激素

D. 口服维生素　　　　E. 施行心脏手术

(5~7 题共用题干)

患儿 2 岁,曾多次患肺炎。查体:胸骨左缘 3~4 肋间可闻及Ⅲ级全收缩期杂音。X 线检查示左心室增大,肺动脉段突出,肺血管影增粗,主动脉影较小。

5. 应该诊断为

A. 房间隔缺损　　　　B. 室间隔缺损　　　　C. 动脉导管未闭

D. 法洛四联症　　　　　　　E. 肺动脉瓣狭窄

6. 右心导管检查结果可能的结果是

A. 右心房血氧含量高于上、下腔静脉平均血氧含量

B. 右心室血氧含量高于右心房

C. 肺动脉血氧含量高于右心室

D. 股动脉血氧含量低

E. 右桡动脉血氧含量低

7. 如果此患儿出现股动脉血氧含量低,则最大的可能是

A. Roger 病　　　　　　　B. 肺动脉狭窄　　　　　　C. 左向右分流量大

D. 肺动脉高压　　　　　　E. 艾森曼格综合征

(8~10 题共用题干)

患儿 3 岁,近 1 年多,哭甚时出现青紫,查体:心前区隆起,胸骨左缘第 3~4 肋间可闻及Ⅳ级收缩期杂音,可触及震颤,X 线检查示:左右心室及左房增大,肺血管影增多,肺动脉段凸出。

8. 此患儿最可能的诊断是

A. 房间隔缺损　　　　　　B. 室间隔缺损　　　　　　C. 发动脉狭窄

D. 动脉导管未闭　　　　　E. 法洛四联症

9. 此患儿如决定手术必须做的检查是

A. 心电图　　　　　　　　B. 磁共振成像　　　　　　C. 心功能检查

D. 心导管检查　　　　　　E. 超声心动图

10. 此患儿如出现永久性青紫,说明

A. 动脉系统淤血　　　　　B. 形成艾森曼格综合征　　C. 合并肺水肿

D. 静脉系统淤血　　　　　E. 合并心力衰竭

(二) 名词解释

1. 艾森曼格综合征

2. 动脉导管未闭

3. 法洛四联症

(三) 简答题

1. 请简述先天性心脏病的分类。

2. 法洛四联症患儿的临床表现有哪些?

3. 简述法洛四联症患儿手术后常见的并发症。

4. 简述先天性心脏病术后主要护理措施。

【参考答案】

(一) 选择题

A1/A2 型题

1. A　　2. A　　3. C　　4. D　　5. C　　6. D　　7. C　　8. B　　9. A　　10. C

11. D　　12. A　　13. C　　14. A　　15. C

A3/A4 型题

1. D　　2. D　　3. C　　4. E　　5. B　　6. B　　7. E　　8. B　　9. E　　10. E

(二) 名词解释

1. 艾森曼格综合征　在左向右分流型先心病,尤其是室间隔缺损时,随着病情的发展,可产生肺

动脉高压,左向右分流转为双向分流或右向左分流。当肺动脉高压显著,产生右向左分流时,临床出现持久性青紫,即艾森曼格综合征。

2. 动脉导管未闭　动脉导管是胎儿时期肺动脉与主动脉间的正常通道,是胎儿循环的重要途径。小儿出生后,随着呼吸的开始,肺循环压力降低,血氧分压提高,动脉导管于生后数小时至数天在功能上关闭;生后3个月左右解剖上亦完全关闭。若持续开放并出现左向右分流者即为动脉导管未闭。

3. 法洛四联症　是1岁以后儿童最常见的青紫型先天性心脏病。由以下4种畸形组成:肺动脉狭窄、室间隔缺损、主动脉骑跨和右心室肥厚。以上四种畸形中,以肺动脉狭窄最重要,对患儿的病理生理和临床表现有重要影响。

(三) 简答题

1. 先天性心脏病的分类

(1)左向右分流型(潜伏青紫型):常见的有室间隔缺损、房间隔缺损和动脉导管未闭。

(2)右向左分流型(青紫型):常见的有法洛四联症和大动脉错位。

(3)无分流型(无青紫型):常见的有主动脉缩窄和肺动脉狭窄。

2. 法洛四联症患儿的临床表现

(1)青紫。

(2)缺氧发作。

(3)蹲踞症状。

(4)杵状指(趾)。

(5)胸骨左缘2~4肋间可闻及Ⅱ~Ⅲ级粗糙喷射性收缩期杂音。

3. 法洛四联症患儿手术后常见的并发症

(1)低心排血量综合征。

(2)呼吸窘迫综合征。

(3)心律失常。

(4)肾功能不全。

(5)室间隔缺损残余分流。

(6)右室流出道残余狭窄。

4. 先天性心脏病术后主要护理措施

(1)手术患儿返回病房,护士协助将患儿安置于床上,测量血压、脉搏、呼吸,与麻醉医师做好病情、输液等交接班工作,认真核对手术患儿交班记录单并记录签名。

(2)认真做好术后首诊护理记录。重点记录麻醉方式、手术名称、患儿返回病房时间、麻醉清醒的时间与状态、生命体征、伤口情况、术后体位、引流情况、术后主要医嘱及执行情况等。

(3)麻醉未清醒前取去枕平卧(儿童可酌情于肩背部垫软枕,使头后仰)、头偏向一侧位,以防止分泌物或呕吐物误吸入呼吸道。麻醉苏醒过程中常可出现躁动不安、幻觉等,容易发生坠床、碰撞、管道拔出等意外,应加强防护,派专人守护,根据患儿年龄、疾病等行床栏保护,必要时使用约束带,配合有效的术后镇静镇痛管理。

(4)密切监测血氧饱和度、血压、心率、心律、瞳孔、神志等,观察肢体活动情况,监测中心静脉压、血流动力学等。发现异常立即通报医生,并协助抢救,并做好交接班工作。

(5)呼吸机辅助呼吸,加强呼吸道管理,保持呼吸道通畅,监测血氧饱和度。定时给患者翻身拍背,协助患者咳嗽排痰,如有低氧表现,适当延长吸氧时间。

(6)病情稳定后取半卧位,注意安全,防止坠床。

(7)记录24小时出入量和每小时尿量,根据中心静脉压和出入液量调节输液量和输液速度,观察尿液颜色和测定尿液酸碱度,按医嘱使用碳酸氢钠、利尿剂等治疗。

(8)观察伤口敷料有否渗血、渗液、污染等,如有上述情况及时向医生反映,更换敷料,注意保持衣裤、被褥干净。

(9)观察术后体温变化,酌情复温、保温或降温。由于手术、大量输液输血、体腔开放等因素,对有寒战、肢端发凉、体温过低的患儿应注意保暖、加强体温监测。术后患儿体温可略升,一般不超过38.5℃。如术后3~6天仍持续发热,则提示存在感染或其他不良反应,应给予物理降温,必要时遵医嘱给予解热镇痛药物。

(10)保持心包及胸腔引流通畅。注意有无心脏压塞征象出现和内出血现象。交班前需倾倒引流液或做好明显标记,观察引流液的性质、颜色与量并做好记录。

(11)神志完全清醒且无呕吐,肠蠕动恢复后进食高蛋白、高营养、高维生素易消化的食物。

(12)加强基础护理。保持大小便通畅,三日未解大便者,应用缓泻剂。定时翻身、按摩受压部位,保持皮肤及床铺清洁,预防压疮、泌尿道和肺部并发症。

【习题解析】

A1/A2 型题

1. (答案 A)左向右分流,肺循环血流量增多,易并发支气管肺炎。

5. (答案 C)动脉导管未闭患儿,由于主动脉血在舒张期易流入肺动脉,故周围动脉舒张压下降而致脉压增大。

9. (答案 A)青紫型先天性心脏病由于长期缺氧、红细胞增加,血液黏稠度高,血流变慢容易引起脑血栓。

15. (答案 C)主动脉影增宽是动脉导管未闭与房缺、室缺的区别,后两者缩小。

(陈　慧)

第十三章
泌尿系统疾病患儿的护理

【学习目标】

识记：
1. 概述儿童正常尿量范围、少尿及无尿判断标准。
2. 描述急性肾小球肾炎病因、临床表现及护理措施。
3. 描述肾病综合征的临床表现及护理措施。

理解：
1. 阐述儿童泌尿系统解剖和生理特点。
2. 解释急性肾小球肾炎患儿出现水肿、少尿、血尿及高血压的临床特点及发生机制。
3. 说明肾病综合征患儿"三高一低"的发病机制及病理生理特点，肾病综合征的治疗要点。

应用：
1. 根据儿童的排尿及尿液特点判断患儿尿标本检查是否正常。
2. 运用护理程序，对急性肾小球肾炎、肾病综合征患儿进行护理评估，提出护理诊断/问题，制订护理计划，并能正确实施护理措施，及时评价护理效果。

【重点与难点】

第一节 小儿泌尿系统解剖生理特点

1. 新生儿正常尿量为每小时 1~3ml/kg；每小时<1.0ml/kg 为少尿，每小时<0.5ml/kg 为无尿。
2. 婴儿每日尿量正常为 400~500ml；幼儿 500~600ml；学龄前期儿童 600~800ml；学龄儿童 800~1400ml。
3. 婴幼儿每日尿量少于 200ml、学龄前儿童少于 300ml、学龄儿童少于 400ml 时为少尿。每日尿量少于 50ml 为无尿。

第二节 急性肾小球肾炎

急性肾小球肾炎（AGN）简称急性肾炎，是指一组病因不一，临床表现为急性起病，多有前驱感染，以血尿、水肿、高血压为主，伴不同程度蛋白尿或肾功能不全等特点的肾小球疾病。

[病因及发病机制]
急性肾小球肾炎为感染后的免疫反应，病原主要为乙型溶血性链球菌。急性链球菌感染后肾炎的发病机制见示意图 13-1。

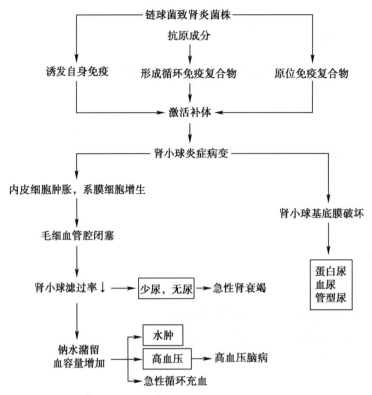

图 13-1　急性链球菌感染后肾炎的发病机制

[临床特点]

急性肾炎临床表现轻重悬殊,轻者无临床症状,仅见镜下血尿,重者可呈急进性过程,短期内出现肾功能不全。

(一) 前驱感染

90%的病例1~3周前有链球菌的前驱感染,以呼吸道及皮肤感染为主。

(二) 典型表现

起病时可有低热、食欲减退、疲倦、乏力、头晕、腰部钝痛等非特异症状。部分患者尚可见呼吸道或皮肤感染病灶。

1. 水肿　70%患儿有水肿,初期多为眼睑及颜面部水肿,逐渐波及躯干、四肢,重者遍及全身,常呈非凹陷性。

2. 少尿　早期常有尿色深,尿量明显减少,严重者可出现无尿。

3. 血尿　50%~70%的病例有肉眼血尿,呈茶褐色或烟蒂水样(酸性尿),也可呈洗肉水样(中性或弱碱性尿),一般1~2周后转为显微镜下血尿,少数持续3~4周,而镜下血尿一般持续数月,运动后或并发感染时血尿可暂时加剧。

4. 蛋白尿　程度不等,约有20%病例蛋白尿达肾病综合征水平。

5. 高血压　约30%~80%病例可有血压增高,学龄前儿童>120/80mmHg,学龄儿童>130/90mmHg,一般在1~2周内随尿量增多而恢复正常。

(三) 严重表现

少数患儿在疾病早期(2周内)可出现下列严重表现:

1. 严重循环充血　由于水钠潴留,血浆容量增加而出现循环充血,轻者仅有呼吸增快和肺部湿啰音;严重者表现明显气促、端坐呼吸、咳嗽、咳粉红色泡沫痰,两肺布满湿啰音,心脏扩大,心率增快,有时可出现奔马律,肝大而硬,水肿加重可出现胸水和腹水等。少数可突然发生,病情急剧恶化。

2. 高血压脑病　由于脑血管痉挛,导致缺血、缺氧、血管渗透性增高而发生脑水肿,也有人认为是由脑血管扩张所致。常发生在疾病早期,血压可达(150~160)mmHg /(100~110)mmHg 以上。年长儿会主诉剧烈头痛、呕吐、复视或一过性失明,严重者突然出现惊厥、昏迷。

3. 急性肾衰竭　常发生于疾病初期,出现尿少、无尿等症状,引起暂时性氮质血症、电解质紊乱和代谢性酸中毒,一般持续 3~5 日,常不超过 10 天。

（四）非典型表现

1. 无症状性急性肾炎　患儿仅有显微镜下血尿或仅有血清补体 C3 降低而无其他临床表现。

2. 肾外症状性急性肾炎　患儿水肿、高血压明显,甚至有严重循环充血及高血压脑病,但尿改变轻微或尿常规检查正常,可有链球菌前驱感染和血清 C3 水平明显降低。

3. 以肾病综合征表现的急性肾炎　少数患儿以急性肾炎起病,但水肿和蛋白尿突出,伴低蛋白血症和高胆固醇血症,临床表现似肾病综合征。

［辅助检查］

1. 尿液检查　镜下除见大量红细胞外,可见透明、颗粒或红细胞管型,尿蛋白+~+++之间。疾病早期也可见较多的白细胞和上皮细胞,并非感染。

2. 血液检查　白细胞一般轻度升高或正常,有轻度贫血,血沉增快、抗链球菌溶血素 O 增高;血清总补体(CH50)及 C3 常在病程早期显著下降;少尿期有轻度氮质血症,尿素氮、肌酐暂时升高。

3. 肾穿刺活检　必要时进行肾穿刺活检以确定诊断。

［治疗要点］

1. 本病为自限性疾病,无特异性治疗。主要是对症处理,加强护理,注意观察严重症状的出现并及时治疗。

2. 为清除病灶和控制链球菌感染,一般应用青霉素肌内注射 10~14 天;青霉素过敏者改用红霉素,避免使用肾毒性药物。

［常见护理诊断/问题］

体液过多;活动无耐力;潜在并发症:高血压脑病、严重循环充血、急性肾衰竭等;知识缺乏。

［护理措施］

1. 休息原则　起病 2 周内患儿应卧床休息,待水肿消退、血压降至正常、肉眼血尿消失,可下床在室内轻微活动;血沉正常可上学,但应避免体育运动和重体力活动;尿沉渣细胞绝对计数正常后方可恢复体力活动。

2. 饮食管理　对于水肿、血压高、尿少的患儿,适当限制盐和水的摄入,食盐以 60mg/(kg·d)为宜,水分一般以不显性失水加尿量计算;有氮质血症者应适当限制蛋白,可给优质动物蛋白 0.5g/(kg·d),尿量增多、氮质血症消除后可恢复蛋白质供给,以保证儿童生长发育的需要。

3. 遵医嘱给予利尿药和降压药,同时观察药物疗效和不良反应

(1)经控制水和盐摄入后仍有水肿、少尿者遵医嘱给予利尿药,应用利尿剂前后,要注意尿量、水肿及体重的变化并随时记录;静脉应用呋塞米后要注意有无脱水、电解质紊乱等现象。

(2)经休息、控制水盐及利尿剂后血压仍高者遵医嘱给予降压药,应用降压药后应监测血压的变化,并避免患儿突然站立,以防直立性低血压的发生。

(3)患儿出现高血压脑病时遵医嘱给予硝普钠治疗,应用硝普钠时要现用现配,整个输液系统要避光,以免药物遇光分解,严格控制输液速度,严密监测血压、心率变化;应用硝普钠后应观察有无恶心、呕吐、头痛、情绪不稳定和肌肉痉挛等副作用。

4. 密切观察病情变化,预防并发症发生

(1)观察患儿水肿有无消退或减轻,每日观察体重有无减轻、腹围有无缩小;观察尿量、尿色,准确记录 24 小时出入水量,遵医嘱留尿标本送检。患儿尿量增加,肉眼血尿消失,提示病情好转;如尿量持续减少,出现头痛、恶心、呕吐等,要警惕急性肾功能衰竭的发生,及时纠正水电解质和酸碱平衡

紊乱。

(2)观察患儿血压变化,如果突然血压增高,出现剧烈头痛、呕吐、头晕眼花等,提示高血压脑病,立即报告医师并配合抢救,遵医嘱给予镇静剂、脱水剂等药物治疗。

(3)观察患儿有无咳嗽及粉红色泡沫痰,观察呼吸、心律、心率或脉率变化,警惕严重循环充血的发生。若发生严重循环充血,应将患儿置于半卧位、吸氧,并遵医嘱药物治疗。

5. 健康教育。

第三节　肾病综合征

肾病综合征(NS)简称肾病,是一组多种原因所致肾小球基底膜通透性增高,导致大量血浆蛋白自尿丢失引起的一种临床综合征。临床具有4大特点:①大量蛋白尿;②低蛋白血症;③高胆固醇血症;④明显水肿。以上第①、②两项为诊断必备条件。

[病理生理]

大量蛋白尿是肾病综合征最根本和最重要的病理生理改变,是导致本病其他三大临床特点的基本原因。大量血浆蛋白自尿中丢失是造成低蛋白血症的主要原因,低蛋白血症促进肝合成脂蛋白增加,导致高胆固醇血症,由于低蛋白血症使血浆胶体渗透压降低导致水肿。

[临床特点]

1. 肾病综合征分为单纯性肾病和肾炎性肾病,肾炎性肾病具备单纯性肾病4大特征外,尚有明显血尿、高血压、血清补体下降和不同程度氮质血症。

2. 常见的并发症有感染、电解质紊乱、低血容量、高凝状态和血栓形成;其中以感染最常见,并发症的存在不但影响治疗效果,还是引起复发、病情加重及导致死亡的重要原因。

[治疗要点]

1. 一般治疗　休息、限制盐的摄入;防治感染;利尿。

2. 糖皮质激素　为治疗本病的首选药物,单纯性肾病常对激素敏感。

3. 免疫抑制剂　适用于激素部分敏感、耐药、依赖及复发的病例。

[常见护理诊断/问题]

体液过多;营养失调;有感染的危险;潜在并发症:电解质紊乱、血栓形成、药物副作用;焦虑(家长或患儿)。

[护理措施]

1. 适当休息

(1)一般不需严格限制活动,严重水肿和高血压时需卧床休息,注意经常变换体位。

(2)病情缓解后逐渐增加活动量,避免过度劳累。

(3)在校儿童肾病活动期应休学。

2. 营养管理　一般患儿不需要特别限制饮食,给易消化的饮食,如优质的蛋白(乳类、蛋、鱼、家禽等)、少量脂肪、足量碳水化合物及高维生素饮食;激素治疗过程中食欲增加者应适当控制食量。

(1)热量:总热量依年龄不同而不同。其中糖类占40%~60%,一般为多糖和纤维,可增加富含可溶性纤维的饮食如燕麦、米糠及豆类等。

(2)脂肪:2~4g/(kg·d),植物油占50%。

(3)蛋白质:1.5~2.0g/(kg·d)为宜,三餐中蛋白质的分配宜重点放在晚餐。尿蛋白消失后长期用糖皮质激素治疗期间应注意补充蛋白。

(4)水和盐:一般不必限制水,但水肿时应限制钠的摄入,一般为1~2g/d,严重水肿时则应<1g/d,待水肿明显好转应逐渐增加食盐摄入量。

(5)维生素 D 和钙:足量激素治疗时每天给予维生素 D 400U 及钙800~1200mg。

3. 预防感染

(1)应向患儿及家长解释预防感染的重要性,尽量避免到人多的公共场所。

(2)做好保护性隔离。

(3)加强皮肤护理。

(4)做好会阴部清洁,每日用3%硼酸坐浴1~2次,以预防尿路感染。

(5)严重水肿者应尽量避免肌内注射。

(6)注意监测体温、血象等,发现感染给予抗生素治疗。

4. 观察药物疗效及副作用

(1)激素治疗期间注意观察尿量、尿蛋白、血浆蛋白恢复情况及观察激素的副作用。

(2)应用利尿剂时注意观察尿量,定期查血钾、血钠等电解质。

(3)观察免疫抑制剂的副作用:白细胞下降、肝功能损害、脱发、胃肠反应、出血性膀胱炎及性腺的损害等。

(4)使用抗凝和溶栓疗法时注意监测凝血时间及凝血酶原时间。

5. 心理支持与健康教育。

第四节　泌尿道感染

泌尿道感染(UTI)是病原体直接侵入尿路,在尿液中生长繁殖,并侵犯尿路黏膜或组织而引起损伤。

大肠埃希菌为主要的致病菌。

临床表现因发病年龄不同而不同,婴幼儿以全身症状为主,可见膀胱刺激征;儿童期表现与成人相似。

以抗生素治疗为主。

[常见护理诊断/问题]

体温过高;排尿异常:与膀胱、尿道炎症有关;知识缺乏。

[护理措施]

1. 维持正常体温

(1)一般护理:急性期需卧床休息,鼓励患儿大量饮水,通过增加尿量起到冲洗尿道作用,减少细菌在尿道的停留时间,促进细菌和毒素排出;多饮水还可降低肾髓质及乳头部组织的渗透压,阻碍细菌生长繁殖。

(2)降温:监测体温变化,高热或伴不适者给予降温处理。

2. 减轻排尿异常

(1)保持会阴部清洁,便后冲洗外阴,小婴儿勤换尿布,尿布用开水烫洗晒干,或煮沸、高压消毒。

(2)婴幼儿哭闹、尿道刺激症状明显者,遵医嘱应用抗胆碱药。

(3)遵医嘱应用抗菌药物,注意药物副作用。口服抗菌药物可出现恶心、呕吐、食欲减退等现象,饭后服药可减轻胃肠道症状;服用磺胺药时应多喝水,并注意有无血尿、尿少、尿闭等。

(4)定期复查尿常规和进行尿培养,以了解病情变化和治疗效果。

3. 健康教育。

【自测习题】

(一) 选择题

A1/A2 型题

1. 学龄前儿童少尿是指每日尿量少于

A. 100ml   B. 200ml   C. 300ml

D. 400ml   E. 500ml

2. 小儿无尿是指 24 小时尿量低于

A. 30ml   B. 50ml   C. 80ml

D. 100ml   E. 150ml

3. 小儿尿渗透压几岁后接近成人水平

A. 1 岁   B. 1.5 岁   C. 2 岁

D. 2.5 岁   E. 3 岁

4. 小儿自己能控制排尿的年龄是

A. 1 岁   B. 2 岁   C. 3 岁

D. 4 岁   E. 5 岁

5. 对急性肾小球肾炎进行饮食管理,应限制钠盐摄入的情况是

A. 少尿水肿时   B. 出现氮质血症

C. 出现贫血时   D. 血尿

E. 尿检中有颗粒或红细胞管型

6. 下列哪种细菌与急性肾炎发病有关

A. 金葡菌   B. 大肠埃希菌

C. 链球菌   D. 肺炎双球菌

E. 流感嗜血杆菌

*7. 急性肾炎出现严重循环充血治疗首选

A. 腹膜透析   B. 血液透析

C. 利尿剂和血管扩张剂   D. 脱水剂和强心剂

E. 利尿剂和强心剂

8. 急性肾小球肾炎发病时间多为前驱感染后

A. 1~3 小时   B. 1~3 天   C. 1~3 周

D. 1~3 个月   E. 半年

*9. 急性肾小球肾炎患儿使用青霉素治疗的目的是

A. 治疗肾小球炎症反应   B. 预防复发

C. 防止发生并发症   D. 彻底清除残存感染灶

E. 预防肾功能衰竭的发生

10. 急性肾炎的水肿多从何处开始

A. 眼睑   B. 面部   C. 腰部

D. 胫骨前   E. 踝部

11. 急性肾小球肾炎初起最常见症状是

A. 高血压   B. 少尿   C. 水肿

D. 蛋白尿   E. 贫血

*12. 肾病综合征最根本的病理生理改变是

A. 低蛋白血症   B. 低血容量   C. 水肿

D. 大量蛋白尿   E. 高胆固醇血症

13. 使肾病综合征病情加重或复发的常见诱因是

A. 感染   B. 焦虑   C. 活动增多

D. 暴饮暴食   E. 蛋白质摄入不足

*14. 肾病综合征患儿易合并感染的主要原因是

    A. 长期使用利尿剂   B. 长期使用激素   C. 低盐饮食

    D. 限制饮水   E. 活动量增多

15. 患儿,男,7岁,因眼睑水肿、肉眼血尿4天伴头痛以急性肾小球肾炎收住入院,现已住院2周,家长询问该患儿何时可以恢复正常生活,正确回答是

    A. 尿沉渣检查正常   B. 肉眼血尿消失   C. 血沉正常

    D. 病后1~2个月   E. 水肿消退、血压降至正常

*16. 9岁男孩,因眼睑水肿、血尿3天以急性肾小球肾炎收住入院,该患儿治疗早期最主要的措施是

    A. 卧床休息   B. 使用止血药   C. 低盐饮食

    D. 低蛋白饮食   E. 利尿

17. 患儿,男,5岁,因高度水肿诊断为肾病综合征以泼尼松治疗5个月,此时该患儿可能会出现

    A. 肝功能损害   B. 骨髓抑制   C. 骨质疏松

    D. 性腺损害   E. 脱发

*18. 患儿,男,6岁,因少尿、血尿5天以急性肾小球肾炎收住入院,近一天呕吐5次,伴头痛、烦躁不安、一过性失明,该患儿可能出现了

    A. 脑膜炎   B. 脑栓塞   C. 消化性溃疡

    D. 高血压脑病   E. 严重的循环充血

19. 小儿患泌尿系感染时最常见的感染途径是

    A. 下行性感染   B. 上行性感染   C. 淋巴感染

    D. 血液感染   E. 直接蔓延

*20. 小儿患泌尿系感染时,护士应指导家长给患儿

    A. 限制饮水   B. 大量饮水   C. 低盐饮食

    D. 低脂饮食   E. 高蛋白饮食

A3/A4型题

(1~4题共用题干)

患儿,男,3岁,面部及双下肢水肿2周收入院。查体:精神可,眼睑颜面水肿,心肺腹无异常,阴囊中度水肿,下肢可见凹陷性水肿。实验室检查:尿蛋白++++,血浆总蛋白及白蛋白明显减少,血胆固醇明显升高,补体C3正常。

*1. 该患儿可能的临床诊断是

    A. 急性肾小球肾炎   B. 单纯性肾病   C. 肾炎性肾病

    D. 先天性肾病   E. 泌尿系感染

*2. 该患儿水肿的主要原因是

    A. 低钠血症   B. 低钾血症   C. 氮质血症

    D. 高脂血症   E. 低蛋白血症

*3. 该患儿当前的饮食中蛋白质的供给量宜为

    A. 每日1g/kg   B. 每日2g/kg   C. 每日3g/kg

    D. 每日4g/kg   E. 每日5g/kg

*4. 治疗该患儿首选的药物是

    A. 肾上腺皮质激素   B. 青霉素   C. 利尿剂

    D. 白蛋白   E. 钙剂

(5~8题共用题干)

患儿,女,8岁,眼睑水肿伴尿少4天,近2日尿呈浓茶色,患儿无尿频、尿急、尿痛。患儿3周前曾患上呼吸道感染。查体:T 36.2℃,R26次/分,P100次/分,BP150/100mmHg,神清,双眼睑及颜面水肿,双足背轻度非凹陷性水肿,心肺(-),腹软,肝脾肋下未及,神经系统检查无异常。实验室检查:尿蛋白++,镜下见大量红细胞和红细胞管型,抗链球菌溶血素O升高,血清补体C3下降。

*5. 该患儿可能的临床诊断是
    A. 先天性肾病　　　　　　B. 单纯性肾病　　　　　　C. 肾炎性肾病
    D. 急性肾小球肾炎　　　　E. 泌尿系感染

*6. 此时重要的护理措施是
    A. 绝对卧床休息　　　　　B. 限制水的入量　　　　　C. 快速利尿
    D. 应用降压药　　　　　　E. 计24小时出入量

*7. 入院第2天患儿出现剧烈头痛呕吐,视物模糊,该患儿可能发生了
    A. 急性呼吸衰竭　　　　　B. 急性酸中毒　　　　　　C. 严重循环充血
    D. 急性肾功能衰竭　　　　E. 高血压脑病

*8. 此时应首选下列哪项治疗
    A. 利血平　　　　　　　　B. 尼群地平　　　　　　　C. 氯化钙
    D. 激素　　　　　　　　　E. 硝普钠

(9~12题共用题干)

6岁男孩,2周前患扁桃体炎。近2日出现眼睑水肿,尿少,尿呈浓茶色,血压150/110mmHg。尿常规检查:蛋白(++),大量红细胞。血常规检查:红细胞和血红蛋白轻度下降,ASO增高,C3减少。

9. 该患儿最可能的临床诊断是
    A. 急性肾炎　　　　　　　B. 急进性肾炎　　　　　　C. 肾炎型肾病
    D. 慢性肾炎　　　　　　　E. 泌尿系感染

10. 该患儿尿液呈浓茶色的原因是
    A. 血尿并呈酸性　　　　　B. 血尿并呈弱碱性　　　　C. 尿中含管型
    D. 饮水量过少　　　　　　E. 尿中含蛋白

11. 该患儿可以恢复上学的指标是
    A. 血压正常　　　　　　　B. 尿常规正常　　　　　　C. 血沉正常
    D. 尿阿迪计数正常　　　　E. 抗"O"滴定度正常

12. 该疾病患儿最主要的护理措施是
    A. 饮食　　　　　　　　　B. 休息　　　　　　　　　C. 输氧
    D. 安静　　　　　　　　　E. 健康教育

(13~15题共用题干)

患儿,男,8岁,急性肾炎。水肿重,尿少,呼吸促,烦躁不安,不能平卧;肺底可闻及细湿啰音,心率140次/分,肝肋下3cm,X线胸片示肺纹理增粗。

13. 该患儿可能是并发
    A. 肺炎　　　　　　　　　B. 严重循环充血　　　　　C. 高血压脑病
    D. 急性肾衰　　　　　　　E. 支气管哮喘

14. 应采取的重点措施是给予
    A. 青霉素　　　　　　　　B. 降压药　　　　　　　　C. 硝普钠
    D. 地高辛　　　　　　　　E. 激素

*15. 该患儿肝脏肿大的原因是

	A. 肝炎	B. 胆道阻塞	C. 髓外造血
	D. 药物副作用	E. 循环充血	

（16~17题共用题干）

患儿，男，5岁，以少尿、头痛3天，呕吐2次，惊厥1次就诊。患儿嗜睡状，颜面水肿，测血压135/105mmHg，尿检可见大量红细胞，完善其他检查，确诊为急性肾小球肾炎。

16. 该患儿出现惊厥的原因是

    A. 颅内出血   B. 脑疝   C. 高血压脑病

    D. 低钙血症   E. 脑栓塞

17. 医嘱给予硝普钠静脉滴注，输液过程中须随时监测

    A. 呼吸   B. 体重   C. 血压

    D. 体温   E. 尿量

（18~20题共用题干）

患儿，男，8岁，尿频尿痛3天，查体：T 36.8℃，R 26次/分，P 90次/分，BP 100/60mmHg。

18. 下列哪项检查有助于诊断急性泌尿道感染

    A. 尿沉渣白细胞>10个/HP   B. 中段尿培养菌落数≥10^5/ml

    C. 肾浓度高的药物   D. 管型尿

    E. 尿红细胞阳性

19. 经进一步检查后诊断为膀胱炎，选用的抗菌药物应为

    A. 尿浓度高的药物   B. 血浓度高的药物   C. 两种抗生素

    D. 广谱抗生素   E. 多种抗生素

20. 最可能的致病菌是

    A. 变形杆菌   B. 大肠埃希菌   C. 铜绿假单胞菌

    D. 葡萄球菌   E. 急性链球菌

二、名词解释

1. 急性肾小球肾炎

2. 肾病综合征

3. 泌尿道感染

三、简答题

1. 简述急性肾炎的典型临床表现和严重表现。

2. 简述急性肾炎休息和饮食的原则。

3. 简述肾病综合征患儿预防感染的措施。

4. 简述预防小儿泌尿道感染的措施。

四、案例分析

患儿，男8岁，水肿、尿少4天，加重1天入院，患儿4天前无明显诱因出现双眼睑水肿、尿量减少，1天前水肿加重并出现双下肢水肿，尿量仍少，尿色呈洗肉水样，无头昏，无恶心、呕吐等现象。查体：T36.5℃，R24次/分，P90次/分，BP140/90mmHg，神清，双眼睑及颜面水肿，双足背非凹陷性水肿，心肺（-），腹软，肝脾肋下未及。实验室检查：尿蛋白+，镜下见大量红细胞，抗"O"升高，血清补体C3下降。

问题：

（1）该患儿可能的临床诊断？

（2）主要的护理诊断/问题有哪些？

（3）应如何观察病情变化？

【参考答案】

（一）选择题

A1／A2 型题

1. C	2. B	3. A	4. C	5. A	6. C	7. C	8. C	9. D	10. A
11. C	12. D	13. A	14. B	15. A	16. A	17. C	18. D	19. B	20. B

A3/A4 型题

1. B	2. E	3. B	4. A	5. D	6. A	7. E	8. E	9. A	10. A
11. C	12. B	13. B	14. C	15. E	16. C	17. C	18. B	19. A	20. B

（二）名词解释

1. 急性肾小球肾炎　简称急性肾炎，是指一组病因不一，临床表现为急性起病，多有前驱感染，以血尿、水肿、高血压为主，伴不同程度蛋白尿或肾功能不全等特点的肾小球疾病。

2. 肾病综合征　简称肾病，是一组多种原因所致肾小球基底膜通透性增高，导致大量血浆蛋白自尿丢失引起的一种临床综合征。临床具有 4 大特点：①大量蛋白尿；②低蛋白血症；③高胆固醇血症；④明显水肿。

3. 泌尿道感染　指病原体直接侵入尿路，在尿液中生长繁殖，并侵犯尿路黏膜或组织而引起的损伤。按病原体侵袭的部位不同，分为肾盂肾炎、膀胱炎、尿道炎。

（三）简答题

1. 急性肾炎的典型临床表现和严重表现

（1）急性肾炎的典型临床表现：起病时可有低热、食欲减退、疲倦、乏力、头晕等一般症状。常有呼吸道或皮肤感染等前驱感染病史；具有水肿、少尿、血尿和高血压等症状。

（2）严重表现：指起病 2 周内出现严重循环充血、高血压脑病、急性肾功能衰竭。

2. 急性肾炎休息和饮食原则

（1）休息：起病 2 周内患儿应卧床休息，待水肿消退、血压降至正常、肉眼血尿消失，可下床在室内轻微活动；血沉正常可上学，但应避免体育运动和重体力活动；尿沉渣细胞绝对计数正常后方可恢复体力活动。

（2）饮食：对于水肿、血压高、尿少的患儿，适当限制盐和水的摄入，食盐以 60mg/（kg·d）为宜，水分一般以不显性失水加尿量计算；有氮质血症者应适当限制蛋白，可给优质动物蛋白 0.5g/（kg·d），尿量增多、氮质血症消除后可恢复蛋白质供给，以保证儿童生长发育的需要。

3. 肾病综合征患儿预防感染的措施

（1）做好保护性隔离；加强皮肤护理。

（2）做好会阴部清洁，以预防尿路感染。

（3）严重水肿者应尽量避免肌内注射。

（4）注意监测体温、血象等，及时发现感染灶。

（5）向患儿及家长解释预防感染的重要性，避免到人多的公共场所去。

4. 预防小儿泌尿道感染的措施

（1）婴儿勤换尿布。

（2）幼儿不穿开裆裤。

（3）便后清洗臀部。

（4）女孩清洗外阴时从前向后擦洗。

（5）男孩包茎及时治疗。

(6)单独使用洁具。

(四)案例分析

1. 临床诊断　急性肾小球肾炎。

2. 主要的护理诊断

(1)体液过多　与肾小球滤过率下降有关。

(2)活动无耐力　与水肿、血压升高有关。

(3)潜在并发症:严重循环充血、高血压脑病、急性肾功能衰竭。

3. 密切观察病情变化

(1)观察患儿水肿、尿量尿色,如水肿加重、尿量持续减少,出现头痛、恶心、呕吐等,要警惕急性肾功能衰竭的发生。

(2)观察患儿血压变化,如果突然血压增高,出现剧烈头痛、呕吐、头晕眼花等,提示高血压脑病。

(3)观察患儿有无咳嗽及粉红色泡沫痰,观察呼吸、心律、心率或脉率变化,警惕严重循环充血的发生。

【习题解析】

A1/A2 型题

7. (答案 C)急性肾炎出现严重循环充血系血容量扩大所致,与真正的心肌泵衰竭不同。故治疗时不首选强心剂,而需使用利尿剂和血管扩张剂。

9. (答案 D)急性肾小球肾炎患儿使用青霉素的目的是彻底清除残存感染灶,消灭链球菌抗原,减少抗原抗体反应。

12. (答案 D)大量蛋白从尿中丢失导致低蛋白血症,血浆蛋白降低使血浆胶体渗透压降低出现水肿,故大量蛋白尿是最根本的病理生理改变。

14. (答案 B)肾病综合征最主要的治疗方法为使用糖皮质激素,而长期使用激素可使患儿的免疫功能下降,是造成感染的主要原因之一。

16. (答案 A)卧床休息可减轻心脏负担,改善心功能,增加心排血量,使肾血流量增加,提高了肾小球滤过率,减少水钠潴留,减少潜在并发症发生;同时又由于静脉压下降,降低了毛细血管血压,而使水肿减轻。

18. (答案 D)患儿呕吐、头痛、烦躁不安、一过性失明这些症状均为血压升高造成的神经系统症状,故该患儿可能出现了高血压脑病。

20. (答案 B)泌尿系感染时应大量饮水,增加尿量起到冲洗尿路的作用。

A3/A4 型题

1. (答案 B)该患儿出现大量蛋白尿,低蛋白血症,高度水肿,高胆固醇血症,补体 C3 正常,符合单纯性肾病的表现。

2. (答案 E)由于低蛋白血症使血浆胶体渗透压降低,水和电解质外渗到组织间隙引起水肿,因此低蛋白血症是肾病综合征水肿的主要原因。

3. (答案 B)患儿肾病尚未缓解时给予高蛋白饮食,只会使尿中排出更多的蛋白,且有可能加速肾小球的硬化,蛋白供应量在每日 1.5~2.0g/kg 较为适宜。

4. (答案 A)到目前为止,肾上腺皮质激素是诱导蛋白尿消失的有效药物,可作为肾病的首选的药物。

5. (答案 D)该患儿的表现为有前驱感染,水肿,血尿及高血压,抗链球菌溶血素 O 升高,血清补体 C3 下降,符合急性肾小球肾炎的临床表现。

6.（答案 A）急性肾炎小儿起病 2 周内应卧床休息,可减轻心脏负担,减少水钠潴留,减少并发症。

7.（答案 E）本病由于水钠潴留,血浆容量增加引起高血压,剧烈头痛呕吐,视物模糊,系高血压脑病的表现。

8.（答案 E）高血压脑病需要采取强效降压药。

15.（答案 E）急性肾炎时由于水钠潴留,血浆容量增加而出现循环充血,引起肝淤血而出现肝肿大。

（周乐山）

第十四章
血液系统疾病患儿的护理

【学习目标】

识记：

1. 陈述儿童造血特点及不同年龄阶段儿童的血液特点。

2. 列举小儿贫血的分类与分度。

3. 陈述各年龄组小儿贫血的诊断标准。

4. 定义骨髓外造血、生理性贫血、缺铁性贫血、营养性巨幼细胞贫血、免疫性血小板减少症、血友病的概念。

5. 陈述营养性缺铁性贫血、维生素 B_{12} 和叶酸缺乏的常见病因。

理解：

1. 描述营养性缺铁性贫血、营养性巨幼细胞贫血、免疫性血小板减少症、血友病的临床表现及治疗要点。

2. 比较小儿营养性缺铁性贫血与营养性巨幼细胞贫血的发病机制。

应用：

1. 应用相关知识解读血液病患儿的血象特点。

2. 应用护理程序对血液病患儿实施整体护理,并提供有针对性的健康指导。

【重点与难点】

第一节　儿童造血及血液特点

一、造血特点

1. 胚胎期造血　分3个时期:中胚叶造血、肝脏造血、骨髓造血。

2. 生后造血　主要是骨髓造血。婴幼儿所有骨髓都是红骨髓,全部参与造血,机体造血的代偿能力低。在某些异常情况下需要增加造血时,肝、脾、淋巴结又恢复到胎儿时期的造血状态,而表现为肝、脾、淋巴结肿大,外周血中出现幼红细胞和幼稚粒细胞,即髓外造血。

二、血液特点

1. 红细胞计数和血红蛋白量　出生时高,以后逐渐下降,至2~3个月时,红细胞数降至 $3.0 \times 10^{12}/L$,血红蛋白降至 $100g/L$,出现轻度贫血,称为"生理性贫血"。3个月后,红细胞数及血红蛋白量又逐渐回升,至12岁时达成人水平。

2. 白细胞计数及其分类　出生时白细胞数 $(15 \sim 20) \times 10^9/L$,以中性粒细胞为主。生后白细胞数逐渐下降,婴儿期维持在 10×10^9/L,8 岁时接近成人水平;中性粒细胞比例相应下降,在生后 4~6 天和 4~6 岁时中性粒细胞和淋巴细胞比例相等(两个交叉),4~6 岁后分类逐渐达成人水平。

3. 血小板计数　与成人差别不大,约为 $(150~250) \times 10^9$/L。

4. 血红蛋白种类　出生时以 HbF 为主,约占 70%,以后 HbF 迅速下降,2 岁时达成人水平,<2%。

5. 血容量　小儿血容量相对较成人多,血容量占体重的比例新生儿约为 10%,儿童约为 8%~10%,成人约为 6%~8%。

第二节　贫　　血

一、概述

贫血是指周围血液中单位体积血液中红细胞计数、血红蛋白量或血细胞比容低于相应年龄的正常值,是儿童时期常见的一种症状或综合征。

1. 小儿贫血的诊断标准各年龄不同

(1)一般儿童贫血血红蛋白标准(WHO)以海平面为标准:1~4 个月的婴儿血红蛋白(Hb)<90g/L;大于 4 个月的婴儿 Hb<100g/L;6 个月~6 岁者 Hb<110g/L;6~14 岁 Hb<120g/L,诊断为贫血。

(2)儿童贫血的国内诊断标准是:出生后 10 天内 Hb<145g/L;10 天~3 个月龄时 Hb<100g/L;3 个月~6 岁 Hb<110g/L;6~14 岁 Hb<120g/L,诊断为贫血。海拔每升高 1000 米,Hb 上升 4%。

2. 根据血红蛋白量将贫血分为轻、中、重和极重度 4 度(表 14-1)。

表 14-1　贫血的分度

分度	红细胞(10^{12}/L)	血红蛋白(g/L)
轻度	3.00~4.00	91~120
中度	2.00~3.00	60~90
重度	1.00~2.00	31~60
极重度	<1.00	<30

3. 贫血的病因

(1)红细胞和血红蛋白生成减少:造血原料缺乏、骨髓造血功能障碍和其他因素。

(2)红细胞破坏过多(溶血性贫血)。

(3)失血性贫血。

4. 形态学分类有助于推断病因　依据红细胞平均容积(MCV)、红细胞平均血红蛋白量(MCH)、红细胞平均血红蛋白浓度(MCHC)直接测定结果或依红细胞数、血细胞比容和血红蛋白含量计算出红细胞指数,将贫血分为四类(表 14-2)。

表 14-2　小儿贫血的红细胞形态(或指数)分类

	MCV(fl)	MCH(pg)	MCHC(g/L)
正常值	80~94	27~32	320~380
正细胞性贫血	80~94	27~32	320~380
大细胞性贫血	>94	>32	320~380
单纯小细胞性贫血	<80	<27	320~380
小细胞低色素性贫血	<80	<27	<320

二、营养性缺铁性贫血

缺铁性贫血(IDA)是由于体内铁缺乏致血红蛋白合成减少而引起的一种小细胞低色素性贫血。

[病因]

1. 先天储铁不足。

2. 后天补铁不足。

3. 生长发育速度快。

4. 铁吸收障碍。

5. 铁丢失过多。

[发病机制]

1. 对造血的影响　缺铁使血红素生成减少,血红蛋白合成减少,红细胞内血红蛋白含量不足,细胞质少;缺铁对细胞的分裂、增殖影响小,而形成小细胞低色素性贫血。

2. 对非造血的影响　铁缺乏使体内含铁酶和铁依赖酶活性下降,细胞功能紊乱而出现一系列其他系统临床表现如上皮系统、神经精神系统、免疫系统表现等。

[临床表现]

1. 一般表现　皮肤黏膜逐渐苍白,疲乏无力,精神不振或烦躁,体重不增或增长缓慢。

2. 髓外造血表现　肝、脾、淋巴结肿大。

3. 非造血系统表现。

[辅助检查]

1. 血常规　血红蛋白量降低较红细胞计数减少明显,呈小细胞低色素性贫血。

2. 骨髓检查　增生活跃,以中晚幼红细胞增生为主。

3. 铁代谢检查　血清铁、血清铁蛋白、运铁蛋白饱和度降低,总铁结合力、红细胞游离原卟啉升高。

[治疗要点]

1. 去除病因。

2. 饮食疗法。

3. 铁剂治疗　尽量采用口服,疗程至血红蛋白正常后继续服用6~8周。

4. 输血　适用于以下情况:

(1)贫血严重,尤其是发生心力衰竭者。

(2)合并感染者。

(3)急需外科手术者。

输血时应注意输注的量和速度。贫血越严重,每次输注量应越少。速度宜慢,以免发生心功能不全。

[常见护理诊断/问题]

活动无耐力;营养失调;有感染的危险;潜在并发症;知识缺乏。

[护理措施]

1. 合理安排活动与休息。

2. 合理安排饮食　纠正不良的饮食习惯,提供含铁丰富且易吸收的食物、促进和抑制铁吸收的因素,合理搭配饮食,提倡母乳喂养,及时添加换乳期食物尤其是含铁丰富的食物,早产儿和极低体重儿及早给予铁强化食品或铁剂预防。新鲜牛奶需加热处理后喂养。

3. 指导正确应用铁剂,观察疗效与副作用

(1)口服铁剂:可致胃肠道反应如恶心、呕吐、腹泻或便秘、厌食、胃部不适及疼痛等,可从小剂量开始并在两餐之间服用,减少刺激;铁剂可与维生素C、果汁等同服,以利吸收;忌与抑制铁吸收的食

物同服。液体铁剂可使牙齿染黑,可用吸管吸或用注射器或滴管服之;服用后及时刷牙,以减轻着色。服用铁剂后,大便变黑或呈柏油样,停药后恢复,应向家长说明原因,消除紧张心理。

(2)注射铁剂:应选择大肌群深部肌内注射,每次更换注射部位,注射后勿按揉注射部位,以防药液漏入皮下组织使皮肤染色或刺激。

(3)疗效观察。

4. 健康教育。

三、营养性巨幼细胞贫血

营养性巨幼细胞贫血(NMA)是由于维生素 B_{12} 和(或)叶酸及维生素 C 缺乏所致的一种大细胞性贫血。

[病因]

1. 储存不足。

2. 摄入量不足。

3. 需要量增加。

4. 疾病影响。

5. 药物作用。

6. 代谢障碍。

[发病机制]

维生素 B_{12} 和叶酸缺乏时,DNA 合成障碍,造血细胞内 DNA 减少使红细胞的分裂延迟,细胞核的发育落后于胞浆发育,使红细胞胞体变大,骨髓中巨幼红细胞增生而出现巨幼细胞贫血。

维生素 B_{12} 缺乏时可致中枢和外周神经髓鞘受损,出现神经精神症状。叶酸缺乏主要引起情感改变。

[临床表现]

发病年龄以 6 个月~2 岁多见,起病缓慢。

1. 一般表现　呈现虚胖或颜面部轻度水肿,毛发纤细、稀疏、发黄,严重者可有皮肤出血点或瘀斑。

2. 贫血表现　皮肤常呈蜡黄色,睑结膜、口唇、指甲等处苍白,偶有轻度黄疸;疲乏无力,常有肝、脾肿大;重症者心脏扩大或心力衰竭。

3. 精神神经症状　维生素 B_{12} 缺乏者还可出现表情呆滞、目光发直、嗜睡,对外界反应迟钝,少哭不笑,智力及动作发育落后,甚至倒退。叶酸缺乏者不发生神经系统症状,但可导致神经精神异常。

4. 消化道症状

[辅助检查]

1. 血常规　红细胞数、血红蛋白量均低于正常,红细胞数减少比血红蛋白量减少更明显,呈大细胞性贫血,MCV>94fl、MCH>32pg。

2. 骨髓检查　增生明显活跃,以红细胞系统增生为主,粒、红系均巨幼变。

3. 血清维生素 B_{12} 和叶酸降低。

[治疗要点]

1. 加强营养,去除病因。

2. 维生素 B_{12} 和叶酸治疗。

3. 补钾治疗。

[常见护理诊断/问题]

活动无耐力;营养失调;生长发育改变:与营养不足、贫血及维生素 B_{12} 缺乏影响生长发育有关。

［护理措施］

1. 注意休息,适当活动。

2. 加强营养,指导喂养。

3. 遵医嘱合理用药,观察疗效。

4. 促进生长发育。

5. 加强护理,防止受伤。

6. 健康教育。

第三节　出血性疾病

一、免疫性血小板减少症

免疫性血小板减少症(ITP)是正常血小板被免疫性破坏的自身免疫性疾病,又称特发性血小板减少性紫癜,是小儿最常见的出血性疾病,临床上以皮肤、黏膜自发性出血,血小板减少,出血时间延长,血块收缩不良,束臂试验阳性为特征。

［病因及发病机制］

1. 自身免疫性疾病,机体产生血小板相关抗体,使血小板破坏,寿命缩短,血小板减少。

2. 感染可加重血小板减少或使疾病复发。

［临床表现］

分为急性、慢性两型。急性型多见。

1. 急性型　好发于2~8岁,起病急。自发皮肤、黏膜出血,针尖大小出血点、瘀斑、紫癜,遍布全身,四肢较多,颅内出血少见,但是死亡的主要原因,可伴贫血;无淋巴结肿大;病程多为自限性;血小板数<40×10^9/L(80%),可见大、变形血小板,寿命缩短。

2. 慢性型　病程>6个月,发病年龄多>6~10岁,起病缓慢,出血症状较轻,可持续性或反复发作。血小板数>(40~80)×10^9/L,血小板寿命2~3天;血小板功能持续异常,PF$_3$活性降低,血小板黏附性降低,对ADP凝集反应降低;PAIg阳性率95%。

［辅助检查］

1. 血常规　血小板< 100×10^9/L,甚至< 20×10^9/L;可有贫血;白细胞数正常。

2. 骨髓检查　急性型骨髓巨核细胞数正常或增加,成熟障碍,表现为幼稚巨核细胞明显增多。慢性型者巨核细胞数显著增多,胞浆呈空泡变性。

3. 血小板相关抗体检测　可见PAIgG含量明显增高。

4. 出血时间延长,血块收缩不良;血清凝血酶原消耗不良;凝血时间正常。

5. 其他　束臂试验阳性,慢性型患者血小板黏附和聚集功能可异常。

［治疗要点］

1. 一般治疗　适当限制活动,避免外伤,积极预防和控制感染。

2. 免疫抑制　糖皮质激素,常用甲基泼尼松龙;大剂量静脉丙种球蛋白,抑制巨噬细胞对血小板的结合与吞噬,减少抗血小板抗体的产生。

3. 输注血小板和红细胞。

4. 脾切除。

［常见护理诊断/问题］

皮肤黏膜完整性受损;有感染的危险;潜在并发症;恐惧。

［护理措施］

1. 止血。

2. 避免损伤。

3. 预防感染。

4. 密切观察病情变化。

5. 消除恐惧心理。

6. 健康教育。

二、血友病

血友病是一组 X 连锁隐性遗传性出血性疾病,临床上分为血友病 A(凝血因子Ⅷ缺陷症)和血友病 B(凝血因子Ⅸ缺陷症)两型,分别由血浆凝血因子Ⅷ(F_8)和凝血因子Ⅸ(F_9)基因突变所致。

[病因及发病机制]

1. 血友病 A、B 为 X 连锁隐性遗传,由女性传递,男性发病。

2. 血友病 A 缺乏因子Ⅷ,血友病 B 缺乏因子Ⅸ。

[临床表现]

1. 血友病 A 的表现　终生出血为血友病 A 重要的临床特征,表现为自发性、轻微外伤后出血难止或创伤、手术后严重出血。关节出血是血友病 A 患儿最常见且最具特征性的表现,是患儿致残的主要原因。常见于负重的大关节(如膝、肘、踝、腕、髋和肩关节)。关节出血临床上分为 3 个时期:急性关节出血期、慢性滑膜炎期、慢性血友病关节病期。深部肌肉软组织出血的发生率仅次于关节出血,多在外伤、肌肉过度活动后发生,常发生于用力肌群。皮肤黏膜是血友病 A 患儿较常见的出血部位,但不是血友病 A 特征性表现。拔牙后延迟出血是血友病 A 另一特征性表现。

2. 血友病 B 的表现　与血友病 A 相似,但血友病 B 重型患者少,而轻型患者较多。血友病 B 的女性携带者也可出血。

[辅助检查]

1. 筛查试验　血小板计数正常;出血时间正常;血浆凝血酶原时间正常;活化部分凝血活酶时间延长;凝血酶时间正常;纤维蛋白原含量正常。

2. 确诊试验　测定血浆 FⅧ或 FⅨ促凝活性(FⅧ：C 或 FⅨ：C)降低,有助于判断血友病的类型、病情轻重以及指导治疗。

3. 基因诊断　可用基因探针、DNA 印迹技术、限制性片段长度多态性开展血友病携带者及产前诊断。

[治疗要点]

1. 替代治疗。

2. 血友病抑制物的诊治。

3. 辅助治疗。

4. 预防治疗。

[常见护理诊断/问题]

潜在并发症;组织完整性受损;疼痛;躯体活动障碍:与关节腔积血,肿痛、活动受限及关节畸形、功能丧失有关;自尊紊乱　与疾病终生性有关。

[护理措施]

1. 防治出血　①预防出血;②遵医嘱尽快输注凝血因子;③局部止血。

2. 病情观察　观察生命体征、神志、皮肤黏膜瘀斑(点)增减及血肿消退情况,记录出血量,及时发现内脏及颅内出血,并组织抢救。

3. 心理指导,维护患儿自尊

4. 健康教育

(1)增强患儿和家长的保护意识,指导家长采取预防性措施,减少或避免外伤出血。

(2)教会家长及年长患儿必要的应急护理措施如局部止血的方法。

（3）鼓励患儿规律、适度的体格锻炼和运动。

（4）告知患儿及家长，禁用含有影响血小板功能的药物。

（5）对家长进行遗传咨询。

【自测习题】

（一）选择题

A1/A2 型题

1. 生理性贫血一般发生在出生后
   A. 1个月内　　　　　　　　B. 1~2个月　　　　　　　　C. 2~3个月
   D. 3~4个月　　　　　　　　E. 5~6个月

2. 小儿末梢血白细胞分类,中性粒细胞和淋巴细胞的比例发生两个交叉的年龄是
   A. 4~6天和4~6岁　　　　B. 4~6天和4~6个月　　　C. 4~6周和4~6个月
   D. 4~6周和4~6岁　　　　E. 4~6个月和4~6岁

3. 6个月~6岁小儿贫血的诊断标准,末梢血中血红蛋白量低于
   A. 90g/L　　　　B. 100g/L　　　　C. 110g/L　　　　D. 120g/L　　　　E. 145g/L

4. 下列食物中,含铁最为丰富的是
   A. 瘦肉、猪肝　　　　　　　B. 牛奶、蛋黄　　　　　　　C. 牛奶、谷类
   D. 蔬菜、水果　　　　　　　E. 蔬菜、瘦肉

5. 下列**不宜**与铁剂同时服用的是
   A. 维生素C　　　B. 牛奶　　　C. 番茄汁　　　D. 瘦肉　　　E. 橙子

6. 营养性缺铁性贫血经铁剂治疗后1周,首先出现有效的治疗反应是
   A. 红细胞总数增加　　　　　B. 血清铁增加　　　　　　　C. 血清铁饱和度升高
   D. 网织红细胞升高　　　　　E. 红细胞平均容积恢复正常

7. 小儿营养性缺铁性贫血最主要的病因是
   A. 生长发育快　　　　　　　B. 铁吸收障碍　　　　　　　C. 铁丢失过多
   D. 先天贮铁不足　　　　　　E. 铁摄入量不足

8. 儿童时期最常见的出血性疾病是
   A. 过敏性紫癜　　　　　　　B. 血友病　　　　　　　　　C. 维生素C缺乏症
   D. 血小板病　　　　　　　　E. 特发性血小板减少性紫癜

*9. 护理血友病患儿时最重要的措施是
   A. 输注凝血因子　　　　　　B. 止血　　　　　　　　　　C. 预防损伤出血
   D. 止痛和防止致残　　　　　E. 做好心理护理

10. 关于营养性缺铁性贫血铁剂治疗,**正确**的是
   A. 铁剂宜空腹服用　　　　　　　　　B. 优先使用注射铁剂
   C. 口服铁剂宜选用三价铁盐　　　　　D. 口服铁剂不宜与维生素C同时口服
   E. 铁剂用至血红蛋白正常后2~3个月再停药

11. 口服铁剂吸收**最佳**的时间是
   A. 餐前　　　　　　　　　　B. 餐时　　　　　　　　　　C. 餐后
   D. 两餐间　　　　　　　　　E. 无所谓

12. 血友病甲缺乏
   A. VII因子　　　　　　　　　B. VIII因子　　　　　　　　　C. IX因子

D. Ⅺ因子　　　　　　　　　　E. Ⅻ因子

13. 在预防小儿缺铁性贫血的措施中,下列**错误**的是

   A. 母乳喂养

   B. 及时添加辅食

   C. 婴幼儿食品适量铁强化

   D. 牛乳喂养者,应加热处理

   E. 早产儿、低出生体重儿宜从出生后 4 个月开始给予铁剂预防

*14. 下列**不是**营养性巨幼细胞贫血患儿临床表现的是

   A. 口唇、甲床苍白　　　　B. 疲乏无力　　　　　　C. 食欲减退、异食癖

   D. 抽搐或不规则震颤　　　E. 发育落后或倒退

15. 单纯羊乳喂养儿易患

   A. 缺铁性贫血　　　　　　B. 溶血性贫血　　　　　C. 地中海贫血

   D. 再生障碍性贫血　　　　E. 巨幼细胞贫血

16. 营养性缺铁性贫血发病率最高的年龄是

   A. 2~3 个月　　　　　　B. 6 个月~2 岁　　　　C. 3~6 岁

   D. 6~12 岁　　　　　　E. 12 岁后

17. 关于 ITP 皮肤出血的描述**错误**的是

   A. 自发性出血　　　　　　B. 针尖大小出血点为主　　C. 全身分布

   D. 四肢伸侧多见　　　　　E. 压之不褪色

18. 1 岁患儿,因全身瘀点、瘀斑入院。诊断为 ITP,血小板计数为 $10×10^9$/L。家属告诉护士患儿现在鼻出血。下列护士的处理正确的是

   A. 报告医生等待处理　　　　　　　　B. 输注血小板

   C. 立即给予止血药　　　　　　　　　D. 1%肾上腺素棉球局部压迫止血

   E. 1%麻黄碱棉球压迫止血

19. 有关特发性血小板减少性紫癜的护理,下列**不妥**的是

   A. 眼底出血者警惕颅内出血

   B. 避免粗硬食物,以免黏膜损伤

   C. 不要服用阿司匹林

   D. 血小板低于 $50×10^9$/L 时,不要进行强体力活动

   E. 告诉患儿及家属本病预后较差

20. 3 个月婴儿,其红细胞数是 $3.0×10^{12}$/L,血红蛋白量是 110g/L,呈轻度贫血状。检查该婴儿生长发育正常,无其他伴随症状及体征,最可能的诊断应为

   A. 营养性缺铁性贫血　　　B. 营养性巨幼细胞贫血　　C. 生理性贫血

   D. 溶血性贫血　　　　　　E. 再生障碍性贫血

A3/A4 型题

(1~3 题共用题干)

   患儿,女,10 个月,单纯母乳喂养,近 2 个月面色苍白,精神差,以"贫血待诊"收住院。查体:面色口唇苍白,精神萎靡,体温 37.8℃,脉搏 140 次/分,呼吸 46 次/分。血常规 Hb 76g/L,RBC 3.1×10^{12}/L,红细胞大小不等,中央淡染区扩大,白细胞和血小板正常。

   1. 该患儿属于

   A. 正常　　　　　　　　　B. 轻度贫血　　　　　　C. 中度贫血

   D. 重度贫血　　　　　　　E. 极重度贫血

2. 该患儿最可能的诊断是
    A. 营养性缺铁性贫血　　　B. 营养性巨幼细胞贫血　　　C. 再生障碍性贫血
    D. 海洋性贫血　　　E. 生理性贫血
3. 患儿目前主要的护理问题是
    A. 营养失调:低于机体的需要量　　　B. 活动无耐力
    C. 有感染的危险　　　D. 知识缺乏
    E. 体温过高

(4~6题共用题干)

患儿,女,11个月,以"贫血待诊"入院。面色苍白,中度贫血貌,精神较差。人工喂养,按时添加换乳食物,食欲好,但几乎未加蔬菜和水果。无其他疾病史。

4. 该患儿贫血的可能病因是
    A. 铁缺乏　　　B. 维生素 B_{12} 缺乏　　　C. 叶酸缺乏
    D. 维生素 B_6 缺乏　　　E. 维生素 C 缺乏
5. 下列临床表现可能与患儿**不吻合**的是
    A. 颜面轻度水肿　　　B. 疲乏无力　　　C. 口唇、甲床苍白
    D. 智力、动作发育落后　　　E. 肝脾肿大
6. 此患儿最适宜的治疗是
    A. 铁剂　　　B. 铁剂+维生素 C　　　C. 叶酸
    D. 维生素 B_{12}+叶酸　　　E. 叶酸+维生素 C

(7~9题共用题干)

患儿,男,3岁,因头部血肿2天入院。2天前患儿因摔倒致左颞部血肿,皮肤瘀斑逐渐扩大,额部及双眼框肿胀,左眼不能闭合;肝脾、淋巴结不大;血常规正常。诊断为血友病甲。

7. 治疗应尽快输注的药物是
    A. 止血药　　　B. 因子Ⅷ制剂　　　C. 冷沉淀物
    D. 凝血酶原复合物　　　E. 因子Ⅸ制剂
*8. 患儿进食时不慎咬破嘴唇,出血不止,哭闹,下列处理**错误**的是
    A. 冷敷　　　B. 0.1%肾上腺素棉球压迫
    C. 吸收性明胶海绵压迫　　　D. 输注凝血因子
    E. 肌注地西泮
9. 对患儿及家长进行健康教育最重要的目的是
    A. 防止损伤出血　　　B. 教会局部止血的方法
    C. 防止关节反复出血致畸形　　　D. 学会观察出血症状和体征
    E. 进行遗传咨询

(10~12题共用题干)

患儿,男,4岁,因全身散布瘀点、瘀斑1天入院。查体:体温36.8℃,心肺无异常,肝脾不大,面部、躯干和四肢较多出血点和瘀斑。1周前患儿曾患"感冒",服药不详。血常规示:Hb123g/L,白细胞 $6.5×10^9/L$,中性粒细胞 0.56,淋巴细胞 0.4,血小板 $40×10^9/L$。

10. 该患儿可能患的疾病是
    A. 过敏性紫癜　　　B. 特发性血小板减少性紫癜
    C. 血友病　　　D. 再生障碍性贫血
    E. 急性白血病
*11. 护士应特别注意观察

A. 皮肤瘀点、瘀斑的变化 　　　　　　B. 血小板计数的变化

C. 生命体征和神志变化 　　　　　　　D. 有无血便和腹痛

E. 有无腰痛和血尿

*12. 为防止出血加重，下列护理方法**欠妥**的是

A. 卧床休息 　　　　　　　　　　　　B. 哭闹时遵医嘱肌注镇静剂

C. 有人看护防止坠床和跌倒 　　　　　D. 拔针后应延长压迫时间

E. 保持大便通畅

（13～14 题共用题干）

2 岁小儿，因身高明显低于同龄儿来医院检查，问病史发现该患儿长期以来单纯谷类食物喂养，近 3 个月来易疲劳。查体：见黏膜和甲床苍白，头发枯黄，肝、脾轻度肿大。血红蛋白 80g/L，血涂片见红细胞体积小、含色素低。

13. 下列措施正确的是

A. 输血治疗 　　　　　　B. 口服铁剂 　　　　　　C. 口服叶酸

D. 肌内注射维生素 C 　　E. 肌内注射维生素 B_{12}

*14. 用药后的表现为

A. 1 日内网织红细胞升高 　　　　　　B. 3～4 天网织红细胞上升达高峰

C. 2～3 周后网织红细胞降至正常 　　　D. 血红蛋白与网织红细胞同时增加

E. 临床症状在血象恢复正常 2 个月后好转

（15～16 题共用题干）

1 岁患儿，母乳喂养，未加辅食，约 2 个月前发现患儿活动少，不哭、不笑，面色蜡黄，表情呆滞，手及下肢颤抖。检查发现肝、脾增大，血红细胞 $1×10^{12}$/L，血红蛋白 65g/L，血清铁、叶酸正常，血清维生素 B_{12} 降低。

15. 对该患儿处理正确的是

A. 口服铁剂治疗 　　　　　　　　　　B. 添加山楂、鸡内金

C. 避免服用维生素 C 　　　　　　　　D. 用维生素 B_{12} 治疗

E. 用维生素 C 和叶酸治疗

16. 预防该疾病应强调

A. 预防感染 　　　　　　B. 多晒太阳 　　　　　　C. 加强锻炼

D. 促进小儿食欲 　　　　E. 按时添加辅食

（二）名词解释

1. 骨髓外造血

2. 生理性贫血

3. 贫血

4. 缺铁性贫血

（三）简答题

1. 营养性缺铁性贫血的病因有哪些？何者最重要？

2. 简述营养性缺铁性贫血患儿的饮食指导。

3. 营养性缺铁性贫血的患儿口服铁剂时应注意什么？

4. 叙述血友病患儿关节出血患肢的护理。

5. 简述特发性血小板减少性紫癜的护理措施。

（四）案例分析

1. 患儿，男，9 个月，时有腹泻，未按时添加辅食，两月来加少量粥和菜汤，近 3 个月来面色苍白明

显,伴厌食,欠活泼。体检:心肺正常,肝肋下 2cm,Hb 85g/L,RBC $3.2×10^{12}$/L,红细胞大小不等,以小细胞为多,中央淡染区扩大。血清铁测定低于正常值。

问题:

(1)请判断该患儿的医疗诊断。

(2)列出该患儿的主要护理诊断。

(3)简述该种疾病患儿的主要护理措施。

2. 女,5 岁。发现皮肤出血点 2 天来院。病前 10 天有上呼吸道感染史。平素体健。体检:一般情况好,皮肤可及散在瘀点,无鼻出血及齿龈出血,肝、脾肋下未及。血常规:Hb 105g/L,RBC $3.60×10^{12}$/L,WBC $4.0×10^9$/L,N 50%,L 45%,PLT $20×10^9$/L。经骨髓细胞学检查和血小板相关抗体检测等实验室检查考虑为"特发性血小板减少性紫癜"。

问题:

(1)结合病史,列出该患儿目前有哪些护理诊断?

(2)对家长应进行哪些方面的健康教育?

【参考答案】

(一)选择题

A1/A2 型题

| 1. C | 2. A | 3. C | 4. A | 5. B | 6. D | 7. E | 8. E | 9. C | 10. E |
| 11. D | 12. B | 13. E | 14. C | 15. E | 16. B | 17. D | 18. E | 19. E | 20. C |

A3/A4 型题

| 1. C | 2. A | 3. B | 4. C | 5. D | 6. E | 7. B | 8. E | 9. A | 10. B |
| 11. C | 12. B | 13. B | 14. C | 15. D | 16. E | | | | |

(二)名词解释

1. 骨髓外造血　在婴幼儿时期,当出现贫血或严重感染等需要增加造血时,肝、脾和淋巴结均可恢复到胎儿时期的造血状态,即称为骨髓外造血,表现为肝、脾、淋巴结肿大,外周血可见幼红细胞和(或)幼粒细胞。

2. 生理性贫血　出生后由于自主呼吸的建立,血氧含量增加,而胎儿红细胞寿命较短,且破坏较多(生理性溶血),加上红细胞生成素减少,婴儿生长发育迅速,血循环量增加等因素,红细胞数及血红蛋白量逐渐降低,至 2~3 个月时,红细胞数降至 $3.0×10^{12}$/L,血红蛋白量降至 110g/L 左右,出现轻度贫血,称为"生理性贫血"。

3. 贫血　是指单位容积血液中红细胞数或血红蛋白量低于正常。

4. 缺铁性贫血　是由于体内铁缺乏致血红蛋白合成减少而引起的一种小细胞低色素性贫血。

(三)简答题

1. 营养性缺铁性贫血的病因有哪些? 何者最重要?

(1)铁储存不足。

(2)铁摄入不足。

(3)生长发育快。

(4)铁吸收减少。

(5)铁丢失过多。

其中,铁摄入不足是缺铁性贫血的主要原因。

2. 营养性缺铁性贫血患儿的饮食指导

（1）协助纠正不良的饮食习惯。

（2）告知家长含铁丰富且易吸收的食物,合理搭配患儿的饮食,避免与影响铁吸收的食物同食。

（3）鲜牛奶必须加热处理后才能喂养婴儿,以减少因过敏而致肠出血。

（4）提倡母乳喂养。按时添加含铁丰富的食物或补充铁强化食品。

（5）指导家长对早产儿和低体重儿及早(约2月龄)补充铁剂。

3. 营养性缺铁性贫血的患儿口服铁剂时应注意什么?

（1）口服铁剂在两餐之间服用。

（2）可与维生素 C、果汁等同服,以利吸收;忌与抑制铁吸收的食物同服。

（3）液体铁剂可使牙齿染黑,可用吸管吸或用注射器或滴管服之;服用后及时刷牙,以减轻着色。服用铁剂后,大便变黑或呈柏油样,停药后恢复,应向家长说明原因,消除紧张心理。

（4）注射铁剂时应深部肌内注射,每次更换注射部位。

（5）观察疗效。如服药 3~4 周仍无效,应查找原因。

4. 血友病患儿关节出血患肢的护理

（1）出血早期可用弹力绷带加压包扎、冰袋冷敷出血部位。

（2）抬高患肢、制动并保持其功能位。

（3）待关节出血停止,肿痛消失后,可逐渐增加活动。

（4）反复关节出血致慢性关节损害者,应进行康复指导与训练。

（5）严重关节畸形可行手术矫正。

5. 简述特发性血小板减少性紫癜的护理措施

（1）止血。

（2）避免损伤。

（3）预防感染。

（4）观察病情。

（5）消除恐惧心理。

（6）健康教育。

（四）案例分析

1. （1）医疗诊断:缺铁性贫血。

（2）主要护理诊断

1）活动无耐力　与贫血导致组织缺氧有关。

2）营养失调:低于机体需要量　与铁供应不足有关。

3）有感染的危险　与细胞免疫功能低下有关。

（3）主要护理措施

1）注意休息,适量活动。

2）指导家长为患儿添加含铁丰富的动物性食品,如瘦肉、肝、蛋黄等并合理搭配患儿的膳食。

3）遵医嘱使用铁剂,两餐之间服用,从小剂量开始,可与维生素 C、果汁同服。

4）预防感染。

5）健康教育:合理喂养、正确用药。

2. （1）护理诊断

潜在并发症:

1）出血。

2）有感染的危险　与糖皮质激素和(或)免疫抑制剂应用致免疫功能下降有关。

3）恐惧　与严重出血有关。

（2）健康教育

1）指导预防损伤，不玩尖利的玩具和使用锐利工具，不做剧烈的、有对抗性的运动，常剪指甲，选用软毛牙刷等。

2）指导进行自我保护，忌服抑制血小板功能的药物如阿司匹林类或含阿司匹林的药物。

3）不与感染患儿接触，去公共场所时戴口罩；衣着适度，尽量避免感冒，以防加重病情或复发。

4）教会家长识别出血征象和学会压迫止血的方法，一旦发现出血，立即到医院复查或治疗。

【习题解析】

A1/A2 型题

9.（答案 C）血友病患儿的出血是在损伤后发生，而非自发性出血。故，对血友病患儿的护理主要是防止损伤出血。对已经发生出血者则应立即止血、尽快输凝血因子、止痛，还应做好心理护理。

14.（答案 C）异食癖（嗜食泥土、煤渣、墙皮等）是缺铁性贫血的临床表现。

A3/A4 型题

8.（答案 E）血友病患儿出血时可采取局部止血如用局部冷敷、0.1%肾上腺素棉球压迫、吸收性明胶海绵压迫等，尽快输注凝血因子。因为出血是损伤所致，应尽可能不肌注，以免导致深部组织血肿。

11.（答案 C）ITP 患儿主要表现为皮肤、黏膜自发性出血，也可发生内脏出血，甚至颅内出血儿危及生命。以下内容均应观察，但应特别注意生命体征和神志，及时发现颅内出血的先兆。

12.（答案 B）所列措施都能防止出血加重，但有出血倾向的患儿尽量不肌注，且镇静剂可能掩盖病情。

14.（答案 C）服用铁剂后 12~24 小时临床症状好转，烦躁减轻，食欲增加。36~48 小时后开始出现红系增生现象。2~3 天网织红细胞开始升高，5~7 天达高峰，以后逐渐下降，2~3 周降至正常。血红蛋白 1~2 周开始上升，一般 3~4 周后达正常。

（王　茜）

第十五章
神经系统疾病患儿的护理

【学习目标】

识记:
1. 说出儿童化脓性脑膜炎、病毒性脑膜炎、癫痫持续状态的定义。
2. 描述小儿化脓性脑膜炎和急性感染性多发性神经根神经炎脑脊液的特点。
理解:
1. 举例说明化脓性脑膜炎的临床特点。
2. 举例说明小儿脑瘫和癫痫的分型及临床表现。
应用:
1. 正确选择神经系统检查方法评估神经系统各种疾病存在的护理问题。
2. 根据小儿不同年龄、疾病特征及护理问题实施相应的护理措施。

【重点与难点】

第一节　儿童神经系统解剖生理特点

1. **脑**　在基础代谢状态下,儿童脑耗氧量占机体总耗氧量的50%,而成人为20%,所以儿童对缺氧的耐受性较成人差。

2. **脊髓**　新生儿脊髓下端在第2腰椎下缘,4岁时达到第1~2腰椎之间。故婴幼儿时期行腰椎穿刺的位置要低,以免损伤脊髓,常以第4~5腰椎间隙为宜,4岁以后应以第3~4腰椎间隙为宜。

3. **脑脊液**　正常小儿脑脊液(CSF)的量和压力随着年龄的增长和脑室的发育逐渐增加,新生儿脑积液的量少、压力低,故抽取脑脊液较困难。

4. **神经反射**

(1)生理反射:出生时已存在以后逐渐消失的反射,称为原始反射(暂时性反射),包括:觅食反射、拥抱反射、握持反射、吸吮反射及颈肢反射等。吸吮反射于1岁左右完全消失,觅食反射、拥抱反射、握持反射于生后3~4个月消失,颈肢反射于生后5~6个月消失。当神经系统发生病理改变时,这些反射存在与消失的时间将发生变化。

(2)病理反射:小于2岁的婴幼儿,由于神经系统发育不成熟,巴宾斯基(Babinski)征阳性可为生理现象;若大于2岁或单侧阳性可为病理现象。小于3~4个月的小婴儿因屈肌张力较高,凯尔尼格(Kernig)征、布鲁津斯基(Brudzinski)可呈阳性。脑膜炎、蛛网膜下腔出血和颅内压增高时,可出现脑膜刺激征,即颈强直、Kernig征、Brudzinski征阳性。但由于婴儿颅缝和囟门对颅内压力的缓解作用,脑膜刺激征表现通常不明显或出现的较晚。

第二节 化脓性脑膜炎

化脓性脑膜炎(PM)是由各种化脓性细菌感染引起的急性脑膜炎症,是小儿、尤其是婴幼儿时期常见的中枢神经系统感染性疾病。

[病因]

0~2个月患儿以大肠埃希菌和金黄色葡萄球菌感染为主。3个月~3岁的患儿多由流感嗜血杆菌感染引起。5岁以上患儿主要致病菌为脑膜炎双球菌、肺炎链球菌。

[发病机制]

致病菌最常见的感染途径是通过体内感染灶(如上呼吸道、胃肠道黏膜、新生儿皮肤、脐部侵入等)经血流传播。少数由于邻近组织感染(头面部软组织感染、鼻窦炎、中耳炎、乳突炎、颅底骨折)的局部扩散所致。

[临床表现]

小儿化脓性脑膜炎多发生在5岁以下,婴儿期是发病的高峰期。

1. 典型表现

(1)感染性全身性中毒症状:发热、面色灰白、烦躁不安。.

(2)急性脑功能障碍症状:进行性的意识改变,出现精神萎靡、嗜睡、昏睡、昏迷。

(3)颅内压增高。

(4)脑膜刺激征,以颈强直最常见。

2. 非典型表现 小于3个月的患儿起病隐匿,症状不典型。表现为体温升高或降低,甚至体温不升;面色青紫或苍白,吸吮力差、拒乳呕吐、黄疸加重等;肌张力减弱或不典型性惊厥发作。

3. 并发症

(1)硬脑膜下积液:多见于1岁以内、患肺炎链球菌和流感嗜血杆菌脑膜炎的婴儿。经48~72小时治疗发热不退或退后复升,病情不见好转或病情反复的患儿,首先应考虑并发硬脑膜下积液的可能。行颅内透照检查或CT扫描有助确诊。如行硬膜下穿刺,积液量<2.0ml、蛋白质>0.4g/L即可确诊。

(2)脑室管膜炎:多见于革兰阴性杆菌感染且延误治疗的1岁以内患儿。表现为治疗过程中出现高热不退、前囟饱满、惊厥频繁、呼吸衰竭等病情加重的症状。行CT检查可见脑室扩大,脑室穿刺检查脑室液白细胞数≥$50×10^6$/L、糖<1.6mmol/L或蛋白质>0.4g/L即可确诊。

(3)脑积水:由于脑膜炎症导致脑脊液循环障碍所致。严重的脑积水由于颅内压增高压迫眼球,形成双目下视,巩膜外露的特殊表情,称"落日眼"。由于颅骨缝裂开,头颅叩诊可呈"破壶音"。

[辅助检查]

1. 脑脊液 脑脊液检查为本病确诊的重要依据。脑脊液典型的改变为压力增高,外观混浊或呈乳白色,白细胞总数明显增多达$1000×10^6$/L以上,以中性粒细胞为主;糖和氯化物含量显著下降,糖<1.1mmol/L,甚至难以测出;蛋白质明显增高,定量在>1.0g/L。涂片革兰染色检查可早期确定致病菌,指导治疗。

2. 血液

(1)血常规:外周血白细胞计数明显增高,为$(20~40)×10^9$/L,白细胞分类以中性粒细胞增高为主,占80%以上。

(2)血培养:可帮助确定致病菌。

3. 头颅CT 可确定脑水肿、脑膜炎、脑室扩大、硬脑膜下积液等病理改变。

[治疗要点]

1. 抗生素治疗　选用对病原菌敏感、易透过血脑屏障、毒性低的抗生素,联合用药,注意配伍禁忌。早期、足量、足疗程静脉给药,力求用药24小时内杀灭脑脊液中的致病菌。抗生素治疗的疗程取决于病原菌和患儿的临床反应。

2. 肾上腺皮质激素治疗　应用肾上腺皮质激素抑制多种炎症因子的产生,降低血管通透性,减轻脑水肿及颅内高压症状。

3. 对症及支持治疗　高热时可酌情应用退热药物。出现颅内压增高的症状,应给予20%甘露醇降颅压。惊厥发作时可使用地西泮、苯巴比妥等镇静止惊剂。保证能量摄入,维持水、电解质以及酸碱平衡。

4. 并发症治疗。

[常见护理诊断/问题]

体温过高;潜在并发症:颅内压增高;有受伤的危险;营养失调;焦虑(家长)。

[护理措施]

1. 维持正常体温

(1)保持病室安静清洁,温湿度适宜。高热者卧床休息,及时给予物理降温或药物降温。保持皮肤、床单、被套的干燥清洁。鼓励患儿多饮水,保证机体液量的需求,必要时静脉补液。

(2)遵医嘱及时给予退热和抗生素等药物治疗。

2. 密切观察病情变化

(1)监测生命体征:观察患儿的意识状态、面色、神志、瞳孔、囟门等变化,并详细记录。若患儿出现意识障碍、囟门隆起或紧张度增高、瞳孔改变、躁动不安、频繁呕吐、四肢肌张力增高为惊厥发作先兆;若呼吸节律深而慢或不规则,瞳孔忽大忽小或两侧不等大,对光反应迟钝,血压升高,应警惕脑疝及呼吸衰竭的发生。

(2)并发症的观察:若婴儿经48～72小时治疗发热不退或退后复升,病情不见好转或病情反复,首先应考虑并发硬脑膜下积液的可能。若高热不退,反复惊厥发作,前囟饱满,颅缝裂开,频繁呕吐,出现"落日眼"现象提示出现脑积水,上述情况发生,应立即联系医师,作好各种急救物品的准备工作,配合急救处理。

3. 防止外伤、意外

(1)保持安静,护理操作动作尽量轻柔、集中进行,修剪患儿指甲,专人守护和陪伴患儿。对呕吐频繁患儿应使其头偏向一侧,及时清除呕吐物,保持呼吸道通畅。患儿惊厥发作时应使其头偏向一侧,给予口腔保护以免舌被咬伤,拉好床挡,适当约束患儿,避免躁动及惊厥时受伤或坠床。

(2)做好皮肤护理和生活护理,预防压疮发生。

4. 保证充足的营养　给予高热量、高蛋白、高维生素、易消化的清淡流质或半流质饮食,根据病情程度恰当选择补充营养的方式。定期测量患儿体重,了解营养状态恢复情况。

5. 心理护理。

6. 健康教育。

第三节　病毒性脑炎

病毒性脑炎是多种病毒感染引起的颅内急性炎症。若病变主要累及脑实质则称为病毒性脑炎,若病变主要累及脑膜则称为病毒性脑膜炎。

[病因]

多种病毒感染均可引起脑炎、脑膜炎,但80%为肠道病毒(柯萨奇病毒、埃可病毒)感染,其次为单纯疱疹病毒、腮腺炎病毒和虫媒病毒等。

[发病机制]

病毒经呼吸道、肠道等途径侵入人体,还可以直接侵犯中枢神经系统,形成病毒血症,出现发热等全身症状,侵犯脑实质及脑膜,出现中枢神经系统症状。

[临床表现]

1. 病毒性脑膜炎　多先有上呼吸道或消化道感染病史,表现为发热、恶心、呕吐。继而婴儿出现烦躁不安,易被激惹;年长儿表现头痛、颈背疼痛,脑膜刺激征为阳性。很少发生严重意识障碍和惊厥,无局限性神经系统体征。病程大多1~2周。

2. 病毒性脑炎　起病急,其临床表现因脑实质受损部位的病理改变、范围和严重程度而有所不同。

(1)前驱症状:急性全身感染症状,如发热、头痛、呕吐、腹泻等。

(2)中枢神经系统症状:①惊厥;②意识障碍;③颅内压增高;④运动功能障碍;⑤神经情绪异常。

(3)病程:一般2~3周,多数患儿可完全恢复,但少数遗留癫痫、肢体瘫痪、智力倒退等后遗症。

[辅助检查]

1. 脑脊液检查　压力正常或增高,外观清亮,白细胞总数轻度增多,一般<300×10^6/L,早期以中性粒细胞为主,后期以淋巴细胞为主;蛋白质大多数正常或轻度升高,糖和氯化物一般在正常范围。

2. 病毒学检查　脑脊液病毒分离及特异性抗体测试为阳性。

3. 脑电图　病程早期脑电图以弥漫性或局限性异常慢波背景活动为特征。

[治疗要点]

1. 对症治疗与支持疗法。

2. 控制脑水肿和颅内高压　严格限制液体入量;过度通气时,将$PaCO_2$控制于20~25kPa;静脉注射甘露醇。

3. 控制惊厥发作　给予地西泮、苯妥英钠等止惊剂。

4. 抗病毒治疗。

5. 抗生素应用　对于重症婴幼儿或继发细菌感染者,适当给予抗生素。

[常见护理诊断/问题]

体温过高;有受伤的危险;急性意识障碍;躯体活动障碍;潜在并发症:颅内压增高。

[护理措施]

1. 及时给予降温处理。

2. 注意患儿安全　专人守护,惊厥发作时立即置压舌板或舌垫于上齿与下齿之间、取侧卧位,适当应用约束带。

3. 昏迷的护理　保持昏迷患儿侧卧位,定时翻身及按摩皮肤,以促进血液循环,防止出现压疮。轻拍患儿背部,促使其排出痰液,避免坠积性肺炎的发生。

4. 积极促进机体功能的恢复

(1)恢复脑功能:去除影响患儿情绪的不良因素;针对患儿存在的幻觉、定向力错误的现象采取适当措施,提供保护性照顾。

(2)恢复肢体功能:保持肢体呈功能位置,病情稳定后及早帮助患儿逐渐进行肢体的被动或主动功能锻炼。

5. 密切观察病情变化,及时发现问题、及时处理。

(1)观察瞳孔及呼吸变化:保持呼吸道通畅,必要时吸氧,如发现呼吸节律不规则、两侧瞳孔不等大、对光反应迟钝,多提示有脑疝及呼吸衰竭发生。

(2)观察意识变化:如患儿出现烦躁不安、意识障碍,应警惕是否存在脑水肿。

6. 健康教育。

第四节　癫痫发作和癫痫

癫痫发作是由于脑部神经元发作性异常放电引起脑功能障碍的一组临床症状,表现为意识障碍、抽搐、精神行为异常等,多数癫痫发作持续时间短暂呈自限性。癫痫是多种原因引起的脑部慢性疾患,是脑内神经元反复发作性异常放电导致突发性、暂时性脑功能失常,临床出现意识、运动、感觉、精神或自主神经运动障碍。

[病因]

1. 遗传因素。

2. 脑内结构异常。

3. 诱发因素　饥饿、过饱、饮酒、劳累、感情冲动等均可诱发癫痫发作。

[临床表现]

(一) 癫痫发作

1. 局灶性发作　神经元过度放电起源于脑的某一部位,临床症状和脑电图异常均以局部开始。

(1)单纯局灶性发作:临床以局灶性运动性发作最常见,表现为面、颈、四肢某部分的强直或阵挛性抽动,头、眼持续同向偏斜,无意识丧失,发作时间平均 10~20 秒,发作后无不适感。

(2)复杂局灶性发作:意识部分丧失,精神行为异常,如吞咽、咀嚼、摸索、自语等。

2. 全部性发作

(1)强直-阵挛发作:临床最常见,发作时突然意识丧失,全身骨骼肌出现剧烈的强直性收缩。强直症状持续数秒至数十秒后出现较长时间反复的阵挛,即全身肌肉节律性抽搐,口吐白沫,持续约 1~5 分钟逐渐停止。发作后深睡,醒后出现头痛、嗜睡、乏力、烦躁等现象。

(2)失神发作:以意识丧失为主要症状,双眼凝视,正在进行的活动突然停止,持续数秒钟后即恢复,对所发生的情况并无记忆。失神发作频繁,每天可发作数十次。

(3)肌阵挛发作:广泛性脑损害的患儿多见。表现为全身或局部骨骼肌突然短暂收缩,如突然点头、身体前倾、两臂抬起等,严重者可致跌倒。

(4)失张力发作:发作时肌肉张力突然短暂性丧失,同时伴有意识障碍。若累及全身肌肉,则患儿可突然跌倒,伤及头部。

(5)痉挛发作:最常见婴儿痉挛,表现为点头、伸臂、弯腰、踢腿等。

(二) 癫痫综合征

1. 良性癫痫　2~14 岁多见,9~10 岁为发病高峰。多数患儿于入睡后或觉醒前呈局灶性发作,从口面部开始,如喉头发声、唾液增多、面部抽搐等,很快发展至全身强直-阵挛发作,意识丧失。

2. 失神癫痫　起病年龄多见于 3~13 岁,6~7 岁为高峰。女孩多于男孩。临床特点为频繁而短暂的失神发作,每日数次甚至数十次,每次发作数秒钟,意识障碍突然发生、突然恢复。发作时不跌倒,发作后患儿不能回忆发作情况、并无头痛嗜睡等症状。体格检查无异常。预后多良好,用药容易控制。

3. 婴儿痉挛　又称 West 综合征,生后 4~7 个月为发病高峰,男孩多于女孩。频繁的强直痉挛发作,表现为屈曲性、伸展性及混合性三种。以屈曲性及混合性发作为多。屈曲性发作时婴儿呈点头、屈腿状;伸展性发作表现为角弓反张,肢体频繁颤动,在入睡不久和刚醒时加重。

(三) 癫痫持续状态

癫痫一次发作持续 30 分钟以上,或反复发作间歇期意识不能完全恢复达 30 分钟以上者,称为癫痫持续状态。临床多见强直-阵挛持续状态,颅内、外急性疾病均可引起,为儿科急症。

(四) 睡眠障碍

癫痫患儿出现睡眠障碍可能与白天注意力障碍和社会行为异常有关。

[辅助检查]

1. 脑电图　是确诊癫痫发作与癫痫最重要的检查手段。

2. 影像学检查　CT、MRI 等颅脑影像学检查。

[治疗要点]

1. 抗癫痫药物　先选择单种药物,从小剂量开始直至完全控制发作。癫痫持续状态时,可静脉注射足量的地西泮(安定),可于 1~2 分钟内止惊,必要时 0.5~1 小时后重复使用。

2. 手术治疗　首先患儿必须被诊断为抗癫痫药物治疗无效的难治性癫痫,然后在充分进行术前评估的前提下实施手术治疗。

[常见护理诊断/问题]

有窒息的危险;有受伤的危险;潜在并发症:脑水肿、酸中毒、呼吸衰竭、循环衰竭;知识缺乏。

[护理措施]

1. 维持气道通畅　发作时应立即使患儿平卧,头偏向一侧,松解衣领,有舌后坠者可用舌钳将舌拉出,防止窒息;在患儿上、下臼齿之间放置牙垫或厚纱布包裹的压舌板,防止舌被咬伤;保持呼吸道通畅,准备好开口器和气管插管物品;给予低流量持续吸氧。

2. 安全防护　护理操作时勿强行按压肢体,以免引起骨折。癫痫发作时要保护患儿肢体,防止抽搐时碰撞造成皮肤破损、骨折或脱臼、坠床。移开患儿周围可能导致受伤的物品。拉紧床挡,专人守护。意识恢复后仍要加强保护措施,以防因身体衰弱或精神恍惚发生意外事故。平时安排好患儿日常生活,适当活动与休息,避免情绪紧张受凉或中暑、感染等。避免各种危险活动,注意安全。

3. 病情观察　①观察癫痫发作状态;②观察呼吸变化;③观察循环衰竭的征象;④观察患儿经抗癫痫治疗后,癫痫发作、智力和运动发育等状况的转归。

4. 保持环境安静、减少外部刺激。

5. 健康教育　①加强围生期保健;②指导家长合理安排患儿的生活与学习;③指导用药;④解除患儿的精神负担。

第五节　脑性瘫痪

脑性瘫痪(CP)简称脑瘫,是指儿童从出生前到出生后一个月内,由多种原因引起的非进行性脑损伤。临床以中枢性运动障碍和姿势异常为主要特征,可伴有癫痫、智力低下、视觉、听觉或语言功能障碍等。我国脑性瘫痪的发病率为 2‰,男孩多于女孩。

[病因]

受孕前后孕母的身体内外环境变化、遗传以及孕期疾病所致妊娠早期胎盘羊膜炎症等均可影响胎儿早期阶段神经系统发育,以致围生期发生缺氧缺血等危险状况,导致脑性瘫痪。

[临床表现]

1. 运动障碍　运动障碍是脑瘫患儿最基本的表现,其特征是运动发育落后和瘫痪肢体主动运动减少,肌张力、姿势及神经反射异常。

按照运动障碍的性质,临床分为七种类型:痉挛型;手足徐动型;肌张力低下型;强直型;共济失调型;震颤型和混合型。

2. 伴随症状　约半数以上伴有智力低下,听力、语言、视力障碍,认知和行为异常以及癫痫等一系列发育异常的症状。

[辅助检查]

1. 发育迟缓筛查。

2. 影像学及脑电图检查,可确定脑损伤的部位。

[治疗要点]

早期发现、早期干预,按小儿发育规律实施综合治疗和康复。

[常见护理诊断/问题]

生长发育迟缓;有失用综合征的危险;营养失调。

[护理措施]

1. 饮食护理　根据患儿年龄及进食困难程度实施饮食护理,制订高热量、高蛋白及富有维生素、容易消化的食物计划。

2. 功能训练

(1)体能运动训练:针对运动障碍和异常姿势进行的物理学手段训练。

(2)技能训练:根据患儿年龄制订各种功能训练计划,并选择适当的康复方法,帮助和训练患儿上肢和手的精细运动,选择正确抱患儿的姿势,防止肢体畸形和挛缩的发生。

(3)语言训练:主要是听力、发音、语言和咀嚼吞咽功能的协同矫正。

(4)进食训练。

3. 安全管理　保证环境安全,做到专人护理,必要时采取头部护具和垫床垫,防止患儿损伤。

4. 心理关爱　发挥社会、家庭、学校全方位的力量,关爱脑瘫患儿。鼓励患儿参加集体活动,调动其积极性,克服自卑、孤独心理。

5. 健康教育

(1)教会家长照顾患儿的方法,针对患儿所处的年龄阶段进行有重点的训练:婴儿期主要促进正常发育,幼儿期防治各种畸形,随年龄增长可结合功能训练配备支架、夹板和特殊的装置。

(2)帮助家长制订切实可行的康复计划,寻找社会支持系统,把握训练时机。

(3)指导促进患儿心理健康。

第六节　急性感染性多发性神经根神经炎

急性感染性多发性神经根神经炎,又称吉兰-巴雷综合征(GBS),是儿童最常见的急性周围神经病。主要临床特征为急性进行性对称性弛缓性肢体瘫痪,伴有周围感觉障碍,病情严重者可引起呼吸肌麻痹而危及生命。

[病因]

病因尚未完全明确。多数学者认为本病是免疫介导的迟发型超敏反应,感染是启动免疫反应的首要因素。

[临床表现]

发病前1~3周由病毒和空肠弯曲菌引起的呼吸道、胃肠道的感染症状,如发热等。绝大多数患儿1~2周病情达到高峰,2~3周后病情开始恢复。疾病进展期表现如下症状:

1. 运动障碍　进行性肌无力是突出的临床表现。多数患儿自肢体远端开始呈上行性麻痹进展,首先表现为肌张力减退,下肢对称性肌无力,足下垂、行走无力,易跌倒。2~3天扩展到上肢、躯干、胸部、颈部面部、头部,手下垂、不能坐起和翻身,对称性、迟缓性肢体瘫痪等,腱反射减弱或消失。急性起病者在24小时内即可出现严重的肢体瘫痪以及呼吸肌麻痹。

2. 脑神经麻痹　可表现对称或不对称脑神经麻痹,以面神经受损引起的面瘫最常见。当两侧IX、X、XII脑神经受累时,可出现进食呛咳、声音低哑、吞咽困难等症状。

3. 感觉障碍　疾病早期即有肌肉疼痛,下肢远端出现不同程度的感觉异常和麻木感。年长儿可表现为手套或袜套状分布感觉减退。

4. 自主神经功能障碍　症状较轻微,可出现视物不清,多汗、面色潮红,腹痛、便秘,一过性尿潴留,血压轻度升高或心律失常等。

本病病情发展的速度及神经受累的程度有显著的个体差异,大多数患儿的症状经 3~4 周的进行性加重后停止进展,逐渐恢复肌力。一般 3 周~6 个月内完全恢复,少数病例可留有不同程度的肌肉萎缩、肌肉营养障碍、肌肉麻痹后遗症或因合并呼吸衰竭、肺部感染而死亡。

[辅助检查]

1. 脑脊液检查　蛋白-细胞分离现象。

2. 神经肌电检查　神经传导速度明显减慢,运动神经反应电位波幅明显降低。

3. 神经系统检查　肌力评级、运动能力和深浅感觉等障碍。

[治疗要点]

1. 支持治疗　摄入足够的水、能量及电解质,保证机体内环境的稳定。吞咽困难者给予鼻饲。注意康复训练,配合针刺、理疗等,促进瘫痪肌群的肌力恢复。

2. 保持呼吸功能　对咳嗽无力、黏稠分泌物聚积、呼吸困难者要及时进行气管插管或切开,必要时应用人工呼吸机。

3. 药物应用　静脉滴注大剂量免疫球蛋白能明显的缩短病程。

[常见护理诊断/问题]

躯体活动障碍;低效性呼吸型态;营养失调;有皮肤完整性受损的危险。

[护理措施]

1. 促进肢体功能恢复　保持肢体于功能位置;帮助患儿做肢体被动运动;恢复期鼓励、指导、督促患儿自主活动,加强对自理生活能力的训练。

2. 改善呼吸功能　保持室内空气新鲜,温湿度适宜,保持呼吸道通畅,观察患儿面色、呼吸、心率、血压及胸廓活动幅度,鼓励患儿咳嗽,及时清理呼吸道的分泌物。呼吸困难者给予低流量氧气吸入,做好气管插管、机械通气准备。对已采取机械通气的患儿,做好呼吸道管理。同时持续心电监护,早期发现心律失常。

3. 维持足够营养　提供高蛋白、高能量、高维生素易消化饮食,少量多餐。根据患儿吞咽和咀嚼能力,选择流质或半流质饮食。不能经口进食者给予鼻饲。

4. 皮肤护理。

5. 健康教育　指导防止压疮。教会家长帮助患儿进行训练的方法。鼓励恢复期患儿坚持瘫痪肢体的主动锻炼,定期进行门诊复查。

【自测习题】

(一) 选择题

A1/A2 型题

1. 化脓性脑膜炎最常见的感染途径是

    A. 直接感染   B. 血性感染   C. 周围感染

    D. 淋巴感染   E. 呼吸道感染

*2. 出生时存在、以后逐渐消失的反射**除外**

    A. 觅食反射   B. 拥抱反射   C. 腹壁反射

    D. 握持反射   E. 吸吮反射

3. 2 个月婴儿患化脓性脑膜炎最常见的肠道革兰阴性杆菌是

    A. 大肠埃希菌   B. 变形杆菌   C. 铜绿假单胞菌

    D. 流感嗜血杆菌   E. 脑膜炎双球菌

4. 小儿化脓性脑膜炎发病的高峰年龄是

    A. 新生儿期   B. 婴儿期   C. 幼儿期

    D. 学龄前期   E. 青春期

5. 小儿病毒性脑炎出现脑疝的表现为

    A. 发热   B. 头痛   C. 呕吐

    D. 腹泻   E. 瞳孔不等大

6. 小儿癫痫全部性发作最常见的类型是

    A. 失张力发作   B. 失神发作

    C. 肌阵挛发作   D. 痉挛发作

    E. 强直-阵挛发作

7. 小儿癫痫单纯局灶性发作表现**错误**的是

    A. 临床以局灶性运动性发作最常见   B. 头、眼部位持续同相向偏斜失神发作

    C. 发作时间平均 10~20 秒   D. 发作时意识丧失

    E. 发作后无不适感

8. 小儿脑性瘫痪最常见的类型是

    A. 强直型   B. 共济失调型

    C. 震颤型   D. 痉挛型

    E. 肌张力低下型

*9. 某出生难产的女婴,生后 4 个月其母逐渐发现女婴出现不协调肢体乱动,安静时减少、睡眠时消失。常有面部异样表情、喝奶呛咳等表现,经医生诊断为脑瘫。女婴患脑瘫的类型是

    A. 手足徐动型   B. 共济失调型

    C. 震颤型   D. 痉挛型

    E. 强直型

10. 对脑瘫患儿进食困难的护理,**错误**的是

    A. 餐具要有把手   B. 勺面浅平

    C. 勺柄要短   D. 用餐时脊柱伸直

    E. 头肩稍前倾,下颌内收贴近胸部

11. 急性感染性多发性神经根神经炎最突出的表现是

    A. 多汗   B. 肌肉疼痛

    C. 肢体麻木   D. 视物不清

    E. 进行性肌无力

12. 对急性感染性多发性神经根神经炎患儿采取肢体按摩,恢复其功能,手法**错误**的是

    A. 按摩幅度要大   B. 按摩用力轻柔

    C. 由大关节到小关节   D. 按摩速度缓慢

    E. 保持肢体于功能位置

13. 脑脊液检查显示蛋白-细胞分离现象的疾病是

    A. 化脓性脑膜炎   B. 病毒性脑炎

    C. 脑性瘫痪   D. 癫痫

    E. 急性感染性多发性神经根神经炎

14. 80%小儿病毒性脑膜炎、脑炎的病原体为

    A. 肠道病毒   B. 疱疹病毒

    C. 虫媒病毒   D. 轮状病毒

E. 腮腺病毒

15. 患儿,男,9 岁。无诱因突然出现做作业中断、发呆、手中铅笔落地,约 10 秒钟后又继续做作业。1 周内上述表现连续发作 4 次,每次发作均无记忆,患儿最可能患的疾病是

    A. 肌阵挛发作   B. 无张力发作

    C. 癫痫失神发作   D. 癫痫精神性发作

    E. 癫痫单纯部分性发作

16. 婴儿期共济失调型脑瘫患儿的主要症状是

    A. 四肢动作不协调   B. 身体稳定性差

    C. 肌张力低下   D. 步态蹒跚

    E. 上肢有意向性震颤

A3/A4 型题

(1~3 题共用题干)

某女婴被其母扶立、行走时足跟悬空,足尖着地,两腿交叉呈剪刀步态;上肢屈曲内收,肘关节、手腕部及指尖关节屈曲。

1. 该患儿所患的疾病是

    A. 脑积水   B. 脑炎

    C. 蛛网膜下腔出血   D. 脑性瘫痪

    E. 癫痫

2. 常见护理问题**不包括**

    A. 焦虑(家长)   B. 生长发育迟缓

    C. 营养失调   D. 低效性呼吸型态

    E. 有失用综合征的危险

3. 采取的护理措施**错误**的是

    A. 专人护理   B. 患儿要少活动

    C. 选择正确抱患儿姿势   D. 语言训练

    E. 给高热量、高蛋白及富有维生素的食物

(4~6 题共用题干)

患儿,男,3 个月。因发热 2 天,抽搐 1 天入院。入院时体温 39.7℃,出现抽搐并伴有喷射性呕吐。体格检查:前囟饱满,双侧瞳孔反射不对称。脑膜刺激征阳性。血常规检查:白细胞 $20×10^9$/L,以中性粒细胞增多为主。

4. 该患儿可能的疾病诊断是

    A. 发热惊厥   B. 低钙惊厥

    C. 癫痫发作   D. 肺炎脑病

    E. 化脓性脑膜炎

5. 实施高热护理,**错误**的是

    A. 室温为 18~20℃   B. 高热时应卧床休息

    C. 每天 2 次测体温   D. 防止发生高热惊厥

    E. 注意保持皮肤干燥清洁

6. 实施饮食护理,**错误**的是

    A. 满足机体热卡的需求   B. 补充高维生素饮食

    C. 给予低蛋白流质   D. 鼻饲饮食

    E. 给予静脉高营养

(7~8 题共用题干)

患儿,女,7 个月。医院诊断为化脓性脑膜炎,经抗生素治疗 1 周后退热,病情好转,复查脑脊液细胞数由 $1500 \times 10^9/L$ 降至 $30 \times 10^9/L$,近 2 天又出现发热,体温 39.9℃,并出现频繁呕吐。

7. 该患儿可能并发的疾病是
   A. 脑性瘫痪　　　　　　　　　　B. 高热惊厥
   C. 癫痫发作　　　　　　　　　　D. 肺炎脑病
   E. 硬脑膜下积液

8. 化脓性脑膜炎抗生素治疗**错误**的是
   A. 早期　　　　　　　　　　　　B. 足量
   C. 足疗程　　　　　　　　　　　D. 静脉给药
   E. 有并发症时抗生素应用疗程不变

(9~11 题共用题干)

患儿,男,15 岁。今晨 7 时突然跌倒,眼球上翻,口吐白沫,牙关紧闭双上肢屈曲,双下肢伸直,持续 30 秒钟,患儿仍神志不清,间隔 20 分钟后,再次出现此症状持续约 10 秒钟,伴有尿便失禁。患儿 2 小时被唤醒后,仍有烦躁。为进一步诊治而入院。

9. 患儿所患的疾病是
   A. 癫痫失神发作　　　　　　　　B. 肌阵挛发作
   C. 强直发作　　　　　　　　　　D. 癫痫持续状态
   E. 阵挛性发作

* 10. 癫痫发作时正确的处理是
   A. 立即服抗癫痫药物　　　　　　B. 立即吸氧
   C. 及时实施心电监护　　　　　　D. 及时进行口腔护理
   E. 立即放置护牙垫,防止牙齿受损

11. 控制癫痫的首选药物是
   A. 地西泮　　　　　　　　　　　B. 氯丙嗪
   C. 丙戊酸钠　　　　　　　　　　D. 卡马西平
   E. 苯妥英钠

（二）名词解释

1. 化脓性脑膜炎
2. 癫痫持续状态
3. 脑性瘫痪

（三）简答题

1. 简述急性感染性多发性神经根神经炎运动障碍发展过程。
2. 简述化脓性脑膜炎的典型临床表现。
3. 简述对癫痫发作患儿应采取的安全防护措施。
4. 简述对脑瘫患儿家庭实施的健康教育措施。

【参考答案】

（一）选择题

A1/A2 型题

1. B　　2. C　　3. A　　4. B　　5. E　　6. E　　7. D　　8. D　　9. A　　10. C

11. E　　12. A　　13. E　　14. A　　15. C　　16. C

A3/A4 型题

1. D　　2. D　　3. B　　4. E　　5. C　　6. C　　7. E　　8. E　　9. D　　10. E

11. C

（二）名词解释

1. 化脓性脑膜炎　是由各种化脓性细菌感染引起的急性脑膜炎症,是儿童、尤其婴幼儿时期常见的中枢神经系统感染性疾病。

2. 癫痫持续状态　癫痫一次发作持续 30 分钟以上,或反复发作间歇期意识不能完全恢复达 30 分钟以上者,称为癫痫持续状态。

3. 脑性瘫痪　是指从出生前到出生后 1 个月内,由多种原因引起的非进行性脑损伤。临床以中枢性运动障碍和姿势异常为主要特征,可伴有癫痫、智力低下,视觉、听觉或语言功能障碍等。

（三）简答题

1. 急性感染性多发性神经根神经炎运动障碍的发展过程

首先表现为肌张力减退,下肢对称性肌无力,足下垂、行走无力,易跌倒。2~3 天扩展到上肢、躯干、胸部、颈部面部、头部,手下垂,不能坐起和翻身,对称性、迟缓性肢体瘫痪等,腱反射减弱或消失。急性起病者在 24 小时内即可出现严重的肢体瘫痪以及呼吸肌麻痹。

2. 化脓性脑膜炎的典型临床表现

(1)感染性全身性中毒症状:发热、面色灰白、烦躁不安。

(2)急性脑功能障碍症状:进行性的意识改变,出现精神萎靡、嗜睡、昏睡、昏迷。

(3)颅内压增高:年长儿表现持续性剧烈头痛、频繁呕吐、畏光等,婴儿表现易激惹(摇晃和抱着时更甚)、尖声哭叫、双眼凝视、惊厥等。前囟饱满或隆起、囟门增大、张力增高,颅骨缝增宽、头围增大等。病情严重时可合并脑疝,出现呼吸不规则、两侧瞳孔大小不等、对光反射减弱或消失等。

(4)脑膜刺激征:颈强直、凯尔尼格征、布鲁津斯基(Brudzninski)征阳性。其中以颈强直最常见。

3. 对癫痫发作患儿应采取的安全防护措施

(1)护理操作时勿强行按压肢体,以免引起骨折。

(2)保护患儿肢体,防止抽搐时碰撞造成皮肤破损、骨折或脱臼。

(3)移开患儿周围可能导致受伤的物品。拉紧床挡,专人守护,防止坠床。

(4)意识恢复后仍要加强保护措施,以防因身体衰弱或精神恍惚发生意外事故。

(5)平时安排好患儿日常生活,适当活动与休息,避免情绪紧张、受凉或中暑、感染等。避免各种危险活动,注意安全。

4. 对脑瘫患儿家庭实施的健康教育措施

(1)教会家长照顾患儿的方法(如用药管理、身体康复及癫痫发作的处理等)。针对患儿所处的年龄阶段进行有重点的训练:婴儿期主要促进正常发育,幼儿期防治各种畸形,随年龄增长可结合功能训练配备支架、夹板和特殊的装置。

(2)帮助家长制订切实可行的康复计划(包括儿童刺激计划、残疾患儿康复计划),寻找社会支持系统,提高患儿的生活质量。把握训练时机,尽量取得患儿合作。

(3)指导促进患儿心理健康:给患儿更多的关爱与照顾,耐心指导,积极鼓励,注意挖掘其自身潜力,使患儿有成就感并不断进步,切不可歧视或过于偏爱,以免造成性格缺陷。

【习题解析】

A1/A2 型题

2.（答案 C）出生时存在、以后逐渐消失的反射即婴儿时期的原始反射,包括觅食反射、拥抱反射、吸吮反射、握持反射及颈肢反射。腹壁反射出生时不存在,以后逐渐出现并终身不消失。

9.（答案 A）手足徐动型脑瘫患儿常表现为不自主、不协调、无效的运动状态,紧张时加重,安静时减少、睡眠时消失。面部呈鬼脸表情、吞咽困难和流涎。

A3/A4 型题

10.（答案 E）对癫痫持续状态的患儿护理原则应尽量减少刺激性护理操作和检查,保证患儿安全,防止受伤。

（刘晓丹）

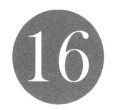

第十六章
内分泌系统疾病患儿的护理

【学习目标】

识记：

1. 复述先天性甲状腺功能减低症的概念与病因。

2. 简述生长激素缺乏症的概念与病因。

3. 简述尿崩症的概念、分类与病因。

4. 简述性早熟的概念、病因与分类。

5. 复述儿童糖尿病的概念、分类与病因。

理解：

1. 总结先天性甲状腺功能减低症的临床表现与治疗原则。

2. 解释生长激素缺乏症的发病机制、临床表现与治疗要点。

3. 归纳尿崩症的临床表现与治疗要点。

4. 解释性早熟的发病机制、临床表现与治疗要点。

5. 解释儿童糖尿病的病理生理变化、临床表现与治疗原则。

应用：

1. 运用先天性甲状腺功能减低症的相关知识为具体患儿制订护理计划，并进行护理。

2. 运用生长激素缺乏症的相关知识为具体患儿制订护理计划，并进行护理。

3. 运用尿崩症的相关知识为具体患儿制订护理计划，并进行护理。

4. 运用性早熟的相关知识为具体患儿制订护理计划，并进行护理。

5. 运用儿童糖尿病的相关知识为具体患儿制订护理计划，并进行护理。

【重点与难点】

第一节　先天性甲状腺功能减低症

先天性甲状腺功能减低症简称甲低，是因先天性或者遗传因素引起甲状腺发育障碍、激素合成障碍、分泌减少，导致患儿生长障碍、智能落后，此病又称为呆小病或克汀病，是小儿常见的内分泌疾病。

［**病因与发病机制**］

1. 散发性先天性甲低　主要是由于先天性甲状腺发育障碍或甲状腺激素合成途径中酶的缺陷所致，临床较常见。

（1）甲状腺不发育、发育不全或异位。

（2）甲状腺激素合成途径障碍。

（3）促甲状腺素（TSH）、促甲状腺激素释放激素（TRH）缺乏。

（4）母亲因素。

（5）甲状腺或靶器官反应性低下。

2. 地方性先天性甲低　多因孕妇饮食中缺碘，致使胎儿在胚胎期即因碘缺乏而导致甲状腺功能低下，从而可造成不可逆的神经系统损害。

[临床表现]

1. 新生儿甲低　新生儿的症状和体征常缺乏特异性，多表现为生理性黄疸消退延迟，同时伴反应迟钝、喂养困难、哭声低、腹胀、便秘、声音嘶哑。常有脐疝、体温低、前囟较大、后囟未闭、末梢循环差、皮肤粗糙、心率缓慢、心音低钝等。

2. 婴幼儿甲低　多数先天性甲低患儿常在出生后数月或 1 岁后因发育落后就诊，此时甲状腺激素已严重缺乏，因而症状常比较典型。

（1）特殊面容。

（2）生长发育迟缓。

（3）心血管功能低下。

（4）消化道功能紊乱。

（5）神经系统功能障碍。

3. 地方性甲低　因胎儿期缺碘而不能合成足量的甲状腺激素，以至影响中枢神经系统的发育。临床表现为两组不同的症候群，有时会交叉重叠。

（1）"神经性"综合征。

（2）"黏液水肿性"综合征。

[辅助检查]

1. 甲状腺功能检查。

2. 骨龄测定。

3. TRH 刺激试验。

4. 甲状腺扫描。

5. 基础代谢率测定。

[治疗要点]

1. 不论病因在甲状腺或在下丘脑-垂体，一旦确诊立即治疗。

2. 甲状腺发育异常导致的先天性甲低，需终身治疗。

3. 新生儿疾病筛查诊断的先天性甲低，治疗剂量应该一次给予足量，使血游离 T_4（FT_4）维持在正常高值水平。而对大龄下丘脑—垂体性甲低，甲状腺激素治疗需从小剂量开始，同时给生理需要量皮质素治疗，防止突发性肾上腺皮质功能衰竭。

4. 疑为暂时性甲低者，可在治疗 2 年后减药或停药 1 个月复查甲状腺功能，功能正常者可停药，定期观察。

[常见护理诊断/问题]

体温过低；营养失调；便秘；生长发育迟缓；知识缺乏。

[护理措施]

1. 注意保暖，防止感染。

2. 保证营养供给。

3. 保持大便通畅。

4. 加强行为训练，提高自理能力。

5. 指导用药。

6. 健康教育。

第二节 生长激素缺乏症

生长激素缺乏症(GHD)又称垂体性侏儒症,是由于垂体前叶合成和分泌的生长激素(GH)部分或完全缺乏,或由于结构异常、受体缺陷等所致的生长发育障碍,致使儿童身高低于同年龄、同性别、同地区正常儿童平均身高 2 个标准差(-2SD)以上或低于正常儿童生长曲线第 3 百分位,又称矮小症,是儿科临床常见的内分泌性疾病之一。

[病因]

导致生长激素缺乏的原因有原发性、获得性和暂时性三种。

1. 原发性 占绝大多数。

(1)遗传因素。

(2)特发性下丘脑、垂体功能障碍。

(3)发育异常。

2. 获得性(继发性)多为器质性,继发于下丘脑、垂体或其他颅内肿瘤、感染、放射性损伤和头部创伤等。

3. 暂时性 社会心理性生长抑制、原发性甲状腺功能低下等均可造成暂时性 GH 分泌功能低下,在外界不良因素消除或原发病治疗后可恢复正常。

[临床表现]

1. 原发性生长激素缺乏症

(1)生长障碍。

(2)骨成熟延迟。

(3)青春发育期推迟。

(4)智力发育正常。

2. 继发性生长激素缺乏症 可发生于任何年龄,并伴有原发疾病的相应症状,其中由于围生期异常情况导致的常伴有尿崩症。颅内肿瘤多有头痛、呕吐、视野缺损等颅内压增高和视神经受压迫等症状和体征。

[辅助检查]

1. 生长激素刺激试验 包括生理性刺激试验和药物刺激试验。

2. 血清 IGF-1 和 IGFBP-3 测定。

3. CT 扫描、MRI 检查。

4. 染色体检查。

5. 其他检查 根据临床表现可选择性地检测血 TSH、T_3、T_4、PRL、ACTH、皮质醇、LHRH 激发试验等,以判断有无甲状腺、性腺激素等缺乏。

[治疗要点]

主要采用激素替代治疗。

1. 生长激素替代治疗。

2. 生长激素释放激素(GHRH)治疗。

3. 性激素治疗。

[常见护理诊断/问题]

生长发育迟缓;自我形象紊乱。

[护理措施]

1. 一般护理　监测患儿身高及体重,依据不同年龄进行相应的智力测定,评价智能发育是否正常。护理人员应熟悉常用的实验室检查项目,为患儿及家长做好健康指导,以配合医师做好诊断。

2. 饮食护理　激素治疗使患儿生长发育速度加快、食欲增加,应注意及时补充足够的营养物质及维生素,特别注意维生素 D 及铁剂的补充。

3. 症状护理　继发性生长激素缺乏患儿如出现头痛、呕吐、视野缺损及视神经受压迫的颅内肿瘤的症状时,应及时报告医生,并按颅内高压进行及时护理。

4. 用药护理　基因重组人生长激素(rhGH)及其他激素的治疗于晚上睡前皮下注射,在用 rhGH治疗过程中可出现甲状腺素缺乏,故须监测甲状腺功能。生长激素替代疗法在骨骺愈合以前均有效,应掌握药物用量,注意药物毒副作用。

5. 心理护理。

6. 出院指导。

第三节　尿崩症

尿崩症(DI)是一种由于患儿完全或部分丧失尿浓缩功能,临床以多饮、多尿、排出低比重尿为特征的综合征。根据病因可将尿崩症分为中枢性尿崩症、肾性尿崩症和精神性烦渴症 3 类。中枢性尿崩症较多见,是由于垂体抗利尿激素,即精氨酸加压素分泌或释放不足引起。

[病因]

中枢性尿崩症的病因分为获得性(继发性)、特发性(原发性)、遗传性 3 类。

1. 获得性　任何侵及下丘脑、垂体柄或垂体后叶的病变均可引起尿崩症状,常见有颅内肿瘤、颅脑外伤、手术损伤、放射治疗、颅内感染等。

2. 特发性　原因不明,可能与中枢神经元发育不全或退行性变有关,多散发。

3. 遗传性　由于编码 AVP 的基因突变引起,呈常染色体显性或隐性遗传。

[临床表现]

本病可发生于任何年龄,多见于儿童期,且男孩多于女孩。年长儿多突然发病,也可渐进性,主要表现为多尿、多饮和烦渴。婴幼儿患者烦渴时哭闹不安,但饮水后即可安静。饮水量大致与尿量相等,如不饮水,烦渴难忍,但尿量不减少。夜尿多,遗尿可为首发症状。患儿甚少出汗,皮肤常干燥苍白,精神不振,食欲低下。由于长期多饮、多尿,影响日常活动和睡眠,可引起营养不良,生长发育障碍。如供水不足则可引起疲倦、头晕、便秘、发热,严重者可引起脑细胞脱水,而发生惊厥、昏迷,造成不可逆损害。

颅内肿瘤引起的获得性尿崩症,除尿崩症外可有头痛、呕吐、视力障碍等颅压增高表现。肾性尿崩症多为男性,发病年龄较早,有家族史。

[辅助检查]

1. 血液检查　血渗透压正常或偏高。

2. 尿液检查　尿渗透压<200mmol/L,比重常在 1.001～1.005。

3. 禁水试验　一般用于年长儿,主要用于鉴定尿崩症和精神性烦渴症。目的是观察患儿细胞外液渗透压增高时的尿浓缩能力。试验过程中应严密观察,防止高钠血症,如有烦躁、脱水或体重减少>5%则应立即停止试验。

4. 加压素试验　用于区分中枢性与肾性尿崩症。

5. 血浆 AVP 测定。

6. 其他检查　如蝶鞍正侧位 X 线拍片、头颅 CT、MRI 检查等。

［治疗要点］

1. 病因治疗 对获得性尿崩症患儿必须针对病因治疗,肿瘤可手术切除。特发性中枢性尿崩症,应检查有无垂体及其他激素缺乏情况。渴感正常的患儿应充分饮水,但若有脱水、高钠血症时应缓慢给水,以免造成脑细胞水肿。

2. 药物治疗

(1)鞣酸加压素。

(2)1-脱氨-8-D-精氨酸加压素(DDAVP)。

(3)其他药物。

［常见护理诊断/问题］

排尿异常;有体液不足的危险;潜在并发症:药物副作用。

［护理措施］

1. 加强生活护理、保证患儿休息。

2. 观察病情、准确记录出入水量。

3. 用药护理。

4. 心理护理。

5. 健康教育。

第四节 性 早 熟

性早熟是指女童在8岁前、男童在9岁以前出现第二性征,或任何性发育特征初现年龄较正常儿童平均年龄提前2个标准差以上者。本病女孩多见,男女之比约为1:4。

［病因和分类］

1. 中枢性性早熟 又称真性或完全性性早熟,是由于下丘脑-垂体-性腺轴功能提前激活,导致性腺发育和功能成熟。性发育的过程和正常青春期发育的顺序一致,并可具有一定的生育能力。主要包括特发性和继发性性早熟两大类。

2. 外周性性早熟 亦称假性或部分性性早熟,是非受控于下丘脑-垂体-性腺轴功能所引起的性早熟,有性激素水平升高,并促使第二性征发育,但下丘脑-垂体-性腺轴不成熟,无性腺发育,无生育能力。

［临床表现］

中枢性性早熟的临床特征是提前出现的性征发育与正常青春期发育程序相似,女孩首先表现为乳房发育,男孩首先表现为睾丸增大(≥4ml容积),但临床变异较大,症状发展快慢不一。有些可在性发育一定程度后停顿一时期再发育,亦有的症状消退后再发育。在性发育的过程中,男孩和女孩皆有骨骼生长加速和骨龄提前,儿童早期身高虽较同龄儿高,但成年后反而较矮小。在青春期成熟后,患儿除身高矮于一般群体外,其余均正常。

外周性性早熟的性发育过程与上述规律迥异。男孩性早熟应注意睾丸的大小。若睾丸容积增大提示中枢性性早熟;如果睾丸未增大,但男性化进行性发展,则提示外周性性早熟,其雄性激素可能来自肾上腺。

颅内肿瘤所致者在病程早期常仅有性早熟表现,后期始见颅内压增高、视野缺损等定位征象,需加以警惕。

［辅助检查］

1. GnRH刺激试验 亦称黄体生成素释放激素(LHRH)刺激试验。本试验对性腺轴功能已启动而促性腺激素基础值不升高者是重要的诊断手段,对鉴别中枢性与外周性性早熟具有重要意义。

2. 骨龄测定。

3. B 超检查。

4. CT 或 MRI 检查。

5. 其他检查　如血清和尿液激素的测定。

[治疗要点]

本病治疗依病因而定,中枢性性早熟的治疗目的:①抑制或减慢第二性征发育,特别是阻止女孩月经来潮;②抑制性激素引起的骨骼成熟,改善成人期最终身高;③预防与性发育有关的精神社会问题。

1. 病因治疗　肿瘤引起者应手术摘除或进行化疗、放疗;甲状腺功能低下者给予甲状腺素治疗;先天性肾上腺皮质增生者采用皮质激素治疗。

2. 药物治疗

(1)促性腺激素释放激素类似物(GnRHa)。

(2)性腺激素。

[常见护理诊断/问题]

生长发育改变;自我概念紊乱。

[护理措施]

1. 配合检查,做好会阴部护理。

2. 用药护理。

3. 心理护理。

4. 健康教育。

第五节　儿童糖尿病

糖尿病(DM)是由于胰岛素绝对或相对缺乏引起的糖、脂肪、蛋白质代谢紊乱,致使血糖增高、尿糖增加的一种病症。糖尿病可分为:①胰岛素依赖型(IDDM),即 1 型糖尿病,98%儿童期糖尿病属此类型,必需使用胰岛素治疗;②非胰岛素依赖型(NIDDM),即 2 型糖尿病,儿童发病甚少,但由于近年来儿童肥胖症明显增多,于 15 岁前发病者有增加趋势;③其他类型:包括青年成熟期发病型糖尿病,继发性糖尿病(如胰腺疾病、药物及化学物质引起的糖尿病),某些遗传综合征伴随糖尿病等。儿童糖尿病易并发酮症酸中毒而成为急症之一,其后期伴发的血管病变,常累及眼和肾脏。

[病因与发病机制]

1 型糖尿病的发病机制迄今尚未完全阐明,目前认为是在遗传易感基因的基础上由外界环境因素的作用引起的自身免疫反应导致了胰岛 β 细胞的损伤和破坏,当胰岛素分泌减少至正常的 10%时即出现临床症状。

1. 遗传易感性。

2. 自身免疫反应。

3. 环境因素。

[病理生理]

1. 糖代谢紊乱。

2. 脂肪代谢紊乱。

3. 蛋白质代谢紊乱。

4. 水、电解质紊乱。

[临床表现]

1. 儿童糖尿病的一般表现　1 型糖尿病起病较急剧,多数患儿常因感染、饮食不当或情绪激惹而诱发。典型症状为多尿、多饮、多食和体重下降,即"三多一少"。但婴儿多饮、多尿不易被察觉,很快可发生脱水和酮症酸中毒。学龄儿可因遗尿或夜尿增多而就诊。年长儿可表现为精神不振、疲乏无力、体重逐渐减轻等。

约有40%患儿首次就诊即表现为糖尿病酮症酸中毒,常由于急性感染、过食、诊断延误或突然中断胰岛素治疗等而诱发,且年龄越小者发生率越高。酮症酸中毒患儿除多饮、多尿、体重减少外,还有恶心、呕吐、腹痛、食欲缺乏,并迅速出现脱水和酸中毒征象:皮肤黏膜干燥、呼吸深长、呼气中有酮味,脉搏细速、血压下降、随即可出现嗜睡、昏迷甚至死亡。

体格检查除发现体重减轻、消瘦外,一般无阳性体征。酮症酸中毒时可出现呼吸深长、脱水症和神志改变。病程长,血糖控制不佳,则可出现生长落后、智能发育迟缓、肝大,称为Mauriac综合征。晚期可出现蛋白尿、高血压等糖尿病肾病表现,最后致肾功能衰竭,还可导致白内障和视网膜病变,甚至失明。

2. 儿童糖尿病特殊的自然病程

(1)急性代谢紊乱期:约20%患儿表现为糖尿病酮症酸中毒;20%~40%为糖尿病酮症,无酸中毒;其余仅为高血糖、糖尿和尿。从出现症状到临床确诊,时间多在1个月以内。

(2)暂时缓解期:约75%患儿经胰岛素治疗后进入缓解期,表现为临床症状消失、血糖下降、尿糖减少或转阴。此时胰岛β细胞恢复分泌少量胰岛素,对外源性胰岛素的需要量减少,少数患儿甚至可以完全不用胰岛素。这种暂时缓解期一般持续数周,最长可达半年以上。此期应定期监测血糖、尿糖水平。

(3)强化期:经过缓解期后,患儿出现血糖增高和尿糖不易控制的现象,胰岛素用量逐渐或突然增多,称为强化期。在青春发育期,由于性激素增多等变化,增强了对胰岛素的拮抗,因此该期病情不甚稳定,胰岛素用量较大。

(4)永久糖尿病期:青春期后,病情逐渐稳定,胰岛素用量比较恒定,称为永久糖尿病。

[辅助检查]

1. 尿液检查 尿糖阳性。尿酮体阳性提示有酮症酸中毒,尿蛋白阳性提示可能有肾脏的继发损害。

2. 血糖 空腹全血或血浆血糖分别≥6.7mmol/L、≥7.8mmol/L(120 mg/dl、140mg/dl)。1日内任意时刻(非空腹)血糖≥11.1mmol/L(200mg/dl)可诊断为糖尿病。

3. 糖耐量试验(OGTT) 仅用于无明显临床症状、尿糖偶尔阳性而血糖正常或稍增高的患儿。通常采用口服葡萄糖法,正常人0分钟血糖<6.2mmol/L(110mg/dl),口服葡萄糖后60分钟和120分钟时血糖分别低于10.0mmol/L和7.8mmol/L(180mg/dl和140mg/dl),糖尿病患儿120分钟血糖>11.1mmol/L(200mg/dl),且血清胰岛素峰值低下。

4. 糖化血红蛋白(HbA1C)检测 作为患儿以往2~3个月期间血糖控制指标。正常人HbA1C<7%,治疗良好的糖尿病患儿应HbA1C<9%,如>12%表明血糖控制不理想。

5. 血气分析 酮症酸中毒时,pH<7.30,HCO_3^-<15mmol/L。

6. 其他 胆固醇、甘油三酯及游离脂肪酸均增高,胰岛细胞抗体可呈阳性。

[治疗要点]

1. 胰岛素治疗 胰岛素是治疗IDDM最主要的药物。

2. 饮食治疗 患儿饮食应基于个人口味和嗜好,且必须与胰岛素治疗同步进行,以维持正常血糖和保持理想体重。

3. 运动治疗 通过运动增加葡萄糖的利用,利于血糖控制。不限制患儿参加任何形式的锻炼,包括竞技运动。

4. 糖尿病酮症酸中毒处理

(1)液体疗法:纠正脱水、酸中毒和电解质紊乱。

（2）胰岛素应用:采用小剂量胰岛素持续静脉输入,每小时检测血糖一次。

[常见护理诊断/问题]

营养失调;潜在并发症:酮症酸中毒、低血糖;有感染的危险;知识缺乏。

[护理措施]

1. 饮食控制 食物的能量要适合患儿的年龄、生长发育和日常活动的需要,每日所需总热量(kcal)=1000+[年龄×(70~100)],饮食的选择应考虑患儿的年龄、体重、运动量及食量等因素。热量成分分配:糖类占总热量的55%~60%,脂肪占20%~30%,蛋白质占15%~20%。全日热量分三餐,早、午、晚分别占1/5、2/5、2/5,每餐留少量食物作为加餐。

2. 运动锻炼 糖尿病患儿应每天做适当运动,但注意运动时间以进餐1小时后、2~3小时以内为宜,不在空腹时运动,运动后有低血糖症状时可加餐。

3. 血糖监测 监测血糖的常用时间一般选择空腹、餐前、餐后2小时、睡前以及凌晨2~3时,通常每天4~6次。

4. 胰岛素用药护理

（1）胰岛素的注射:每次注射应尽量用同一型号的注射器以保证剂量的绝对准确,注射部位可选用股前部、腹壁、上臂外侧、臀部,每次注射须更换部位,以免局部皮下脂肪萎缩硬化。

（2）监测用药效果:根据血糖、尿糖监测结果,每2~3天调整胰岛素剂量1次,直至尿糖不超过"++"。

（3）胰岛素用药注意事项:防止胰岛素过量或不足,根据病情发展调整胰岛素剂量。

5. 症状护理

（1）多尿与烦渴:详细记录出入水量,夜间定时唤醒排尿。尿糖刺激会阴部可引起瘙痒,需每天2次清洗会阴部,婴儿需及时更换尿布。对烦渴儿童提供足够的饮用水。

（2）酮症酸中毒:密切观察病情变化,监测血气、电解质以及血和尿液中糖和酮体的变化。一旦发现酮症酸中毒,应立即采取措施:建立2条静脉通路,一条为纠正脱水酸中毒快速输液用,另一条静脉通路输入小剂量胰岛素降血糖。密切观察并详细记录体温、脉搏、呼吸、血压、神志、瞳孔、脱水体征、尿量等。及时遵医嘱抽血化验血糖、尿素氮、血钠血钾、血气分析。每次排尿均应查尿糖及尿酮。

（3）低血糖:当注射胰岛素过量或注射后进食过少可引起低血糖。表现为突发饥饿感、心慌、软弱、脉速、多汗。严重者出现惊厥、昏迷、休克甚至死亡。低血糖多发生于胰岛素作用最强时,有时可出现somogyi现象(即午夜至凌晨出现低血糖而清晨血糖又增高)。应教会患儿及家长识别低血糖反应,一旦发生立即平卧,进食糖水或糖块,必要时静脉注射50%葡萄糖注射液。

6. 预防感染。

7. 预防合并症。

8. 心理支持。

9. 健康教育。

【自测习题】

(一) 选择题

A1/A2 型题

1. 儿童最常见的内分泌疾病是

    A. 生长激素缺乏症   B. 先天性甲状腺功能减低症

    C. 儿童糖尿病   D. 中枢性尿崩症

    E. 肾上腺肿瘤

2. 关于中枢性性早熟的临床表现,下列叙述**错误**的是
   A. 骨骼生长加速   B. 骨龄提前
   C. 睾丸未增大,但男性化进行性发展   D. 性征发育与正常青春期相似
   E. 早期身高较同龄高,但成年后反而较矮小

3. 关于患尿崩症时的血液和尿液检查,下列叙述正确的是
   A. 血浆渗透压正常或增加,尿渗透压>200mmol/L,比重<1.001
   B. 血浆渗透压正常或增加,尿渗透压<200mmol/L,比重<1.001
   C. 血浆渗透压正常或增加,尿渗透压<200mmol/L,比重为1.001~1.005
   D. 血浆渗透压正常或减少,尿渗透压>200mmol/L,比重为1.001~1.005
   E. 血浆渗透压正常或增加,尿渗透压<200mmol/L,比重>1.010

4. 鉴别中枢性尿崩症与肾性尿崩症,可行
   A. 禁水试验   B. 尿比重测定   C. 血浆 AVP 测定
   D. 血渗透压测定   E. 加压素试验

*5. 患儿,女,6岁,因"乳房增大及身高增长加速5个月"就诊。无阴道出血,否认有误服避孕药史。查体:身高122cm,体重24kg,乳房肿大,未见阴毛、腋毛,手腕骨X线片示骨龄8岁。诊断为体质性性早熟。为明确诊断,最具诊断价值的检查项目是
   A. 血雌二醇浓度测定   B. 血 T3、T4、TSH 测定   C. 盆腔 B 超检查
   D. 骨龄测定   E. 黄体生成素释放激素(LHRH)刺激试验

*6. 先天性甲状腺功能减低症新生儿期最早引起注意的症状是
   A. 生理性黄疸延长   B. 生长发育迟缓   C. 体温低
   D. 特殊面容   E. 皮肤粗糙

7. 先天性甲状腺功能减低症患儿,甲状腺制剂治疗的维持时间是
   A. 维持到症状好转   B. 维持到学龄期结束   C. 维持到青春期开始
   D. 维持到青春期结束   E. 维持终生治疗

*8. 服用甲状腺素制剂时,为满足机体的代谢需要,应同时加用
   A. 钾盐   B. 高蛋白高维生素食物   C. 钠盐
   D. 利尿剂   E. 碘盐

9. 先天性甲状腺功能减低症的患儿,在治疗刚开始时的随访频率为
   A. 1 周 1 次   B. 2 周 1 次   C. 1 个月 1 次
   D. 不定期随访   E. 半年一次

10. 治疗呆小病时,用甲状腺素的方法下列正确的是
    A. 一经确诊即终生服药   B. 维持量长期应用不变
    C. 维持量随年龄增加,每1~2年增加1次   D. 临床症状消失后停药
    E. 用药至临床症状好转的量即为维持量

11. 呆小病的临床表现应**除外**
    A. 头大颈短   B. 特殊面容   C. 上部量短,下部量长
    D. 智力低下   E. 怕冷

12. 散发性呆小病的主要表现应**除外**
    A. 基础代谢率低   B. 特殊面容   C. 生长发育落后
    D. 心音低钝   E. 智力正常

*13. 地方性呆小病的预防主要是
    A. 孕妇口服甲状腺素片   B. 孕妇多食含碘食物

C. 从新生儿期起口服甲状腺素片　　　　D. 从新生儿期起补充碘

E. 从青春期开始补碘

14. 呆小病的皮肤、毛发特点**不包括**

A. 常有湿疹,头发呈黄褐色　　　　B. 面色苍黄、皮肤粗糙

C. 黏液性水肿　　　　D. 少汗

E. 头发稀少干枯

15. 应用生长激素对生长激素缺乏症患儿进行替代治疗,停止时间是

A. 终身维持　　　　B. 婴幼儿时期　　　　C. 骨骺愈合后

D. 中枢性尿崩症　　　　E. 肾上腺肿瘤

16. 儿童糖尿病最多见的类型是

A. 1 型糖尿病　　　　B. 2 型糖尿病

C. 肾性糖尿病　　　　D. 继发性糖尿病

E. 婴儿暂时性糖尿病

*17. 关于糖尿病患儿的饮食安排,下列正确的是

A. 高蛋白、高脂肪食物为主

B. 高蛋白、低碳水化合物的食物为主

C. 一日三餐,勿吃额外食品

D. 合理饮食,保持正常体重,维持血脂正常,血糖波动少

E. 总热量分配为糖类 15%～20%,脂肪 20%～30%,蛋白质 55%～60%

18. 下列**不属于**儿童糖尿病临床特点的是

A. 起病较急　　　　B. 多饮、多尿、多食明显

C. 体重减轻　　　　D. 易患感染

E. 常出现糖尿病性周围神经炎

19. 儿童糖尿病的临床表现**除外**

A. 多饮,多尿,消瘦　　　　B. 尿糖阳性　　　　C. 空腹血糖增高

D. 糖耐量试验异常　　　　E. 血压升高

20. 糖尿病患者在使用短效胰岛素后,低血糖现象通常发生于

A. 每次注射胰岛素后 30 分钟　　　　B. 注射胰岛素后 3 小时

C. 注射胰岛素后 2 小时　　　　D. 注射胰岛素后 1 小时

E. 午夜至次日晨 3 时之间

21. 患儿,女,5 岁,以恶心呕吐、腹痛 4 天,昏迷 3 小时急诊入院。患儿呼吸深长,可闻及烂水果味。经检测,血糖 29mmol/L、尿糖 3+、尿酮体 3+。患儿昏迷的最可能原因是

A. 低血糖　　　　B. 脑膜炎　　　　C. 急性胃肠炎

D. 糖尿病酮症酸中毒　　　　E. 高渗性非酮症糖尿病昏迷

A3/ A4 型题

(1～2 题共用题干)

女婴,9 个月。因生后活动少,少哭,进食少,便秘来诊。体检:头发稀少而干枯,轻度贫血,眼睑水肿,心率每分钟 80 次,腹膨有脐疝。

*1. 下列体征符合本患儿的是

A. 方颅,赫氏沟　　　　B. 皮肤粗糙　　　　C. 肤纹异常

D. 皮肤白皙　　　　E. 眼内眦赘皮,角膜混浊

*2. 下列实验室检查,首选的是

A. 血胆固醇、甘油三酯测定   B. 血清碱性磷酸酶测定

C. 血清 T_3、T_4、TSH 测定   D. 血电解质测定

E. 染色体核型分析

（3~5 题共用题干）

2 岁女孩，因吃奶差、腹胀、便秘两年来诊，该患儿出生后不久即表现喂养困难、吃奶差、少哭、少动、腹胀、便秘、哭声嘶哑，近 2 ~ 3 个月出现面部眼睑水肿。至今不会说话、不会走路。查体：体温 35.7℃，心率 66 次/分，呼吸 22 次/分，皮肤粗糙，毛发干枯，表情呆滞，声音嘶哑，眼距宽，鼻根低平，舌伸出口外，面部眼睑，双肺正常，心音低钝，腹膨隆，有脐疝，四肢肌张力弱。

3. 最可能的诊断是

  A. 21-三体综合征   B. 先天性甲状腺功能减低症

  C. 苯丙酮尿症   D. PKU

  E. 先天性生长激素缺乏症

4. 可以确定诊断的检查是

  A. 染色体检查   B. 血丙氨酸浓度   C. GH 刺激试验

  D. 血清 T_3、T_4、TSH 浓度   E. 骨龄 X 线片

5. 应选择的最佳治疗药物是

  A. 激素   B. 多巴胺   C. 甲巯咪唑

  D. 左甲状腺素钠   E. 钙剂

（6~8 题共用题干）

女孩，3 岁，来自某偏远地区，因智力低下，听力及语言障碍就诊。查体：身长 80cm，体重 11kg，表情呆滞，心率 71 次/分，双肺呼吸音清晰，腹部稍膨隆，肝脾未及，四肢肌张力高，步态不稳，化验检查：血清 $T_3$2.8nmol/L，$T_4$120nmol/L，TSH 2μU/ml，诊断为地方性甲状腺功能减低症。

6. 该病的主要原因是

  A. 甲状腺发育异常   B. 甲状腺合成酶缺陷

  C. 孕妇体内含有抗甲状腺球蛋白抗体   D. 孕妇饮食中缺碘

  E. 母孕期服用抗甲状腺药物

*7. 有利本病早期确诊的有效措施是

  A. TRH 刺激试验   B. 骨龄测定   C. 甲状腺扫描

  D. 新生儿筛查   E. 血清 T_3、T_4、TSH 测定

8. 该病的预防，下列措施**不正确**的是

  A. 孕妇多食含碘食物   B. 育龄妇女口服碘油

  C. 发病地区大力推行碘化食物   D. 改善水源

  E. 孕妇多食含氟食物

（9~10 题共用题干）

女孩，出生时身高体重正常，数周后出现生长发育迟缓，2~3 岁后逐渐明显，4 岁时身高才 91cm，但身体各部位比例尚匀称，智能发育亦正常。

9. 造成小儿身材矮小的最常见原因是

  A. 呆小症   D. Laron 侏儒

  B. 先天性甲状腺功能减低症   E. 肾小管性酸中毒

  C. 垂体性侏儒症

10. 此病最佳的治疗方式是

  A. 生长激素替代治疗   B. 应用促蛋白合成激素   C. 应用绒毛膜促性激素

D. 应用甲状腺素片　　　　　　E. 应用糖皮质激素

（二）名词解释

1. 先天性甲状腺功能减低症

2. 尿崩症

3. 性早熟

4. Somogyi 现象

5. 生长激素缺乏症

（三）简答题

1. 简述先天性甲状腺功能减低症的典型症状。

2. 简述原发性生长激素缺乏症的临床表现。

3. 简述如何指导患儿(家长)使用胰岛素。

4. 简述糖尿病患儿的饮食指导。

【参考答案】

（一）选择题

A1/A2 型题

1. B	2. C	3. C	4. E	5. E	6. A	7. E	8. B	9. B	10. A
11. C	12. E	13. B	14. A	15. C	16. A	17. D	18. E	19. E	20. A
21. D									

A3/A4 型题

1. B	2. C	3. B	4. D	5. D	6. D	7. D	8. E	9. C	10. A

（二）名词解释

1. 先天性甲状腺功能减低症　简称甲低,是因先天性或者遗传因素引起甲状腺发育障碍、激素合成障碍、分泌减少,导致患儿生长障碍、智能落后,此病又称为呆小病或克汀病,是小儿常见的内分泌疾病。

2. 尿崩症　是一种由于患儿完全或部分丧失尿浓缩功能,临床以多饮、多尿、排出低比重尿为特征的综合征。

3. 性早熟　是指女童在 8 岁前、男童在 9 岁以前出现第二性征,或任何性发育特征初现年龄较正常儿童平均年龄提前 2 个标准差以上者。

4. Somogyi 现象　系胰岛素应用过量导致在午夜至凌晨时发生低血糖,随即反调节激素分泌增加,使血糖陡升,以致清晨血糖、尿糖异常增高,只需减少胰岛素用量即可消除。

5. 生长激素缺乏症　又称垂体性侏儒症,是由于垂体前叶合成和分泌的生长激素(GH)部分或完全缺乏,或由于结构异常、受体缺陷等所致的生长发育障碍,致使儿童身高低于同年龄、同性别、同地区正常儿童平均身高 2 个标准差(-2SD)以上或低于正常儿童生长曲线第 3 百分位。

（三）简答题

1. 先天性甲状腺功能减低症的典型症状

(1)特殊面容:头大,颈短,表情淡漠,皮肤苍黄,干燥,毛发稀少,面部黏液水肿,眼睑水肿,眼距宽,眼裂小,鼻梁宽平,唇厚舌大,舌常伸出口外。

(2)生长发育迟缓:骨龄发育落后,身材矮小,躯干长而四肢短,上部量/下部量>1.5,囟门关闭迟,出牙迟。

(3)心血管功能低下:脉搏弱,心音低钝,心脏扩大,可伴有心包积液、胸腔积液,心电图呈低电压,

P-R 延长,传导阻滞等。

(4)消化道功能紊乱:食欲缺乏,腹胀,便秘,大便干燥,胃酸减少,易被误诊为先天性巨结肠。

(5)神经系统功能障碍:智力低下,运动发育障碍,动作发育迟缓,记忆力和注意力降低,听力下降,感觉迟钝。

2. 原发性生长激素缺乏症的临床表现

(1)生长障碍:患儿出生时的身高和体重可正常,多数在 1 岁以后呈现生长缓慢,身高落后比体重低下更为显著,身高年增长速度<5cm。随着年龄增长,其外观明显小于实际年龄,面容幼稚(娃娃脸),手足较小,身高低于正常身高均数-2SD 以下,但上下部量比例正常,体型匀称。

(2)骨成熟延迟:出牙及囟门闭合延迟,由于下颌骨发育欠佳,恒齿排列不整。骨化中心发育迟缓,骨龄小于实际年龄 2 岁以上,但与其身高年龄相仿。

(3)青春发育期推迟。

(4)智力发育正常。

3. 胰岛素的使用指导

(1)胰岛素的注射:每次注射时尽量用同一型号的 1ml 注射器以保证剂量的绝对准确。注射部位可选用股前部、腹壁、上臂外侧、臀部,每次注射须更换部位,一个月内不要在同一部位注射 2 次,以免局部皮下脂肪萎缩硬化。

(2)监测用药效果:根据血糖、尿糖监测结果,每 2~3 天调整胰岛素剂量 1 次,直至尿糖不超过"++"。鼓励和指导患儿及家长独立进行血糖和尿糖的监测,教会其用血糖仪检测末梢血糖值。

(3)注意事项:①防止胰岛素过量或不足:胰岛素过量会发生 Somogyi 现象;胰岛素用量不足则可发生清晨现象。②根据病情发展调整胰岛素剂量。

4. 糖尿病患儿的饮食指导

(1)食物的能量要适合患儿的年龄、生长发育和日常活动的需要,每日所需总热量(kcal)= 1000+[年龄×(70~100)],饮食的选择应考虑患儿的年龄、体重、运动量及食量等因素。热量成分分配:糖类占总热量的 55%~60%,脂肪占 20%~30%,蛋白质占 15%~20%。全日热量分三餐,早、午、晚分别占 1/5、2/5、2/5,每餐留少量食物作为餐间点心。

(2)当患儿游戏增多时可给少量加餐或适当减少胰岛素的使用。

(3)食物应富含蛋白质和纤维素,限制纯糖和饱和脂肪酸。每日进食应定时、定量,勿吃额外食品。

(4)饮食控制以能保持正常体重,减少血糖波动,维持血脂正常为原则。

【习题解析】

A1/A2 型题

5. (答案 E)体质性性早熟是由于下丘脑对性激素负反馈的敏感性下降、促性腺激素释放激素过早增加分泌所致;而本试验对性腺轴功能已启动而促性腺激素基础值不升高者是重要的诊断手段。对怀疑颅内肿瘤或肾上腺疾病所致者,应进行头颅 MRI 或腹部 CT 检查;对怀疑因未经治疗的原发性甲减引起的应查血 T_3、T_4、TSH;而这些是引起继发性和外周性性早熟的原因。

6. (答案 A)新生儿甲低生理性黄疸时间延长达 2 周以上,而在出生半年后出现典型症状:生长发育迟缓,特殊面容,皮肤粗糙。体温低不易引起注意。

8. (答案 B)甲状腺制剂属激素类药物,增加机体的代谢,故应同时用高蛋白高维生素食物满足机体的代谢需要。

13. (答案 B)地方性呆小症多因胎儿期缺碘而不能合成足量的甲状腺激素,严重影响中枢神经系统的发育。预防的主要措施是孕妇多食含碘食物。

17. (答案 D)糖尿病的饮食管理目的是维持正常血糖和保持理想体重。总热量的成分分配为：糖类占总热量的 55%~60%,脂肪占 20%~30%,蛋白质占 15%~20%。全日热量分三餐,早、午、晚分别占 1/5、2/5、2/5,每餐留少量食物作为加餐。

21. (答案 D)酮症酸中毒时氧利用减低,大脑功能受损;酸中毒时 CO_2 严重潴留,为了排出较多的 CO_2,呼吸中枢兴奋而出现不规则的呼吸深快,呼气中的丙酮产生特异的气味(烂水果味),严重者可出现嗜睡、淡漠、甚至昏迷。该患儿是糖尿病患儿,因此,此时昏迷的最可能原因是糖尿病酮症酸中毒。

A3/A4 型题

1. (答案 B)依据病例,初步考虑甲低,甲低的特殊面容包括皮肤粗糙,面色苍黄。

2. (答案 C)血清 T_3、T_4、TSH 检查有助确诊。

7. (答案 D)新生儿筛查方法简便、价格低廉、假阳性和假阴性率低,故为患儿早期确诊、避免神经精神发育严重缺陷的极佳防治措施。

（肖　倩）

第十七章
免疫性疾病患儿的护理

【学习目标】

识记：

1. 说出原发性免疫缺陷病的概念。

2. 描述儿童 HIV 感染的传播方式。

3. 复述儿童免疫系统发育特点。

理解：

1. 叙述原发性免疫缺陷病共同的临床表现。

2. 解释风湿热侵犯心脏时的临床表现。

3. 区别幼年特发性关节炎不同类型的临床表现。

4. 叙述过敏性紫癜的临床表现。

5. 举例说明皮肤黏膜淋巴结综合征患儿的心理护理要点。

应用：

1. 运用护理程序，对皮肤黏膜淋巴结综合征的患儿进行评估，并制订相应的护理计划。

2. 运用所学知识，能够解答患儿及家长提出的有关过敏性紫癜及皮肤黏膜淋巴结综合征的健康问题。

【重点与难点】

第一节　儿童免疫系统发育特点

儿童免疫包括非特异性免疫和特异性免疫。非特异性免疫主要包括：屏障防御机制、细胞吞噬系统、补体系统和其他免疫分子作用。这些免疫功能构成机体的第一道防线，当病原体入侵时首先发挥作用；特异性免疫包括细胞免疫和体液免疫。特异性免疫是在非特异性免疫的基础上，由免疫器官和免疫活性细胞完成。

第二节　原发性免疫缺陷病

原发性免疫缺陷病（PID）是指因免疫细胞和免疫分子发生缺陷引起的免疫反应缺如或降低，导致机体抗感染免疫功能低下的一组临床综合征。本病有遗传倾向，往往在婴幼儿和儿童期发病。

［临床表现］

原发性免疫缺陷病的共同临床表现为：①反复和慢性感染，表现为反复、严重、持久的感染，以呼吸道感染最常见,常反复发作或迁延不愈,治疗效果不佳。②自身免疫性疾病和恶性肿瘤,尤以淋巴系统肿瘤多见。③其他伴随症状:常见特殊面容、先天性心脏病、难以控制的惊厥、出血倾向等。④有遗传性:以 X-连锁遗传、常染色体隐性遗传多见。

[治疗要点]

主要是对患儿进行保护性隔离,并使用抗生素以清除或控制细菌、真菌等感染,以及进行替代治疗、免疫重建与基因治疗以恢复免疫功能。

[常见护理诊断/问题]

有感染的危险;焦虑。

[护理措施]

重点是采用多种措施预防感染。①采取保护性隔离。②密切观察病情变化。③保证营养的摄入,增强机体的抵抗力。④心理护理。⑤健康教育。

第三节 风 湿 热

风湿热是继发于 A 族 β 溶血性链球菌性咽峡炎的迟发免疫性炎症反应。发病年龄以 5~15 岁多见。病变主要累及心脏和关节,脑、皮肤、浆膜、血管等均可受累,以心脏损害最为严重且多见。风湿性心脏病是导致风湿热患儿死亡的主要原因。心脏炎和关节炎发病率无明显性别差异,舞蹈症多见于女童。本病可能存在一定家族易感性,但未发现有遗传倾向。

[临床表现]

通常急性起病,心脏炎及舞蹈病初发时多呈缓慢过程。

1. 心脏炎　是本病最严重的表现,约占风湿热患儿的 40%~50%,以心肌炎及心内膜炎多见,亦可发生全心炎。心内膜炎主要侵犯二尖瓣,其次为主动脉瓣。多次复发可使心瓣膜形成永久性瘢痕,导致风湿性心瓣膜病。

2. 关节炎　以游走性和多发性为特点,常累及膝、踝、肩、肘、腕等大关节,局部出现红、肿、热、痛,活动受限,治疗后关节可不留强直或畸形。

3. 舞蹈病　女童多见,表现为挤眉弄眼、伸舌努嘴、耸肩缩颈、语言障碍、书写障碍、细微动作不协调等,在兴奋或注意力集中时加剧,入睡后消失。

4. 皮肤症状　包括皮下小结和环形红斑。

[辅助检查]

1. 实验室检查

(1)风湿热活动指标:白细胞计数增高,血沉增快、C-反应蛋白阳性(CRP)和黏蛋白增高为风湿活动的重要标志,但对诊断本病无特异性。

(2)抗链球菌抗体测定:80% 的患儿抗链球菌溶血素"O"(ASO)滴度升高,同时测定抗脱氧核糖核酸酶 B(Anti-DNase B)、抗链激酶(ASK)和抗透明质酸酶(AH)则阳性率可提高到 95%。

2. 心电图检查　P-R 间期持续延长提示风湿活动。

[治疗要点]

1. 一般治疗　包括卧床休息、加强营养,补充维生素等。

2. 清除链球菌感染　大剂量青霉素静脉点滴,持续 2~3 周。青霉素过敏者改用红霉素。

3. 抗风湿热治疗　心肌炎时早期使用糖皮质激素,总疗程为 8~12 周,无心肌炎者使用阿司匹林,总疗程为 4~8 周。

4. 对症治疗　有充血性心力衰竭时加用地高辛,但剂量宜小,并加用卡托普利、呋塞米和螺内酯。舞蹈病时可用苯巴比妥、氯丙嗪等镇静剂。关节肿痛时应给予制动。

[常见护理诊断/问题]

心排血量减少;疼痛;体温过高;焦虑。

[护理措施]

1. 防止发生严重的心功能损害

(1)限制活动:发热、关节炎肿痛者,卧床休息至急性症状消失,无心脏炎者大约 1 个月,合并心脏炎者需至少 2~3 个月。心脏炎伴心力衰竭者应绝对卧床至少 6 个月后逐渐恢复正常活动。

(2)监测病情。

(3)加强饮食管理。

(4)按医嘱抗风湿治疗。

2. 缓解关节疼痛。

3. 降低体温。

4. 用药护理。

5. 心理护理。

6. 健康教育 定期到医院门诊复查,预防药物首选长效青霉素 120 万单位肌内注射,每 3~4 周 1 次,至少持续 5 年,最好持续到 25 岁,有风湿性心脏病者,宜终身药物预防。对青霉素过敏者可改用红霉素类药物口服,每月口服 6~7 天,持续时间同前。

第四节 幼年特发性关节炎

幼年特发性关节炎(JIA)是一种以慢性关节滑膜炎为特征的自身免疫性疾病。多见于 16 岁以下的儿童,男孩多于女孩。表现为长期不规则发热及关节肿痛,伴皮疹、肝脾淋巴结肿大,若反复发作可致关节畸形和功能丧失。年龄越小,全身症状越重,年长儿则以关节症状为主。

[临床表现]

根据关节症状与全身症状分为不同类型,各型表现极为不同。

1. 全身型 多见于 2~4 岁小儿。以全身症状起病,发热和皮疹为典型症状,每日发热至少 2 周以上,呈弛张热,高达 40℃以上,伴一过性红斑样皮疹,多见于胸部和四肢,随体温升降时隐时现。关节症状主要是关节痛或关节炎,常在发热时加剧,热退后减轻或缓解。胸膜、心包或心肌也可受累。肝、脾、淋巴结常有不同程度肿大。

2. 多关节型 女孩多见。发病最初 6 个月受累关节≥5 个,多为对称性,大小关节均可受累,颞颌关节受累时导致张口困难,小颌畸形。晨僵是本型的特点。反复发作者关节发生强直变形,最终一半以上患儿关节发生强直变形影响关节功能。

3. 少关节型 是 JIA 最常见亚型,多发生于女童(女性与男性比为 4∶1)。发病高峰在 6 岁前,发病最初 6 个月内 1~4 个关节受累。若病程大于 6 个月关节受累数大于 4 个,定义为扩展型少关节型;病程中受累关节少于或等于 4 个,定义为持续型少关节型。少关节型多为非对称性,以膝、踝、肘大关节为主,多无严重的关节活动障碍。少数患儿发生虹膜睫状体炎而造成视力障碍甚至失明。

4. 与附着点炎症相关的关节炎 男孩多见,多于 8~15 岁儿童起病,典型病例表现为 6 岁以上男童,以骶髂关节、脊柱和四肢大关节的慢性炎症为主。此型一个显著特点是附着点炎(肌腱或韧带与骨骼的连接点),关节炎以髋关节、膝关节、踝关节为著,表现为关节肿痛和活动受限。

5. 银屑病性关节炎 1 个或更多的关节炎合并银屑病,或关节炎合并以下任意 2 项:①指(趾)炎。②指甲凹陷或指甲脱离。③家族史中一级亲属有银屑病。此型儿童时期罕见,女童多见,表现为 1 个或几个关节受累,常为不对称性,约半数以上患儿有远端指间关节受累及指甲凹陷。关节炎可发生于银屑病发病之前或数月、数年后。40%患者有银屑病家族史。

［治疗要点］

控制病变的活动度,减轻或消除关节疼痛和肿胀,预防感染和关节炎症的加重;预防关节功能不全和残疾,恢复关节功能和生活与劳动能力。

［常见护理诊断/问题］

体温过高;疼痛;躯体活动障碍;潜在并发症:药物副作用;焦虑。

［护理措施］

1. 降低体温。

2. 减轻关节疼痛,维护关节的正常功能。急性期应卧床休息,可利用夹板、沙袋固定患肢于舒适的位置或用支被架保护患肢不受压等以减轻疼痛;急性期过后尽早开始关节的康复治疗,指导家长帮助患儿做关节的被动运动和按摩,以恢复关节功能,防止畸形。若运动后关节疼痛肿胀加重可暂时停止运动;对关节畸形的患儿,注意防止外伤。

3. 做好用药护理及心理护理。

4. 健康教育。

第五节 过敏性紫癜

过敏性紫癜又称亨-舒综合征是以全身小血管炎为主要病变的血管炎综合征。临床特点为非血小板减少性皮肤紫癜,伴关节肿痛、腹痛、便血和血尿、蛋白尿等。

［临床表现］

患儿多为急性起病,病前1~3周常有上呼吸道感染史。

1. 皮肤紫癜 常为首发症状,多见于下肢和臀部,以下肢伸面为多,对称分布,严重者累及上肢、躯干,面部少见。初起为紫红色斑丘疹,高出皮肤,压不褪色,此后颜色加深呈暗紫色,最终呈棕褐色而消退。可反复分批出现,少数重症患儿紫癜可大片融合形成大疱伴出血性坏死。

2. 消化道症状 约2/3患儿可出现消化道症状,位于脐周或下腹部腹痛,伴恶心、呕吐或便血。

3. 关节症状 约1/3患儿出现关节肿痛,多累及膝、踝、肘等关节,表现为关节肿胀、疼痛和活动受限,多在数日内消失而不遗留关节畸形。

4. 肾脏症状 30%~60%患儿有肾脏损害的临床表现,多数患儿出现血尿、蛋白尿及管型,伴血压增高和水肿,称为紫癜性肾炎;少数呈肾病综合征表现。

［治疗要点］

积极寻找和去除致病因素,应用肾上腺皮质激素和免疫抑制剂,抗凝治疗和止血、脱敏、解痉等对症治疗。

［常见护理诊断/问题］

皮肤完整性受损;疼痛;潜在并发症:消化道出血、紫癜性肾炎。

［护理措施］

1. 恢复皮肤的正常形态和功能 观察、记录皮疹变化情况;保持皮肤清洁;避免接触可能的各种致敏原,同时按医嘱使用止血药、脱敏药等。

2. 缓解关节疼痛 做好生活护理;协助患肢采取不同的功能位置,依据病情给予热敷或冷敷,教会患儿利用放松、娱乐等方法减轻疼痛;按医嘱使用肾上腺皮质激素,以缓解关节疼痛和解除痉挛性腹痛。

3. 监测病情 有消化道出血时,应卧床休息,限制饮食,给予无渣流食,出血量多时要考虑输血并禁食,经静脉补充营养;观察尿色、尿量,定时做尿常规检查,若有血尿和蛋白尿,提示紫癜性肾炎,按肾炎护理。

4. 健康教育。

第六节　皮肤黏膜淋巴结综合征

皮肤黏膜淋巴结综合征(MCLS)又称川崎病(KD),是一种以全身血管炎为主要病变的急性发热出疹性小儿疾病。由于本病可发生严重心血管并发症,引起人们重视,未经治疗的患儿发生率达20%~25%,已取代风湿热成为儿科最常见的后天心脏病。

[临床表现]

1. 主要表现

(1)发热,呈稽留热或弛张热,持续1~2周,抗生素治疗无效。

(2)皮疹在发热或发热后出现,呈向心性、多形性,常见为斑丘疹、多形红斑样或猩红热样,无疱疹及结痂,手足皮肤呈广泛性硬性水肿,手掌和脚底早期出现潮红,恢复期指、趾端膜状脱皮,重者指、趾甲亦可脱落,为川崎病的典型临床特点。

(3)双眼球结膜充血,但无脓性分泌物或流泪,口唇潮红、皲裂或出血,舌乳头明显突起、充血呈草莓舌。

(4)颈淋巴结肿大。

2. 心脏表现　于病后1~6周出现心肌炎、心包炎和心内膜炎;冠状动脉瘤常在疾病的第2~4周发生,心肌梗死和巨大冠状动脉瘤破裂可导致心源性休克甚至猝死。

3. 其他　可有间质性肺炎、无菌性脑膜炎、消化系统症状(呕吐、腹泻、腹痛、肝肿大、黄疸等)、关节疼痛和肿胀。

[治疗要点]

静脉注射丙种球蛋白(IVIG)也已证实早期IVIG治疗可降低KD冠状动脉并发症发生率,宜于发病早期应用;阿司匹林为首选药物,研究表明阿司匹林口服不能降低冠状动脉瘤的发生率,但仍是KD常规治疗;糖皮质激素用于IVIG无反应性患儿的二线治疗。抗血小板凝聚除阿司匹林外可加用双嘧达莫。

[常见护理诊断/问题]

体温过高;皮肤完整性受损;口腔黏膜受损;潜在并发症:心脏受损。

[护理措施]

1. 降低体温　急性期患儿应绝对卧床休息。维持病室适当的温湿度。监测体温变化、观察热型及伴随症状,及时采取必要的治疗护理措施。

2. 皮肤护理　保持皮肤清洁,衣被质地柔软而清洁,每次便后清洗臀部;对半脱的痂皮用干净剪刀剪除,切忌强行撕脱,防止出血和继发感染。

3. 黏膜护理　评估患儿口腔卫生习惯及进食能力,观察口腔黏膜病损情况,每日晨起、睡前、餐前、餐后漱口,以保持口腔清洁;禁食生、辛、硬的食物,必要时遵医嘱给予药物涂擦口腔创面;每日用生理盐水洗眼1~2次,也可涂眼膏,以保持眼的清洁,预防感染。

4. 监测病情　用药时注意观察阿司匹林有否出血倾向和静脉注射丙种球蛋白有无过敏反应。同时密切监测患儿面色、精神状态、心率、心律、心音、心电图,根据心血管损害程度采取相应的护理措施。

5. 心理支持和健康教育。

【自测习题】

(一) 选择题

A1/A2 型题

1. 能通过胎盘屏障的免疫球蛋白是

   A. IgA   B. IgM   C. IgG

D. IgD   E. IgE

2. 初乳中含量最高的免疫球蛋白是

    A. IgA   B. IgM   C. SIgA

    D. IgG   E. IgE

3. 与特异性细胞免疫有关的是

    A. T 细胞   B. B 细胞   C. 单核细胞

    D. 中性粒细胞   E. 嗜酸性粒细胞

4. 原发性免疫缺陷病的主要临床特点是

    A. 慢性反复感染史   B. 体质虚弱   C. 营养不良

    D. 扁桃体小   E. 肝、脾肿大

5. 与原发性免疫缺陷病的病因有关的因素是

    A. 遗传   B. 恶性肿瘤   C. 肾病综合征

    D. 营养不良   E. 放射病

6. 拟诊原发性免疫缺陷的患儿禁忌

    A. 接种活疫(菌)苗   B. X 线检查   C. 活组织检查

    D. 住院治疗   E. 外科治疗

7. 治疗具有严重细胞免疫缺陷患儿的唯一有效措施是

    A. 保护性隔离   B. 抗生素预防性治疗   C. 输新鲜血

    D. 免疫重建   E. 免疫球蛋白替代疗法

*8. **不能**判断风湿活动的指标是

    A. 黏蛋白增高   B. 血沉增快   C. 白细胞计数增高

    D. ASO 增高   E. CRP 增高

9. 关于风湿热,下列叙述**不正确**的是

    A. 风湿热的病因,目前认为与 A 族乙型溶血性链球菌感染有关

    B. 本病可能由细菌直接侵犯结缔组织所致

    C. 本病可能是人体对溶血性链球菌感染引起的一种自身免疫反应的结果

    D. 发病与年龄有关,8 岁左右最常见

    E. 四季均可发病,以冬季较多见

10. 预防风湿热复发的首选药物是

    A. 阿司匹林   B. 磺胺药   C. 红霉素

    D. 吲哚美辛   E. 长效青霉素

11. 风湿热急性期应用青霉素的目的是

    A. 制止风湿活动的进展   B. 控制急性心力衰竭   C. 减少心瓣膜病的发生

    D. 清除链球菌感染病灶   E. 防止病程中继发感染

12. 风湿热关节炎特点描述**错误**的是

    A. 游走性   B. 多发性

    C. 主要累及大关节   D. 关节红、肿、热、痛及功能障碍

    E. 关节发生畸形和强直

13. 儿童风湿热最主要的危害是

    A. 高热   B. 关节炎   C. 环形红斑

    D. 心脏炎   E. 舞蹈病

14. 风湿热的初发与再发常见的致病菌是

A. A 组甲型溶血性链球菌　　　B. A 组乙型溶血性链球菌　　　C. 皮肤溶血性链球菌

D. 肺炎双球菌　　　　　　　　E. 金黄色葡萄球菌

15. 风湿热的临床表现**不正确**的是

A. 心脏炎　　　　　　　　B. 舞蹈病　　　　　　　C. 皮下结节

D. 环形红斑　　　　　　　E. 关节畸形

16. 可反复发作的虹膜睫状体炎常见于幼年特发性关节炎的类型是

A. 全身型　　　　　　　　　　　　B. 多关节型

C. 少关节型　　　　　　　　　　　D. 与附着点炎症相关的关节炎

E. 银屑病性关节炎

*17. 幼年特发性关节炎少关节型的描述**不正确**的是

A. 多见于较大儿童　　　　　　　　B. 受累关节不超过 4 个

C. 多无严重的关节活动障碍　　　　D. 少数患儿发生虹膜睫状体炎

E. 晨僵是本型的特点

18. 过敏性紫癜的首发症状为

A. 皮肤紫癜　　　　　　　B. 消化道症状　　　　　C. 关节症状

D. 肾脏症状　　　　　　　E. 颅内出血

19. 过敏性紫癜的皮肤紫癜特点应**除外**

A. 多见于下肢和臀部　　　B. 对称分布　　　　　　C. 初起为紫红色斑丘疹

D. 可反复分批出现　　　　E. 呈向心性

*20. 川崎病的临床表现中,应**除外**

A. 发热、高达 39~40℃,持续 1~2 周

B. 全身出皮疹,并可见水疱及结痂

C. 手足皮肤广泛硬性水肿,关节肿胀、疼痛和关节僵直

D. 指、趾端膜状脱皮

E. 双眼球结膜充血

21. 川崎病的主要死亡原因是

A. 脑出血　　　　　　　　B. 肺出血　　　　　　　C. 心肌梗死

D. 心律失常　　　　　　　E. 脑疝

22. 男孩,12 岁,发热两周,双踝关节肿胀、活动障碍,伴虹膜睫状体炎,血常规示白细胞 $14×10^9$/L,C 反应蛋白阳性,抗生素治疗无效。初步考虑本病是

A. 风湿热　　　　　　　　B. 川崎病　　　　　　　C. 幼年特发性关节炎

D. 过敏性紫癜　　　　　　E. 系统性红斑狼疮

23. 6 岁女孩,皮疹 4 天。一周前患呼吸道感染。体检发现四肢伸面散在紫红色斑丘疹,高出皮肤、手压不褪色,初步考虑为

A. 湿疹　　　　　　　　　B. 荨麻疹　　　　　　　C. 药物性皮疹

D. 过敏性紫癜　　　　　　E. 丘疹性荨麻疹

24. 8 岁男孩,低热一周,伴双踝部疼痛和阵发性腹痛,发病前 2 周患猩红热。查体:心肺正常,踝关节未见明显红肿,但活动受限。初步考虑为急性风湿热早期表现,此时护理重点应观察

A. 关节炎是否存在　　　　　　　　B. 是否存在心脏损害

C. 链球菌感染是否已被清除　　　　D. 有无舞蹈病的表现

E. 有无皮肤损害

（1~3 题共用题干）

男孩,6 岁,患上呼吸道感染 7 天,未进行特殊治疗,最近 2 天感到心慌、乏力。查体:心率 120 次/分,心音低钝,心界扩大,诊断为"风湿热"。

1. 患儿主要表现是
    A. 环形红斑   B. 关节炎   C. 心肌炎
    D. 皮下结节   E. 舞蹈病

2. 最具有意义的心电图改变是
    A. T 波平坦   B. T 波倒置   C. P-R 间期延长
    D. ST 段下降   E. 室性期前收缩

3. 下列护理措施中,应重点给予
    A. 心理护理   B. 生活护理   C. 发热的护理
    D. 关节的护理   E. 心肌炎的护理

（4~9 题共用题干）

女孩,10 岁,两年来常感胸闷、乏力、活动后心悸,伴有四肢关节疼痛,近两天胸闷、气促加剧。查体:面色苍白,咽红,扁桃体Ⅱ度肿大,心率 120 次/分,心音低钝,心尖区可闻及Ⅲ~Ⅳ级收缩期杂音,双下肢轻度水肿。WBC 11×10^9/L,中性 0.86,淋巴 0.11;Hb95g/L。

*4. 该患儿可能的诊断是
    A. 风湿性心瓣膜病,心力衰竭   B. 风湿性舞蹈病
    C. 先天性心脏病,心力衰竭   D. 风湿性关节炎
    E. 病毒性心肌炎,心力衰竭

5. 下面检查中,判断此疾病的活动指标是
    A. 补体 C3 下降   B. ESR 增快   C. CRP 阴性
    D. ASO 增高   E. 类风湿因子阳性

6. 该患儿卧床休息的时间应为
    A. 卧床休息 2 周,随后 2 周内逐渐恢复正常活动
    B. 卧床休息 8 周,随后 4 周内逐渐恢复正常活动
    C. 卧床休息 4 周,随后 4 周内逐渐恢复正常活动
    D. 卧床休息 4 周,以后 2~3 个月内逐渐恢复正常活动
    E. 卧床休息 6 个月后,逐渐恢复正常活动

*7. 最恰当的治疗方案是
    A. 阿司匹林,疗程 4~8 周   B. 泼尼松,疗程 4~8 周
    C. 阿司匹林,疗程 8~12 周   D. 泼尼松,疗程 8~12 周
    E. 泼尼松+阿司匹林,疗程 8~12 周

8. 预防此病,关键在于
    A. 预防上呼吸道感染   B. 切除扁桃体   C. 长期应用长效青霉素
    D. 长期口服阿司匹林   E. 长期口服泼尼松

9. 经治疗症状消失,用抗生素预防链球菌咽峡炎的期限为
    A. 3 年   B. 5 年   C. 10 年
    D. 终身   E. 持续至 25 岁

（10~14 题共用题干）

男孩,9 岁,因双下肢反复皮疹 4 天,呕吐、腹痛、便血 1 天就诊。查体:神清,痛苦面容,腹痛剧烈,

生命体征平稳,双下肢见密集的、大小不等的红色皮疹,呈对称分布,压之不褪色,高出皮面。

10. 该患儿可能的诊断是
    A. 幼年特发性关节炎
    B. 风湿性关节炎
    C. 结核性关节炎
    D. 过敏性紫癜
    E. 皮肤黏膜淋巴结综合征

11. 患儿首要的护理诊断是
    A. 营养失调
    B. 皮肤完整性受损
    C. 知识缺乏
    D. 潜在的并发症
    E. 疼痛

12. 根据上述护理诊断,应立即给予的护理措施是
    A. 卧床休息,做好皮肤护理
    B. 遵医嘱应用解痉剂
    C. 热敷腹部缓解疼痛
    D. 快速静脉输液
    E. 讲解疾病相关知识

13. 为了预防紫癜型肾炎的发生,需要定期检查的是
    A. 血常规
    B. 粪潜血试验
    C. 尿常规
    D. ESR 和 CRP
    E. 毛细血管脆性试验

14. 病程 1 个月时尿常规:RBC(+),蛋白(+),应考虑
    A. 急性肾小球肾炎
    B. IgA 肾病
    C. 过敏性紫癜肾炎
    D. 慢性肾小球肾炎
    E. 肾病综合征

(15~18 题共用题干)

男孩,3 岁,因发热 5 天伴皮疹 1 天入院。查体:体温 38~40℃,弛张热,躯干、四肢见猩红热样皮疹,双眼球结膜充血,唇红干裂,口腔黏膜弥漫性充血,呈"杨梅舌",手足硬肿,颈部淋巴结肿大,心尖部可闻及收缩期杂音,并伴有心音低钝、心律不齐。

15. 根据症状和体征,初步诊断是
    A. 败血症
    B. 幼年类风湿关节炎
    C. 猩红热
    D. 风湿热
    E. 皮肤黏膜淋巴结综合征

16. 最有意义的诊断项目是
    A. 发热
    B. "杨梅舌"
    C. 淋巴结肿大
    D. 指(趾)端和甲床交界处有膜状或片状脱皮
    E. 球结膜充血

17. 危害最严重的是
    A. 球结膜充血
    B. 冠状动脉瘤破裂
    C. 手足硬肿
    D. 口腔黏膜弥漫性充血
    E. 淋巴结肿大

18. 确诊冠状动脉瘤形成的检查项目是
    A. 心电图
    B. C 反应蛋白
    C. 心肌酶增高
    D. 超声心动图
    E. 脑脊液

(19~21 题共用题干)

男孩,14 岁,对称性小关节肿痛伴晨僵 3 年。近 1 个月症状加重,出现乏力,晨僵时间明显延长。查体:双手腕关节、掌指关节明显肿痛,双手握力下降,双肘部发现无痛性皮下结节。诊断为"幼年特发性关节炎",属于多关节型。

19. 多关节型的症状**除外**
    A. 高热
    B. 进行性多发性关节炎
    C. 晨僵是本型的特点
    D. 全身症状轻
    E. 关节炎先呈游走性,后固定对称

20. 对本病治疗**错误**的是

A. 绝对卧床休息　　　　　B. 理疗、热敷　　　　　　C. 红外线照射、按摩

　　D. 医疗体育　　　　　　　E. 非甾体类抗炎药物

21. 对该患儿的晨僵症状,**不正确**的护理措施是

　　A. 避免关节长时间不活动　　　　B. 尽量避免僵硬关节活动

　　C. 晚上睡眠前进行温水浴　　　　D. 白天活动时戴弹力手套

　　E. 鼓励患儿起床后先轻微活动关节

(二) 名词解释

1. 原发性免疫缺陷病

2. 获得性免疫缺陷综合征

3. 风湿热

4. 皮肤黏膜淋巴结综合征

5. 过敏性紫癜

6. 幼年特发性关节炎

(三) 简述题

1. 简述小儿风湿热发生心脏炎的表现。

2. 简述预防风湿热的措施。

3. 简述防止风湿热发生心功能损害的护理措施。

4. 简述过敏性紫癜皮肤紫癜的临床特点。

5. 简述皮肤黏膜淋巴结综合征的皮肤黏膜表现。

【参考答案】

(一) 选择题

A1/A2 型题

1. C	2. C	3. A	4. A	5. A	6. A	7. D	8. D	9. B	10. E
11. D	12. E	13. D	14. B	15. E	16. D	17. E	18. A	19. E	20. B
21. C	22. C	23. D	24. B						

A3/A4 型题

1. C	2. C	3. E	4. A	5. B	6. E	7. D	8. C	9. D	10. D
11. E	12. B	13. C	14. C	15. E	16. D	17. B	18. D	19. A	20. A
21. B									

(二) 名词解释

1. 原发性免疫缺陷病　　是指因免疫细胞和免疫分子发生缺陷引起的免疫反应缺如或降低,导致机体抗感染免疫功能低下的一组临床综合征。

2. 获得性免疫缺陷综合征　　即艾滋病,是由人类免疫缺陷病毒所引起的一种传播迅速、病死率极高的感染性疾病。

3. 风湿热　　是继发于 A 族 β 溶血性链球菌性咽峡炎的迟发免疫性炎症反应。临床表现为发热,多伴有关节炎、心肌炎,较少出现环形红斑和皮下结节或舞蹈病。

4. 皮肤黏膜淋巴结综合征　　又称川崎病,是一种以全身血管炎为主要病变的急性发热出疹性小儿疾病。表现为急性发热、皮肤黏膜病损和淋巴结肿大。

5. 过敏性紫癜　　是以全身小血管炎为主要病变的血管炎综合征。临床特点为非血小板减少性皮肤紫癜,伴关节肿痛、腹痛、便血和血尿、蛋白尿等。

6. 幼年特发性关节炎 是一种以慢性关节滑膜炎为特征的自身免疫性疾病。表现为长期不规则发热及关节肿痛,伴皮疹、肝脾淋巴结肿大,若反复发作可致关节畸形和功能丧失。

(三) 简答题

1. 小儿风湿热发生心脏炎的表现

(1)心肌炎:轻者可无症状,重者可伴有不同程度的心力衰竭。常见心率增快与体温升高不成比例,心尖区第一心音减弱,可出现期前收缩、心动过速等心律失常。

(2)心内膜炎:主要侵犯二尖瓣,其次为主动脉瓣。多次复发可使心瓣膜形成永久性瘢痕,导致风湿性心瓣膜病。

(3)心包炎:表现为心前区疼痛、心动过速、呼吸困难,部分患儿心底部可闻及心包摩擦音。少数患儿积液量多时心前区搏动消失,心音遥远,有颈静脉怒张、肝肿大等心脏压塞表现。

2. 预防风湿热的措施

(1)锻炼身体,增强体质。

(2)避免寒冷潮湿以及少去公共场所,定期到医院门诊复查。

(3)预防药物首选长效青霉素 120 万单位肌内注射,每 3~4 周 1 次,至少持续 5 年,最好持续到 25 岁,有风湿性心脏病者,宜终身药物预防。对青霉素过敏者可改用红霉素类药物口服,每月口服 6~7 天,持续时间同前。

3. 防止风湿热发生心功能损害的护理措施

(1)观察病情:注意患儿面色、呼吸、心率、心律及心音的变化,如有烦躁不安、面色苍白、多汗、气急等心力衰竭的表现,应及时处理。

(2)限制活动:发热、关节炎肿痛者,卧床休息至急性症状消失,无心脏炎者大约 1 个月左右,合并心脏炎者需至少 2~3 个月。心脏炎伴心力衰竭者应绝对卧床至少 6 个月后逐渐恢复正常活动。

(3)加强饮食管理,心力衰竭患儿适当地限制盐和水,并详细记录出入水量,以及保持大便通畅。

(4)按医嘱抗风湿治疗,有心力衰竭者加用洋地黄制剂,同时配合吸氧、利尿、维持水电解质平衡等治疗。

(5)做好患儿的生活护理。

4. 过敏性紫癜皮肤紫癜的临床特点

(1)常为首发症状,多见于下肢和臀部,以下肢伸面为多,对称分布,严重者累及上肢、躯干,面部少见。

(2)初起为紫红色荨麻疹及各型红斑、斑丘疹,高出皮肤,可有轻度痒感,此后颜色加深呈暗紫色,压不褪色。

(3)可反复分批出现,少数重症患儿紫癜可大片融合形成大疱伴出血性坏死。

5. 皮肤黏膜淋巴结综合征的皮肤黏膜表现

(1)皮肤表现:皮疹在发热或发热后出现,呈向心性、多形性,常见为斑丘疹、多形红斑样或猩红热样,无疱疹及结痂;手足皮肤呈硬性水肿,手掌和脚底早期出现潮红,恢复期指、趾端膜状脱皮,重者指、趾甲亦可脱落。肛周皮肤发红、脱皮。

(2)黏膜表现:双眼球结膜充血,但无脓性分泌物或流泪;口唇潮红、皲裂或出血,舌乳头突起、充血呈草莓舌。

【习题解析】

(一) 选择题

A1/A2 型题

8. (答案 D)白细胞计数增高,血沉增快、C-反应蛋白阳性(CRP)和黏蛋白增高为风湿活动的重要标志。

17. (答案 E)晨僵是幼年特发性关节炎多关节型的特点。

20. (答案 B)川崎病的皮疹特点为斑丘疹、多形红斑样或猩红热样,无疱疹及结痂。

A3/A4 型题

4. (答案 A)依据病例心肌炎(胸闷、乏力、活动后心悸,心率增快、心尖区杂音、双下肢轻度水肿)、关节炎(关节痛)等临床表现和实验室检查的综合分析,结合病史,考虑诊断为风湿性心瓣膜病,心力衰竭。

7. (答案 D)抗风湿热治疗中,有心肌炎时早期使用糖皮质激素,总疗程为 8~12 周;无心肌炎者使用阿司匹林,总疗程为 4~8 周。该患儿有心肌炎,应使用泼尼松,疗程 8~12 周。

(王玉香)

第十八章
遗传代谢性疾病患儿的护理

【学习目标】

识记：

1. 能复述遗传性疾病的概念及分类。

2. 能描述 21-三体综合征、苯丙酮尿症和糖原累积病的定义和病因。

理解：

1. 能概括遗传性疾病的预防手段。

2. 能说明 21-三体综合征、苯丙酮尿症和糖原累积病的发病机制和临床表现。

应用：

1. 能指导 21-三体综合征患儿家长进行居家护理。

2. 能指导苯丙酮尿症和糖原累积病患儿及家长进行正确的饮食管理。

【重点与难点】

第一节 概 述

(一) 遗传病定义及分类

遗传性疾病是指由遗传物质发生改变而引起的或由致病基因所控制的疾病,具有先天性、终身性和家族性的特征。不同的遗传病其遗传方式不同,根据遗传物质的结构和功能改变的特点,可将遗传性疾病分为 5 大类。

1. **染色体病** 指由于各种原因引起的染色体数目和(或)结构异常的疾病。染色体病在新生儿中的总发生率约为 0.6%,常见的如唐氏综合征、Turner 综合征和 Klinefelter 综合征等。

2. **单基因遗传病** 是指由单个基因突变所致的遗传性疾病,其遗传符合孟德尔定律。根据主基因所在的染色体定位和等位基因的显性与隐性特征分为 5 类:

(1)常染色体显性遗传病,常见疾病如软骨发育不全、成骨不全等。

(2)常染色体隐性遗传病,常见疾病如苯丙酮尿症、白化病等。

(3)X 连锁显性遗传病,常见疾病如抗 D 佝偻病。

(4)X 连锁隐性遗传病,常见疾病如血友病、进行性肌营养不良等。

(5)Y 连锁遗传病,如性反转症、外耳道多毛等,较少见。

3. **多基因遗传病** 是多对微效基因的累积效应与环境因素的共同作用所致的遗传病。如高血压、2 型糖尿病、神经管缺陷、唇裂等。

4. 线粒体病　如脂肪酸氧化障碍、呼吸链酶缺陷、特殊类型糖尿病、脑病、肌病等。

5. 基因组印记　Prader-Willi 综合征和 Angelman 综合征。

(二) 遗传病的诊断

遗传病的诊断是开展遗传咨询和进行防治的基础,应广泛收集临床特征和实验室依据。主要依据病史、体格检查和实验室检查来进行综合判断。

(三) 遗传病的治疗

遗传病的治疗一方面通过改善内、外环境因素如饮食、药物、手术、脏器移植等以纠正代谢紊乱,改善症状,另一方面用人工方法改造和修补有缺陷的基因,以达到治疗目的。主要的治疗方法包括:①饮食及药物疗法;②酶疗法;③外科治疗;④基因治疗。

(四) 遗传病的预防

遗传病的预防直接影响人口素质,非常重要。

1. 携带者的检出　及时检出携带者,并在检出后积极进行婚育指导或产前诊断,对预防和减轻遗传病患儿的出生具有重要的现实意义。

2. 医学遗传咨询　帮助患方理解和适应遗传因素对疾病的作用以及遗传对医学、心理和家庭的影响,帮助其正确决策的一个过程。

3. 产前诊断　采用超声、胎儿镜检查来观察胎儿表型的形态特征,以及通过染色体检查(细胞遗传学技术)、基因分析或其表达产物(酶和生化)的测定进行遗传病的诊断。

4. 出生缺陷监测和预防　以便及时掌握人群中出生缺陷的分布、频率和顺位,发现和分析引起的原因及应采取的干预措施,消除不利因素的影响,减少出生缺陷的发生,以达到健康生育的目的。

5. 发病前的预防　尽量在日常生活中避免接触诱发因素,可减少疾病的发生。

6. 环境保护　减少环境中的致基因突变、染色体畸变等不利因素。

第二节　21-三体综合征

21-三体综合征又称唐氏综合征(DS),是由于常染色体畸变,第 21 号染色体呈三体型而导致的遗传病。其主要临床特征是特殊面容、身体和智力发育差,并可伴发多发畸形。

[病因及发病机制]

引起本病的原因可能与孕母高龄、致畸变物质以及疾病的影响,导致了染色体畸变有关。其发生机制是由于亲代之一的生殖细胞在减数分裂形成配子时,或受精卵在有丝分裂时,21 号染色体发生不分离,致使胚胎体细胞内存在一条额外的 21 号染色体。

[临床表现]

主要临床特征为特殊面容、智能落后和生长发育迟缓,并可伴有多种畸形。

[辅助检查]

1. 染色体核型分析　常见核型有:①标准型:占全部患儿的 95%;②易位型:占 2.5～5%;③嵌合型:占 2%～4%。

2. 荧光原位杂交　可见本病患者的细胞中呈现三个 21 号染色体的荧光信号。

[遗传咨询]

标准型 21-三体综合征的再发风险率为 1%,孕母年龄越大,风险率越高。易位型患儿的双亲应进行核型分析,以便发现平衡易位携带者。如母方为 D/G 易位,则每一胎都有 10% 的风险率;如父方为 D/G 易位,则风险率为 4%;绝大多数 D/G 易位病例为散发,父母亲核型大多正常,但亦有发现 21/21 易位携带者,其下一代 100% 罹患本病。

对高危孕妇可作羊水细胞或绒毛膜细胞染色体检查,进行产前诊断。目前还可在孕中期筛查相关血清标志物,进行筛查。

[治疗要点]

尚无特殊有效治疗方法。注意预防和治疗感染,如伴有其他畸形,可考虑手术矫治。对患儿进行长期教育和训练,以提高生活自理的能力。

[护理措施]

加强生活护理,培养自理能力。预防感染,注意个人卫生。利用社会资源向家长及时提供情感支持和信息支持,协助家庭建立个性化的孩子养育和培养计划,使他们尽快适应疾病带来的影响。做好遗传咨询及健康教育。

第三节 苯丙酮尿症

苯丙酮尿症(PKU)是一种常染色体隐性遗传病,是由于苯丙氨酸羟化酶基因突变导致酶活性降低,苯丙氨酸及其代谢产物在体内蓄积引起的疾病,临床表现为智力发育落后,皮肤、毛发色素浅淡和鼠尿样体味。

[病因及发病机制]

本病有两种类型,一是典型 PKU,系由于患儿肝细胞缺乏苯丙氨酸羟化酶(PAH),因而不能将苯丙氨酸转化为酪氨酸,从而引起苯丙氨酸在体内蓄积所致。而高浓度的苯丙氨酸及其代谢产物导致脑损伤,同时,黑色素合成不足,患儿毛发、皮肤色素减少;二是非典型 PKU,是由于四氢生物蝶呤(BH_4)的缺乏,使苯丙氨酸不能氧化成酪氨酸,造成重要神经递质缺乏,引起神经系统的功能损害。

[临床表现]

患儿出生时都正常,一般在 3~6 个月时开始出现症状,后逐渐加重,1 岁时症状明显。

1. 神经系统表现　以智能发育落后为主。

2. 外貌　生后数月毛发由黑变黄,皮肤和虹膜色泽变浅。

3. 体味　有明显的鼠尿样臭味。

4. 其他　可有呕吐、喂养困难。

苯丙酮尿症患儿的上述症状大部分是可逆的,但智能发育落后很难转变,只有在出生后早发现早治疗才能预防。

[治疗要点]

疾病一旦确诊,应立即治疗,开始治疗的年龄愈小,效果愈好。

1. 低苯丙氨酸饮食　为主要治疗手段,血苯丙氨酸理想控制浓度范围为:0~1 岁,120~240μmol/L;1~12 岁,120~360μmol/L;>12 岁,120~600μmol/L。如血苯丙氨酸浓度异常,每周监测一次;如血苯丙氨酸浓度在理想控制范围之内,饮食无明显变化时,可每月监测 1~2 次。

2. BH_4、5-羟色氨酸和 L-DOPA 治疗　对非典型病例除饮食控制外,需给予此类药物。

[护理措施]

1. 饮食护理　新生儿期主要采用无(低)苯丙氨酸配方奶粉,待血浓度降至理想浓度时,可逐渐少量添加天然饮食,其中首选母乳。较大婴儿及儿童可加入牛奶、粥、面、蛋等,添加的食物应以低蛋白、低苯丙氨酸为原则,其量和次数随血苯丙氨酸浓度而定。治疗时应定期监测血中苯丙氨酸浓度,同时注意生长发育情况。饮食控制应至少持续到青春期以后,终身治疗对患者更有益。

成年女性患者在怀孕前应重新开始饮食控制,血苯丙氨酸浓度应控制在 120~360μmol/L,直至分娩,避免母亲高苯丙氨酸血症影响胎儿。

2. 皮肤护理　勤换尿布,保持皮肤干燥,对皮肤皱褶处特别是腋下、腹股沟应保持清洁,有湿疹时应及时处理。

3. 家庭支持　协助制订饮食治疗方案,提供遗传咨询;避免近亲结婚,所有新生儿出生数日后作常规筛查;有阳性家族史的新生儿生后应作详细检查;对患儿家族作苯丙氨酸耐量试验,检出杂合子。

第四节　糖原累积症

糖原累积症是一组由于先天性酶缺陷所造成的代谢障碍性疾病,其共同的生化特征是糖原分解或合成过程中各种酶缺乏,以致结构正常或异常的糖原累积在肝脏、肌肉、心脏、肾脏等组织而出现一系列的临床症状。据受累器官和临床表现分为肝糖原贮积症和肌糖原贮积症。GSD 依据其所缺陷的酶可分为 12 型,除 GSDⅨa 型为 X 连锁隐性遗传外,其余均为常染色体隐性遗传。

[病因和发病机制]

该病的病因尚不清楚。正常情况下,葡萄糖-6-磷酸酶编码基因位于第 17 号染色体上,由于遗传因素导致该酶系统活力受损,引起了低血糖和糖代谢异常,加速了肝糖原的合成,同时还造成脂肪代谢紊乱,引起高脂血症和肝脂肪变性。

[临床表现]

患儿表现轻重不一,大多数起病隐匿,婴儿期除肝大外,无其他典型表现。重症者在新生儿即发病,表现为严重低血糖(血糖可低至 0.5mmol/L)、酸中毒、呼吸困难和肝肿大等;轻症仅表现为生长发育迟缓、腹部膨胀等。主要的临床表现有生长发育落后,腹部膨隆,饥饿性低血糖等。

[治疗要点]

治疗的目标是维持正常血糖,抑制低血糖所继发的代谢紊乱,延缓并发症的出现。

1. 饮食治疗　可采用日间多次少量进食和夜间使用鼻饲管持续点滴高碳水化合物液的治疗方案,以维持血糖水平在 4~5mmol/L。饮食治疗需注意补充各种微量元素和矿物质。

2. 严重低血糖治疗　可静脉补充葡萄糖,0.5g/(kg·h)。

3. 其他　肝移植或骨髓移植等。

[护理措施]

1. 合理饮食,防止低血糖　给予高蛋白,低脂肪、丰富的维生素和无机盐,但总热量不宜过高的食物。各种谷类、瘦肉、蛋、鱼、蔬菜等为常选食物;乳类应根据年龄和病情灵活掌握;糖果、甜点等含糖量高的食品应忌选。平时少量多餐,在两餐之间和夜间应加 1~2 次淀粉类食物,根据不同年龄和血糖浓度及时调整食物种类,保证必要营养物质供给。避免剧烈运动,以防止低血糖。

2. 预防酸中毒　提倡低脂肪饮食,可用碳酸氢钠纠正酸中毒,禁用乳酸钠。

3. 预防感染　增强体质,避免患儿与感染者接触,一旦发现患儿有感染迹象时及时给予治疗。

4. 心理护理　作好患儿的心理护理,增强其心理承受力,帮助其正确对待生长发育的改变。

5. 注意安全　婴儿应置于安全环境中,避免坠床,会行走患儿应注意避免各种创伤引起的出血。

【自测习题】

(一) 选择题

A1/A2 型题

1. 单基因遗传病**不包括**

　　A. 常染色体显性遗传病　　　　　　　B. 常染色体隐性遗传病

　　C. X 连锁显性遗传病　　　　　　　　D. X 连锁隐性遗传病

　　E. 线粒体病

2. 医学遗传咨询对象**不包括**

　　A. 已确诊或疑有遗传病的患者及其亲属

　　B. 连续发生不明原因疾病的

　　C. 疑与遗传有关的先天畸形、原发性低智者

D. 不明原因的反复流产、死胎、死产及不孕(育)夫妇

E. 所有新婚夫妇

3. 21-三体综合征在遗传病的类别为

    A. 线粒体病　　　　　　　　　　　B. 染色体疾病

    C. 基因组印记病　　　　　　　　　D. 单基因遗传病

    E. 多基因遗传病

4. 苯丙酮尿症的遗传特征符合

    A. 常染色体显性遗传　　　　　　　B. 常染色体隐性遗传

    C. X 连锁显性遗传　　　　　　　　D. X 连锁隐性遗传

    E. Y 连锁遗传

5. 21-三体综合征患儿的护理要点应**除外**

    A. 加强生活护理　　　　　　　　　B. 培养自理能力

    C. 预防感染　　　　　　　　　　　D. 防止意外事故

    E. 减少社会交往,以免受到歧视

6. 21-三体综合征最常见的临床特征应**除外**

    A. 通贯手　　　　　　　　　　　　B. 特殊面容

    C. 智能低下　　　　　　　　　　　D. 发育迟缓

    E. 鼠尿样臭味

7. 21-三体综合征的遗传咨询描述应**除外**

    A. 孕母年龄越大,发病风险越高。

    B. 对高危孕妇作羊水细胞或绒毛膜细胞染色体检查,可进行产前诊断。

    C. 亲代只要有 1 个显性致病基因传递给子代,子代就会表现性状。

    D. 易位型患儿的双亲应进行核型分析,以便发现平衡易位携带者。

    E. 母方为 D/G 易位比父方 D/G 易位者,发病风险率更高。

8. 苯丙酮尿症疾病特点**不包括**

    A. 苯丙氨酸羟化酶基因突变导致酶活性降低

    B. 苯丙氨酸及其代谢产物在体内蓄积

    C. 非典型 PKU 是由于 BH_4 的缺乏所致

    D. 高浓度的苯丙氨酸及其旁路代谢产物导致脑损伤

    E. 绝大多数患儿为非典型病例

9. 苯丙酮尿症患儿的临床特征应**除外**

    A. 出生时就有明显症状　　　　　　B. 逐渐加重的智能发育落后

    C. 毛发枯黄　　　　　　　　　　　D. 鼠尿样特殊臭味

    E. 可有脑电图异常

10. 苯丙酮尿症治疗的主要方法是

    A. 对症治疗　　　　　　　　　　　B. 补充 5-羟色氨

    C. 防止低血糖　　　　　　　　　　D. 预防感染

    E. 低苯丙氨酸饮食

11. 苯丙酮尿症患儿饮食管理应**除外**

    A. 血苯丙氨酸浓度越低越有利于患儿的生长发育

    B. 新生儿期主要采用无(低)苯丙氨酸配方奶粉

    C. 新生儿期苯丙氨酸血浓度降至理想浓度时,可逐渐少量添加母乳

D. 较大婴儿及儿童可加入牛奶、粥、面、蛋等,其量和次数随血苯丙氨酸浓度而定

E. 饮食控制应至少持续到青春期以后,终身治疗对患者更有益

12. 关于糖原累积病的描述正确的是

    A. 是由于糖原分解或合成过程中各种酶缺乏引起的代谢障碍性疾病

    B. 为常染色体显性遗传病

    C. 其代谢改变包括高血糖、高血脂和肝脏脂肪变性

    D. 常用乳酸钠纠正酸中毒,禁用碳酸氢钠

    E. 鼓励患儿频繁运动,以促进生长发育

13. 糖原累积病患儿的临床表现应**除外**

    A. 生长发育迟缓   B. 肝大

    C. 脾大   D. 黄色瘤

    E. 易发生鼻出血

14. 糖原累积病患儿的护理措施应**除外**

    A. 合理饮食,防止低血糖   B. 预防酸中毒

    C. 预防感染   D. 心理护理

    E. 给予高热量、高蛋白、高脂肪、富含维生素和无机盐的食物

15. 糖原累积病患儿的血糖水平应维持在

    A. 1~2mmol/L   B. 2~3mmol/L

    C. 3~4mmol/L   D. 4~5mmol/L

    E. 5~6mmol/L

16. 糖原累积病患儿预防低血糖和酸中毒的措施**不包括**

    A. 避免剧烈运动   B. 用碳酸氢钠纠正酸中毒

    C. 用乳酸钠纠正酸中毒   D. 避免患儿与感染者接触

    E. 在两餐之间和夜间应加1~2次淀粉类食物

17. 苯丙酮尿症的护理描述中**错误**的是

    A. 首选母乳喂养   B. 协助家长制订饮食方案

    C. 注意皮肤护理   D. 提供遗传咨询帮助

    E. 坚持低苯丙氨酸饮食

18. 关于染色体的描述正确的是

    A. 染色体位于细胞质内

    B. 由 DNA 分子和围绕其中的组蛋白和非组蛋白构成

    C. 正常人体细胞的染色体共 22 对(44 条)

    D. 正常女性的染色体核型为 45,XX

    E. 正常男性的染色体核型为 45,XY

19. 关于遗传病治疗的描述**不正确**的是

    A. 基因治疗   B. 外科治疗

    C. 酶疗法   D. 饮食及药物疗法

    E. 中医疗法

20. 关于遗传病预防的描述**应除外**

    A. 携带者的检出   B. 医学遗传咨询

    C. 产前诊断   D. 出生缺陷监测和预防

    E. 发病后的预防

A3/A4 型题

(1~5 题共用题干)

患儿,男,1 岁,因近 2 个月来出现反复抽搐发作,头发由黑渐渐发黄就诊。孕产史无异常。现体重 8.1kg,身长 67.5cm,头围 44cm,营养发育较差,面部湿疹,皮肤白皙,毛发黄,前囟已闭,心率 100 次/分,律齐,未闻及杂音。全身及尿不湿有特殊气味。现在饮食为软食(肉末丸子)加牛奶。

1. 根据患儿特点,首先应考虑的临床诊断可能是
   - A. 癫痫
   - B. 苯丙酮尿症
   - C. 脑瘫
   - D. 糖原累积病
   - E. 维生素 D 缺乏性手足抽搐症

2. 目前最重要的护理措施应为
   - A. 低糖饮食
   - B. 低盐饮食
   - C. 低蛋白饮食
   - D. 低脂肪饮食
   - E. 低苯丙氨酸饮食

3. 本病发生的主要原因是
   - A. 糖原合成障碍
   - B. 糖原分解障碍
   - C. 苯丙氨酸浓度过高
   - D. 苯丙氨酸浓度过低
   - E. 脂肪代谢紊乱

4. 新生儿期常用的筛查方法为
   - A. 染色体核型分析
   - B. DNA 分析
   - C. 尿蝶呤图谱分析
   - D. DHPR 活性测定
   - E. 新生儿足跟采血进行苯丙氨酸浓度测定

5. 该患儿饮食控制至少应维持至
   - A. 婴儿期以后
   - B. 学龄前期以后
   - C. 青春期以后
   - D. 学龄期以后
   - E. 终生控制

(6~8 题共用题干)

患儿,女,2 岁 1 个月,因个子矮、伸舌流涎以及说话少就诊。G1P1,足月顺产,出生体重 2750g。母亲 37 岁,父亲 39 岁,非近亲结婚,无遗传代谢性疾病家族史。查体:神志清楚,表情呆痴。体重 9.5kg,身长 75cm,头围 42cm,前囟 1cm×1cm,眼裂小,双眼外眦上斜,眼距宽,鼻梁低,耳廓小,唇厚舌大,常伸舌、流涎,牙 10 枚,心前区可闻及 Ⅲ/Ⅳ 级收缩期杂音。四肢肌张力低下,手指粗短,通贯手,小指向内弯曲。普通饮食,食量少,食欲差,还不能独走,除"爸爸、妈妈"外,不会说其他话语。

6. 首先应考虑的临床诊断可能是
   - A. 营养不良
   - B. 生长激素缺乏症
   - C. 糖原累积病
   - D. 21-三体综合征
   - E. 先天性甲状腺功能减低症

7. 该患儿可能伴有的畸形是
   - A. 先天性心脏病
   - B. 多指
   - C. 腭裂
   - D. 先天性巨结肠
   - E. 兔唇

8. 针对该患儿的护理要点应**除外**
   - A. 加强生活护理,培养自理能力
   - B. 预防感染
   - C. 帮助母亲制订教育、训练方案
   - D. 保持皮肤清洁干燥

E. 鼓励患儿母亲尽快孕育下一个孩子

（二）名词解释

1. 遗传性疾病

2. 21-三体综合征

3. 苯丙酮尿症

4. 糖原累积病

（三）简答题

1. 简述遗传病的预防手段。

2. 简述苯丙酮尿症的饮食护理要点。

3. 简述糖原累积病的护理要点。

【参考答案】

（一）选择题

A1/A2 型题

1. E	2. E	3. B	4. B	5. E	6. E	7. C	8. E	9. A	10. E
11. A	12. A	13. C	14. E	15. D	16. C	17. A	18. B	19. E	20. E

A3/A4 型题

1. B	2. E	3. C	4. E	5. C	6. D	7. A	8. E

（二）名词解释

1. 遗传性疾病 是指由遗传物质发生改变而引起的或由致病基因所控制的疾病,具有先天性、终身性和家族性的特征。可分为 5 大类,即染色体病、单基因遗传病、线粒体病、多基因遗传病、基因组印记。

2. 21-三体综合征 又称唐氏综合征(Down syndrome,DS),是由于常染色体畸变,第 21 号染色体呈三体型而导致的遗传病,其主要临床特征是特殊面容、身体和智力发育差,并可伴发多发畸形。

3. 苯丙酮尿症 是一种常染色体隐性遗传病,是由于苯丙氨酸羟化酶基因突变导致酶活性降低,苯丙氨酸及其代谢产物在体内蓄积引起的疾病,临床表现为智力发育落后,皮肤、毛发色素浅淡和鼠尿臭味。

4. 糖原累积病 是一组由于先天性酶缺陷所造成的代谢障碍性疾病,其共同的生化特征是糖原分解或合成过程中各种酶缺乏,以致结构正常或异常的糖原累积在肝脏、肌肉、心脏、肾脏等组织而出现一系列的临床症状。

（三）简答题

1. 遗传病的预防手段主要有

(1)携带者的检出,其目的是及时检出携带者,并积极进行婚育指导或产前诊断。

(2)医学遗传咨询,以帮助患方理解和适应遗传因素对疾病的作用以及遗传对医学、心理和家庭的影响,帮助其正确决策。

(3)产前诊断,是采用超声、胎儿镜检查来观察胎儿表型的形态特征,以及通过染色体检查(细胞遗传学技术)、基因分析或其表达产物(酶和生化)的测定进行遗传病的诊断。

(4)出生缺陷监测和预防,以便及时掌握人群中出生缺陷的分布、频率和顺位,发现和分析引起的原因及应采取的干预措施,消除不利因素的影响,减少出生缺陷的发生,以达到健康生育的目的。

(5)发病前的预防,尽量在日常生活中避免接触诱发因素,可减少疾病的发生。

(6)环境保护,减少环境中的致基因突变、染色体畸变等不利因素。

2. 苯丙酮尿症的饮食护理

（1）其原则是使摄入苯丙氨酸的量既能保证生长发育和体内代谢的最低需要，又能使血中苯丙氨酸浓度维持理想控制范围内。血苯丙氨酸理想控制浓度范围为：0～1岁，120～240μmol/L；1～12岁，120～360μmol/L；>12岁，120～600μmol/L。

（2）新生儿期主要采用无（低）苯丙氨酸配方奶粉，待血浓度降至理想浓度时，可逐渐少量添加天然饮食，其中首选母乳，母乳的苯丙氨酸含量仅为牛奶的1/3。

（3）较大婴儿及儿童可加入牛奶、粥、面、蛋等，添加的食物应以低蛋白、低苯丙氨酸为原则，其量和次数随血苯丙氨酸浓度而定。

（4）治疗时应定期监测血中苯丙氨酸浓度，同时注意生长发育情况。

（5）如血苯丙氨酸浓度异常，每周监测一次；如血苯丙氨酸浓度在理想控制范围之内，饮食无明显变化时，可每月监测1～2次。

（6）饮食控制应至少持续到青春期以后，终身治疗对患者更有益。成年女性患者在怀孕前应重新开始饮食控制，血苯丙氨酸浓度应控制在120～360μmol/L，直至分娩，避免母亲高苯丙氨酸血症影响胎儿。

3. 糖原累积病的护理要点

（1）合理饮食，防止低血糖。给予高蛋白，低脂肪、丰富的维生素和无机盐，但总热量不宜过高的食物。各种谷类、瘦肉、蛋、鱼、蔬菜等为常选食物；乳类应根据年龄和病情灵活掌握；糖果、甜点等含糖量高的食品应忌选。平时少量多餐，在两餐之间和夜间应加1～2次淀粉类食物，根据不同年龄和血糖浓度及时调整食物种类，保证必要营养物质供给。避免剧烈运动，以防止低血糖。

（2）预防酸中毒，提倡低脂肪饮食，可用碳酸氢钠纠正酸中毒，禁用乳酸钠。

（3）预防感染，增强体质，避免患儿与感染者接触，一旦发现患儿有感染迹象时及时给予治疗。

（4）作好患儿的心理护理，增强其心理承受力，帮助其正确对待生长发育的改变。

（5）婴儿应置于安全环境中，避免坠床，会行走患儿应注意避免各种创伤引起的出血。

【习题解析】

A1/A2型题

4.（答案B）苯丙酮尿症致病基因在常染色体上，为一对隐性基因。只有携带2个相同的致病基因（纯合子）才发病，只携带1个致病基因的个体不发病，为致病基因携带者。其家系特点是父母均无患病，患者为纯合子，同胞中25%发病，25%正常，50%为携带者，近亲婚配其发病风险增高。

7.（答案C）21-三体综合征为染色体病，指由于各种原因引起的染色体数目和（或）结构异常的疾病，通常累计数个甚至上百个基因。选项C符合单基因遗传病中常染色体显性遗传病的特点，不符合21-三体综合征的遗传特点。

11.（答案A）苯丙酮尿症患儿饮食管理原则为，使摄入苯丙氨酸的量既能保证生长发育和体内代谢的最低需要，又能使血中苯丙氨酸浓度维持理想控制范围内。苯丙氨酸浓度过高或过低都会影响生长发育，因此选项A的描述是错误的。

A3/A4型题

4.（答案E）苯丙酮尿症是一种常染色体隐性遗传病，患儿出生时无异常，一般在3～6个月时开始出现症状，后逐渐加重，1岁时症状明显。虽然苯丙酮尿症患儿的大部分症状是可逆的，但智能发育落后很难转变，只有在出生后早发现早治疗才能预防。新生儿期筛查主要是通过采集婴儿足跟血液进行苯丙氨酸浓度测定，当苯丙氨酸浓度大于切割值时，应进一步检查和确诊。

8. (答案 E)21-三体综合征是常染色体畸变疾病,发病率随孕妇年龄增大而增加,还与染色体核型有关。标准型 21-三体综合征的再发风险率为 1%,易位型患儿的双亲应进行核型分析,以便发现平衡易位携带者。如母方为 D/G 易位,则每一胎都有 10% 的风险率;如父方为 D/G 易位,则风险率为 4%;绝大多数 D/G 易位病例为散发,父母亲核型大多正常,但亦有发现 21/21 易位携带者,其下一代 100% 罹患本病。由于患儿父母亲的年龄偏大,且其染色体核型尚未查明,鼓励欢欢母亲尽快孕育下一个孩子是不正确的,应该首先进行遗传咨询,在充分明晰再发风险后再决定是否孕育下一个孩子。

(蒋小平)

第十九章
运动系统畸形患儿的护理

【学习目标】

识记：

1. 能复述先天性肌性斜颈的定义及主要治疗方法。
2. 能描述发育性髋关节脱位的定义及病因。
3. 能概括先天性马蹄内翻足的定义。

理解：

1. 能说明先天性肌性斜颈的发病机制和临床表现。
2. 能区分不同年龄阶段的发育性髋关节脱位的临床症状及常见体征。
3. 能说明先天性马蹄内翻足的临床表现及治疗要点。

应用：

1. 能为先天性肌性斜颈患儿家长制订主动矫正计划。
2. 能为发育性髋关节脱位患儿家长制订照护计划。
3. 能教会先天性马蹄内翻足患儿家长正确的矫正手法及石膏护理要点。

【重点与难点】

第一节　先天性肌性斜颈

先天性肌性斜颈是指由于一侧胸锁乳突肌挛缩导致的头颈部特殊姿势的先天畸形，其典型特点为头颈偏向患侧，下颌转向健侧。

[病因和发病机制]

引起本病的直接原因是胸锁乳突肌的纤维化引起的挛缩。但导致胸锁乳突肌纤维化的原因目前仍不明确，存在多种学说与观点，引起胸锁乳突肌挛缩的原因可能与宫内胎位不正、受压、缺血、分娩时的损伤等有关。

[临床表现]

临床表现主要为患儿头向患侧偏斜，下颌转向对侧，颈部活动有不同程度受限。通常在婴儿出生7~10天后，发现一侧颈部胸锁乳突肌中、下 1/3 处有硬而无疼痛的梭形肿物，在 2~4 周内逐渐增大如成人拇指末节大小，然后开始退缩，在 2~6 个月内肿物逐渐消失。头与面部因不正常的位置可产生继发性畸形，如面部的不对称，颈椎及上胸椎出现侧弯畸形等。

[治疗要点]

治疗越早,效果越好,大部分患儿可以通过非手术治疗得到矫正。

1. 非手术疗法　非手术治疗包括主动生活矫正、按摩、推拿、手法矫治和固定等方法,其中生后两年内进行主动生活矫正,能使约90%的患儿得到矫正。

2. 手术疗法　少数对非手术疗法无效或被延误的2岁以上患儿,需手术治疗,其目的是矫正外观畸形、改善颈部的伸展和旋转功能。术后要佩戴矫形器具保持矫正位至少6周,在伤口愈合后继续采用伸展治疗,以防止复发。

[护理措施]

1. 主动生活矫正的护理　主动生活矫正要依靠患儿的照顾者在日常生活尽可能地使患儿主动牵伸患侧肌肉,达到矫正效果。

2. 按摩和热敷的护理　按摩时用拇指轻轻按摩患侧肿块部位,手法轻柔缓慢,每日多次反复进行;可采用温度不超过45℃的热砂袋置于患处,可达到热敷和固定的作用。

3. 手法矫治护理　手法矫治是被动牵伸患侧胸锁乳突肌的保守治疗方法,可从出生后2周开始,手法应轻柔,切忌粗暴牵伸造成损伤。

4. 手术治疗护理　遵照手术前后护理要求,佩戴矫形器具时要保持正确的体位姿势,避免皮肤损伤。

5. 心理护理　鼓励患儿消除自卑心理,积极配合治疗;鼓励患儿参加社会交往,建立自信心。

6. 健康教育。

第二节　发育性髋关节脱位

发育性髋关节脱位(DDH),是指出生前及出生后股骨头和髋臼在发育和(或)解剖关系中出现异常而导致髋关节功能障碍的病症。如不及时治疗或处理不当,年长后可造成患髋和腰部疼痛,影响正常的工作和生活。

[病因及发病机制]

本病病因至今尚未完全清楚,其发生的直接原因是髋关节的骨性结构形态异常和关节周围软组织的发育缺陷。DDH包括了骨骼和软组织两方面的病理变化,根据病变的特点,可分为三种类型:①髋关节脱位;②髋关节半脱位;③髋臼发育不良。

[临床表现]

由于患儿年龄、脱位程度以及单侧或双侧病变的不同,临床表现可以不同。主要的临床表现如下:

1. 婴儿期　此期患儿症状并不明显。单侧者,大腿内侧皮纹及臀纹加深上移,双侧者表现为会阴部增宽。患侧肢体缩短,髋关节活动受限,髋关节呈轻度外旋位,股动脉搏动减弱。

2. 幼儿期及儿童期　主要表现为步态异常,单侧脱位者呈跛行步态,双侧脱位者呈明显"鸭步"。单侧者,双下肢不等长,双膝不等高,患髋外展受限。

3. 体征　Ortolani 征、Barlow 征、Galeazzi 征或 Allis 征、外展试验、望远镜试验以及 Trendelenburg 征为阳性。

[辅助检查]

6个月以下的婴儿宜采用髋关节超声检查。骨化中心出现后,可采用 X 线摄片来帮助诊断和治疗;必要时可行 CT 或 MRI 检查。

[治疗要点及预后]

不同年龄段治疗效果明显不同,年龄越小,治疗效果越好,经济花费越小。

1. 6个月以下的婴儿治疗比较简单,双下肢外展复位成功后,用 Pavlik 吊带等保持3~4个月,多数可治愈。

2. 3 岁以内的患儿采用保守疗法,麻醉下进行手法整复,用蛙式位石膏或支架固定 2~4 个月,再换用外展位支架石膏或外展支架固定 4 个月,疗效较满意。

3. 4~7 岁的儿童一般需要手术切开复位,但 8 岁以上患儿的疗效不理想,易致患髋僵硬,日后不能耐受远程走路以及腰、髋疼痛问题。

[常见护理诊断/问题]

躯体活动障碍;皮肤完整性受损的危险;潜在并发症:便秘、泌尿道感染;知识缺乏;焦虑(家长)。

[护理措施]

1. 保持外固定的有效性 复位后,无论选择何种器具进行固定,均应保持髋关节屈曲 90°、外展外旋位,以利于髋关节的稳定和发育。

2. 皮肤护理。

3. 日常生活护理。

4. 手术治疗护理 遵照手术前后护理要求,观察患儿伤口情况、生命体征、疼痛及肢端感觉运动情况等,及时观察并处理手术及制动所致的相关并发症,促进患儿康复。

5. 心理护理。

6. 健康教育 加强新生儿出生后的早期体检筛查工作,宣传有利于髋关节发育的养育知识,教会家长外固定器具护理相关知识,指导家长定期随访复诊,保障患儿完成治疗流程。

第三节 先天性马蹄内翻足

先天性马蹄内翻足是最常见的足部先天性复杂畸形,包括前足内收和内旋,中足内翻和高弓,后足马蹄样畸形,常合并有胫骨内旋。

[临床表现]

患儿于出生后,即新生儿期就表现有不同程度的马蹄内翻畸形,即足下垂、前足内收、内翻,畸形程度随病理变化的轻重而异。随患儿年龄的增长,站立、行走时足背外侧负重,骨骼出现变形,足背外侧出现胼胝和滑囊。根据其临床特点可以分为僵硬型和松软型两类。

[治疗要点及预后]

治疗目的是矫正畸形,改善外观,恢复足的正常负重区,使患儿能正常负重行走,避免和减少复杂手术。应在出生后即应尽早开始治疗,大多可获满意结果。

1. 非手术治疗 目前,Ponseti 治疗方法已成为许多国家的标准治疗方法。该方法在生后 7~10 天即可开始,包括手法矫正、系列管型石膏固定、经皮跟腱切断及矫形支具穿戴维持。

2. 手术治疗 适用于非手术治疗失败或畸形矫正不满意,以及延误治疗的病例。手术方法有两类:一类是单纯软组织松解术,另一类是软组织合并骨性手术。

[护理措施]

1. 手法矫正护理 患儿安静平卧,屈髋、屈膝、操作者拇指顶在距骨头处,背屈第一跖骨使前足置于旋后位,在旋后位外展患足。手法应连续、轻柔,防止暴力损伤骨骺及软组织。每日 3~5 次,每次 3~5 分钟。

2. 皮肤护理 石膏固定前要进行妥善的衬垫,注意石膏边缘部位皮肤的保护。避免将石膏兜入尿不湿内,防止尿液浸入长腿石膏内。注意分辨患儿有无异常的哭闹,每天至少 3 次观察石膏边缘部位皮肤有无发红及破溃,并注意观察肢端血循环情况;使用矫形支具患儿,坚持每晚用温热水泡脚并进行足部按摩,注意经常检查双足固定位置有无移动,局部皮肤有无受压及损伤。

3. 生活护理。

4. 心理护理。

5. 健康教育　使患儿家长掌握居家照护知识,教会家长手法矫正及皮肤护理方法,坚持按时随访复诊。指导家长在治疗流程结束、畸形矫正后,还应继续按摩和功能锻炼,并坚持随访复查。在矫正后的最初半年内每月复查 1 次,若无复发倾向可每 3 个月复查 1 次,坚持复查 1 年以上。

【自测习题】

(一) 选择题

A1/A2 型题

1. 先天性肌性斜颈的临床特点描述**应除外**
   - A. 婴儿出生后,一侧胸锁乳突肌中、下 1/3 处可触及无痛的梭形肿物
   - B. 该肿物会持续存在,不会消失
   - C. 患儿头向患侧偏斜,下颌转向对侧,患儿颈部活动有不同程度受限
   - D. 大年龄患儿可出现颈椎及上胸椎侧弯畸形
   - E. 患侧眼外眦至口角间的距离比对侧变短

2. 先天性肌性斜颈的非手术治疗**不包括**
   - A. 主动生活矫正
   - B. 全身按摩
   - C. 局部推拿
   - D. 手法矫治
   - E. 局部固定

3. 先天性肌性斜颈的手术治疗正确的是
   - A. 适用于所有的先天性肌性斜颈患儿
   - B. 其目的是矫正外观畸形、改善颈部的伸展和旋转功能
   - C. 对 12 岁以上的患儿,手术治疗可以使面部不对称得以恢复
   - D. 术后要佩戴矫形器具保持矫枉过正位至少 2 周
   - E. 伤口愈合后无需继续采用伸展治疗

4. 先天性肌性斜颈的护理措施中描述正确的是
   - A. 每次喂奶、饮水时都从健侧方向给予
   - B. 坚持患侧靠墙卧位
   - C. 手法矫正时应将患儿的头颈从健侧牵拉至患侧,直到患侧耳廓触及患侧肩部
   - D. 手术矫正患儿术后应观察患儿呼吸及进食情况有无异常
   - E. 为了保护患儿的自尊,尽量避免参加社会交往。

5. 先天性肌性斜颈主动生活矫正的护理措施**不包括**
   - A. 每次喂奶、饮水时都从患侧方向给予
   - B. 坚持健侧靠墙卧位
   - C. 让患儿试行俯卧,较长时间抬头玩耍
   - D. 利用生活细节诱导患儿头主动转向患侧
   - E. 将患儿的头颈从患侧牵拉至健侧并按摩

6. DDH 的疾病特点正确的是
   - A. 发病率无种族和地区差别
   - B. 男孩比女孩多见
   - C. 双侧脱位比单侧多见
   - D. 右侧脱位比左侧多见
   - E. 北方比南方多见

7. 新生儿期 DDH 患儿的临床特点**应除外**
   - A. 大腿内侧皮纹及臀纹加深上移
   - B. 患侧肢体缩短,髋关节活动受限
   - C. Ortolani 征和 Barlow 征阳性
   - D. 外展试验阳性
   - E. Trendelenburg 征阳性

8. 幼儿期及儿童期 DDH 患儿的临床特点为

A. 大腿内侧皮纹及臀纹加深上移　　　　　B. 步态无明显异常

C. Ortolani 征和 Barlow 征阳性　　　　　D. 站立时呈腹部前坠、臀部后耸的体态

E. Trendelenburg 征阴性

9. DDH 患儿的治疗方法**应除外**

　　A. 6 个月以下婴儿复位成功后,可用 Pavlik 吊带保持 3~4 个月

　　B. 18 个月以内患儿术前充分牵引后,麻醉下进行手法整复

　　C. 手法整复后用蛙式位石膏或支架持续固定 8~10 个月

　　D. 18 个月~8 岁的儿童一般需要手术切开复位

　　E. 手术切开复位的目的是实现股骨头中心性复位

10. DDH 患儿复位后,髋关节最稳定的体位为

　　A. 髋关节屈曲 45°,外展外旋位　　　　　B. 髋关节屈曲 45°,外展内旋位

　　C. 髋关节屈曲 90°,外展外旋位　　　　　D. 髋关节屈曲 90°,外展内旋位

　　E. 髋关节屈曲 180°,外展内旋位

11. DDH 患儿常见护理问题**不包括**

　　A. 躯体活动障碍　与 DDH 复位固定治疗有关

　　B. 皮肤完整性受损的危险　与使用外固定器具及制动有关

　　C. 潜在并发症:便秘

　　D. 潜在并发症:泌尿道感染

　　E. 自理缺陷　与智能低下有关

12. DDH 患儿保持外固定有效性的护理措施为

　　A. 保持髋关节屈曲 80°、外展外旋位

　　B. 对于各种外固定器具,一经固定稳妥后,不需经常检查对皮肤、肢体有无摩擦、卡压等现象

　　C. 佩戴 Pavlik 吊带患儿做清洁护理时,应去掉吊带为宜

　　D. 更换石膏或支具时,不用注意保持髋关节稳定

　　E. 牵引复位的患儿做好牵引护理,维持牵引体位正确

13. DDH 患儿皮肤护理措施**不包括**

　　A. 给予合适的衬垫,避免皮肤直接接触外固定器具

　　B. 每天检查患儿皮肤有无破损

　　C. 注意观察肢端血液循环情况

　　D. 观察肢体有无摩擦、卡压等现象

　　E. 保持患儿皮肤清洁,皮肤皱褶处扑粉保护

14. DDH 患儿健康教育措施**应除外**

　　A. 注意新生儿出生后的早期体检筛查工作　B. 新生儿出生后建议穿连体衣裤 4 个月

　　C. 出生后应将婴儿双下肢伸直位包裹　　　D. 教育家长不可自行拆除外固定装置

　　E. 指导家长定期随访复诊

15. 先天性马蹄内翻足的临床特点**应除外**

　　A. 小腿外旋、小腿肌肉明显萎缩　　　　　B. 前足内收和内旋

　　C. 中足内翻和高弓　　　　　　　　　　　D. 后足马蹄样畸形

　　E. 患儿年龄愈大,负重时间愈长,畸形愈严重

16. 先天性马蹄内翻足的描述**不正确**的是

　　A. 是最常见的足部先天性复杂畸形　　　　B. 发生率约为 1/1000

　　C. 男性多于女性　　　　　　　　　　　　D. 双侧多见

E. 首选内科保守治疗

17. 先天性马蹄内翻足患儿的常见护理问题**不包括**

    A. 躯体活动障碍　与患儿足部畸形、使用矫形器具及手术有关

    B. 皮肤完整性受损的危险　与石膏或支具固定有关

    C. 知识缺乏:患儿家长缺乏疾病相关知识。

    D. 焦虑　与足部畸形和身体移动障碍有关

    E. 低效性呼吸型态　与肺部感染有关

18. Ponseti 治疗方法**不包括**

    A. 手法矫正　　　　　　B. 系列管型石膏固定　　　　C. 经皮跟腱切断

    D. 矫形支具穿戴维持　　E. 关节融合术

19. 先天性马蹄内翻足患儿手法矫正方法**不包括**

    A. 患儿安静平卧,屈髋、屈膝　　　　B. 操作者拇指顶在距骨头处

    C. 背屈第一跖骨使前足置于旋后位　　D. 在旋后位外展患足

    E. 应用力进行,每次 15~30 分钟

20. 先天性马蹄内翻足患儿健康教育**不包括**

    A. 教会家长手法矫正

    B. 教会家长皮肤护理方法

    C. 当患儿出现异常哭闹、肢端皮温色泽异常改变时,应及时安慰患儿

    D. 畸形矫正后,还应继续按摩和功能锻炼

    E. 坚持复查至少 1 年以上

A3/A4 型题

(1~5 题共用题干)

患儿,女,1 岁 3 个月,因家长发现患儿学步以来步态不稳,呈跛行步态 2 个月就诊。查体:营养发育无异常,体重 10kg,身长 80cm。已能独立行走,行走时身体向左侧晃动,呈跛行步态。Allis 征检查发现左侧膝平面低于右侧;屈膝和屈髋后,双髋可外展时,右膝外侧可触及台面,左侧外展角度为 70°。

1. 根据患儿特点,首先应考虑的临床诊断可能是

    A. 左侧发育性髋关节脱位　B. 右侧发育性髋关节脱位　C. 双侧发育性髋关节脱位

    D. 左侧股骨头缺血性坏死　E. 右侧股骨头缺血性坏死

2. 为了进一步明确诊断,需要进行的辅助检查首先为

    A. 超声扫描　　　　　　B. MRI 检查　　　　　　　C. 神经肌电图

    D. 心电图　　　　　　　E. X 线摄片

3. 该患儿可能首先采用的治疗方法为

    A. Pavlik 吊带　　　　　　　　　B. 手法整复,蛙式位石膏固定

    C. 手法整复,长腿管型石膏固定　　D. Salter 髂骨截骨术

    E. Pemberton 髋臼成形术乱

4. 该患儿可能存在的护理问题**应除外**

    A. 躯体活动障碍　　　　B. 皮肤完整性受损的危险　C. 潜在并发症:便秘

    D. 知识缺乏(家长)　　　E. 体像紊乱

5. 该患儿出院前护士对家长的健康教育**应除外**

    A. 注意大小便护理,勤换尿布

    B. 指导患儿主动或被动活动未受影响的肢体或关节

    C. 冬季要注意肢体保暖

D. 为避免固定器具的松动,患儿应卧床休息,避免户外活动

E. 定期随访复诊,保障患儿完成治疗流程

（二）简答题

1. 简述先天性马蹄内翻足的手法矫正操作要点。

2. 简述 DDH 患儿皮肤护理要点。

【习题解析】

（一）选择题

A1/A2 型题

1. B	2. B	3. B	4. D	5. E	6. E	7. E	8. D	9. C	10. C
11. E	12. E	13. E	14. C	15. A	16. E	17. E	18. E	19. E	20. C

A3/A4 型题

1. A   2. E   3. B   4. E   5. D

（二）简答题

1. 先天性马蹄内翻足的手法矫正操作要点

在生后 7~10 天即可开始,患儿安静平卧,屈髋、屈膝、操作者拇指顶在距骨头处,背屈第一跖骨使前足置于旋后位,在旋后位外展患足。注意手法及力度应循序渐进,以患儿能耐受为宜。手法应连续、轻柔,防止暴力损伤骨骺及软组织。每日 3~5 次,每次 3~5 分钟。

2. DDH 患儿皮肤护理要点

(1)对使用各种外固定器具固定患儿,必须给予合适的衬垫,避免皮肤直接接触外固定器具。每天至少检查患儿皮肤 2~3 次,观察肢体有无摩擦、卡压等现象,有无皮肤破损或局部肿胀,发现异常,应及时通知医生予以调整。

(2)注意倾听患儿啼哭或主诉,发现异常时,应注意观察肢端血液循环情况,并检查外固定装置,以便及时发现有无异常发生。

(3)保持患儿皮肤清洁,轻柔按摩局部皮肤,避免使用对皮肤有刺激性的清洗剂或扑粉。

（蒋小平）

第二十章
感染性疾病患儿的护理

【学习目标】

识记：

1. 复述麻疹、水痘、传染性单核细胞增多症、流行性腮腺炎、手足口病的流行病学特点。

2. 复述中毒型细菌性痢疾、猩红热的流行病学特点。

3. 复述儿童肺结核的流行病学特点。

4. 复述蛔虫病、蛲虫病的流行病学特点。

理解：

1. 举例说明麻疹、水痘、传染性单核细胞增多症、流行性腮腺炎、手足口病的发病机制、临床表现及防治措施。

2. 举例说明中毒型细菌性痢疾、猩红热的临床表现及防治措施。

3. 举例说明结核菌素试验的方法、结果判断标准及临床意义，举例说明儿童结核病的发病机制及主要防治措施。

4. 举例说明原发型肺结核、结核性脑膜炎的病理特点、主要辅助检查、临床表现及治疗要点。

5. 举例说明蛔虫病、蛲虫病的临床表现及防治要点。

应用：

1. 能鉴别儿童常见出疹性疾病并对患儿及家属实施护理。

2. 能对传染性单核细胞增多症、流行性腮腺炎、手足口病、中毒型细菌性痢疾、猩红热患儿及家属实施护理。

3. 能根据病情制订原发型肺结核、结核性脑膜炎患儿及家属的护理计划并实施护理。

4. 能对蛔虫病、蛲虫病患儿及家属进行健康教育并实施护理。

【重点与难点】

第一节 病毒感染

一、麻疹

麻疹是由麻疹病毒引起的一种急性出疹性呼吸道传染病，临床上以发热、上呼吸道炎、结膜炎、口腔麻疹黏膜斑、全身斑丘疹及疹退后遗留色素沉着伴糠麸样脱屑为特征。

麻疹患者是唯一的传染源，出疹前后5天均有传染性，有并发症的患者传染性可延长至出疹后10天。主要经呼吸道进行传播，密切接触者亦可经污染病毒的手传播。

[临床表现]

1. 典型麻疹　分为4期：

(1)潜伏期：一般为6~18天,平均10天左右。潜伏期末可有低热、全身不适。

(2)前驱期：亦称出疹前期,从发热开始至出疹,常持续3~4天。主要表现为：①发热;②上呼吸道感染及结膜炎表现;③麻疹黏膜斑：是麻疹早期具有特征性的体征,一般在出疹前1~2天出现;④部分病例可有一些非特异症状,如全身不适、食欲减退、精神不振、呕吐、腹泻等。

(3)出疹期：一般为3~5天,多在发热3~4天后出皮疹。皮疹先出现于耳后、发际,渐及额、面、颈部,自上而下蔓延至躯干、四肢,最后达手掌与足底。皮疹初为红色斑丘疹,疹间皮肤正常,以后逐渐融合成片,色加深呈暗红。此时全身中毒症状加重,肺部可闻干、湿性啰音。

(4)恢复期：出疹3~4天后皮疹按出疹的先后顺序开始消退,体温逐渐降至正常,疹退后皮肤有棕色色素沉着伴糠麸样脱屑,7~10天痊愈。

2. 非典型麻疹　包括轻型麻疹、重型麻疹、异型麻疹、无皮疹型麻疹。

3. 并发症　常见肺炎、喉炎、心肌炎及麻疹脑炎。

[治疗原则]

对症治疗、加强护理和预防并发症。

[常见护理诊断/问题]

体温过高;皮肤完整性受损;营养失调;有感染传播的危险;潜在并发症：肺炎、喉炎、脑炎等。

[护理措施]

1. 一般护理。

2. 正确降温　处理高热时需兼顾透疹,不宜用药物及物理方法强行降温。如体温升至40℃以上时,可用小剂量退热剂或温水擦浴,使体温稍降以免惊厥。

3. 保持皮肤黏膜的完整性。

4. 加强生活护理,保证营养供给。

5. 预防感染传播　隔离患儿至出疹后5天,并发肺炎者延长至出疹后10天。对接触麻疹的易感儿应隔离观察3周,并给予被动免疫。

6. 监测病情,预防并发症。

7. 健康教育。

二、水痘

水痘是由水痘-带状疱疹病毒引起的一种传染性极强的儿童期出疹性疾病。其临床特点为皮肤黏膜分批出现和同时存在斑疹、丘疹、疱疹和结痂等各类皮疹,全身症状轻微。

水痘患者是唯一的传染源,主要通过空气飞沫经呼吸道传染,也可通过接触患者疱疹浆液或被污染的用具而感染。从出疹前1~2天至病损结痂为止,均有很强的传染性。

[临床表现]

1. 典型水痘　潜伏期2周左右。前驱期1~2天。皮疹的特点：①首发于头、面和躯干,继而扩展到四肢。躯干多,四肢少,向心性分布。②最初为红色斑疹和丘疹,迅速发展为清亮、椭圆形的水疱,周围伴有红晕。疱液先透明后混浊,且出现脐凹现象。水疱易破溃,2~3天迅速结痂。③皮疹陆续分批出现,伴明显痒感。疾病高峰期可见到斑疹、丘疹、疱疹和结痂同时存在,这是水痘皮疹的重要特征。轻型水痘多为自限性疾病,10天左右痊愈,皮疹结痂后一般不留瘢痕。

2. 重症水痘　患儿持续高热和全身中毒症状明显,皮疹分布广泛,可融合成大疱型疱疹或出血性皮疹,可继发感染或伴血小板减少而发生暴发性紫癜。

3. 先天性水痘。

4. 并发症　最常见为皮肤继发感染。

［治疗要点］

本病为自限性疾病,主要为一般治疗、对症治疗和抗病毒治疗。抗病毒药物首选阿昔洛韦。

［常见护理诊断/问题］

皮肤完整性受损;有感染传播的危险;潜在并发症 脑炎、肺炎、败血症。

［护理措施］

1. 生活护理。

2. 皮肤护理

(1)及时更换汗湿衣服,勤换内衣,保持皮肤清洁、干燥。

(2)剪短指甲,小婴儿可戴连指手套,避免搔破皮疹,引起继发感染或留下瘢痕。

(3)为减少皮疹瘙痒,可在疱疹未破溃处涂炉甘石洗剂或5%碳酸氢钠溶液;疱疹已破溃、有继发感染者,局部用抗生素软膏,或遵医嘱口服抗生素控制感染。

3. 饮食及口腔护理。

4. 降低体温。

5. 预防感染传播 隔离患儿至皮疹全部结痂为止。易感儿接触后应隔离观察3周。

6. 监测病情。

7. 健康教育。

三、传染性单核细胞增多症

传染性单核细胞增多症是由EB病毒感染所导致的急性感染性疾病,主要侵犯儿童和青少年,临床上以发热、咽喉痛、肝脾和淋巴结肿大、外周血中淋巴细胞增多并出现异型淋巴细胞等为特征。

患者和隐性感染者均是传染源,传播途径主要是口-口传播,可经飞沫传播、偶可经输血传播。

［临床表现］

潜伏期一般为5~15天。典型临床表现为发热、咽峡炎、淋巴结肿大、肝脾肿大及多形性皮疹。重症患儿可并发神经系统疾病等。

［治疗要点］

本病系自限性疾病,主要采取对症治疗。重型患者可短疗程应用肾上腺皮质激素减轻症状。若继发细菌感染,给予抗生素。

［常见护理诊断/问题］

体温过高;疼痛;潜在并发症 心包炎、心肌炎等。

［护理措施］

强调休息的重要性,维持正常体温,口腔及饮食护理,加强病情观察,健康教育。

四、流行性腮腺炎

流行性腮腺炎是由腮腺炎病毒引起的急性呼吸道传染病,临床上以腮腺肿大及疼痛为特征,各种唾液腺体及器官均可受累。

腮腺炎患者和健康带病毒者是本病的传染源,主要传播途径为呼吸道飞沫传播,或直接接触经唾液污染的食具和玩具传播。

［临床表现］

典型临床表现为腮腺肿大、颌下腺和舌下腺肿大及不同程度的发热。常见并发症为脑膜炎和脑炎、睾丸炎、卵巢炎、胰腺炎等。

腮腺肿大为首发体征。常先见一侧,2~3天内波及对侧。肿大的腮腺以耳垂为中心,向前、后、下发展,边缘不清,表面发热但多不红,触之有弹性感并有触痛。腮腺肿大可持续5日左右,以后逐渐消退。

[治疗要点]

无特殊治疗,以对症处理为主。重症患儿可短期使用肾上腺素激素治疗。

[常见护理诊断/问题]

疼痛;体温过高;有感染传播的危险;潜在并发症:脑膜炎、睾丸炎、胰腺炎。

[护理措施]

1. 局部疼痛护理　给予清淡、易消化的半流质或软食,注意保持口腔清洁,腺肿胀处可局部冷敷,亦可用中药湿敷。

2. 维持正常体温。

3. 观察病情变化。

4. 预防感染传播　隔离患儿至腮腺肿大完全消退。易感儿接触后应隔离观察3周。

5. 健康教育。

五、手足口病

手足口病是由肠道病毒引起的急性传染病,主要症状表现为发热,手、足、口腔等部位的斑丘疹、疱疹。少数病例可出现脑膜炎、脑炎、脑脊髓炎、肺水肿、循环障碍等。

患者和隐性感染者均为传染源。传播途径主要为粪-口传播。本病多发生于学龄前儿童。

[临床表现]

根据病情的轻重程度,分为手足口病普通病例和重症病例。

1. 普通病例　急性起病,发热,可伴咳嗽、流涕、食欲缺乏等症状。口腔黏膜的疱疹或溃疡多见于舌、颊黏膜和硬腭等处。手、足、臀等部位出现斑丘疹、疱疹,偶见于躯干部,呈离心性分布。部分患儿仅表现为皮疹或疱疹性咽峡炎,个别患儿可无皮疹。皮疹消退后不留瘢痕,一般一周左右痊愈。

2. 重症病例　可并发脑膜炎、脑炎、脑脊髓炎、肺水肿、循环障碍等,出现神经系统、呼吸系统、循环系统受累症状。极少数病例病情危重可致死亡,存活者可留有后遗症。

[治疗要点]

普通病例以对症治疗为主;重症病例给予降低颅内高压,降温、镇静、止惊等对症治疗,氧疗和呼吸支持等;恢复期给予支持疗法、康复治疗。

[常见护理诊断/问题]

体温过高;皮肤完整性受损;有感染传播的危险;潜在并发症:脑膜炎、肺水肿、呼吸衰竭、心力衰竭。

[护理措施]

维持正常体温,密切观察病情,加强皮肤护理、口腔护理、饮食护理,做好消毒隔离,健康教育。

第二节　细菌感染

一、中毒型细菌性痢疾

细菌性痢疾是由志贺菌属引起的肠道传染病,而中毒型细菌性痢疾则是急性细菌性痢疾的危重型。起病急骤,以高热、惊厥、嗜睡、迅速发生休克及昏迷为特征,病死率高。

急性、慢性痢疾患者及带菌者是主要传染源,主要通过粪-口途径传播。

[临床表现]

潜伏期多数为1~2天,短者数小时。起病急,发展快,体温可达40℃以上(少数不高),迅速发生呼吸衰竭、休克或昏迷,肠道症状多不明显甚至无腹痛与腹泻,也有在发热、脓血便后2~3天发展为中毒型。

根据其临床表现可分为三型:

（1）休克型（皮肤内脏微循环障碍型）：主要表现为感染性休克。

（2）脑型（脑微循环障碍型）：因脑缺氧、水肿而发生反复惊厥、昏迷和呼吸衰竭。

（3）肺型（肺微循环障碍型）：又称呼吸窘迫综合征，以肺微循环障碍为主，常在中毒型细菌性痢疾脑型或休克型基础上发展而来，病情危重，病死率高。

以上两型或三型同时或先后出现为混合型，是最为凶险的一种，病死率很高。

［治疗要点］

病情凶险，须及时抢救。

1. 降温止惊　可采用物理、药物降温或亚冬眠疗法。持续惊厥者，可用地西泮肌内注射或静脉注射；或用水合氯醛保留灌肠；或苯巴比妥钠肌内注射。

2. 控制感染　选用两种痢疾杆菌敏感的抗生素静脉滴注。

3. 抗休克治疗。

4. 防治脑水肿和呼吸衰竭。

［常见护理诊断/问题］

体温过高；组织灌注量不足；潜在并发症：脑水肿、呼吸衰竭等；有感染传播的危险；焦虑。

［护理措施］

1. 降低体温。

2. 维持有效血液循环。

3. 腹泻的护理。

4. 防治脑水肿和呼吸衰竭。

5. 预防感染传播，患儿消化道隔离至临床症状消失后1周或3次大便培养阴性。

6. 心理护理及健康教育。

二、猩红热

猩红热是一种由A族溶血性链球菌所致的急性呼吸道传染病，以发热、咽峡炎、全身弥漫性红色皮疹及疹退后皮肤脱屑为临床特征。

带菌者和不典型病例为主要传染源，主要通过飞沫传播。

［临床表现］

1. 潜伏期　通常为2~3天。

2. 前驱期　一般不超过24小时，少数可达2天。起病急骤，以畏寒、高热伴头痛、恶心、呕吐、咽痛为主，婴儿起病时可有烦躁或惊厥。

3. 出疹期　发病后1~2天出疹。皮疹从耳后、颈及上胸部，迅速波及躯干及上肢，最后到下肢。皮疹特点为全身皮肤弥漫性发红，出现贫血性皮肤划痕、帕氏线、"杨梅"样舌。

4. 恢复期　皮疹于3~5天后颜色转暗，逐渐隐退，并按出疹先后顺序脱皮。

［治疗要点］

一般治疗和抗菌治疗。青霉素是治疗猩红热的首选药物，青霉素过敏者可选用红霉素或头孢菌素。

［常见护理诊断/问题］

体温过高；疼痛；皮肤完整性受损。

［护理措施］

1. 降低体温。

2. 减轻疼痛。

3. 皮肤护理。

4. 预防感染传播　隔离期限至少为1周，最好咽拭子培养3次阴性后解除隔离。

5. 健康教育。

第三节 结 核 病

一、概述

结核病是由结核杆菌引起的慢性感染性疾病。全身各个脏器均可受累,以肺结核最常见。

开放性肺结核患者是主要传染源,呼吸道为主要传染途径,儿童吸入带结核菌的飞沫或尘埃后即可引起感染,形成肺部原发病灶。少数经消化道传染。

[发病机制]

儿童初次接触结核杆菌后是否发展为结核病,主要与机体的免疫力、细菌的毒力和数量有关,尤其与细胞免疫力强弱相关。机体在感染结核菌后,在产生免疫力的同时,也产生变态反应,均为致敏T细胞介导的,是同一细胞免疫过程的两种不同表现。

[结核菌素试验]

儿童受结核感染4~8周后,做结核菌素试验即呈阳性反应。

1. 试验方法 常用的结核菌素皮内试验为皮内注射0.1ml含5个结核菌素单位的纯蛋白衍生物(PPD)。一般在左前臂掌侧中下1/3交界处行皮内注射,使之形成直径为6~10mm的皮丘。

2. 结果判断 48~72小时后,一般以72小时为准观察反应结果。硬结平均直径<5mm为阴性(-),5~9mm为一般阳性(+),10~19mm为中度阳性(++),≥20mm(儿童≥15mm)为强阳性(+++),局部除硬结外,还可见水疱、破溃、淋巴管炎及双圈反应等为极强阳性反应(++++)。

3. 临床意义

(1)阳性反应见于:①接种卡介苗后。②年长儿无明显临床症状仅呈一般阳性反应者,表示曾感染过结核杆菌。③3岁以下尤其是1岁以内未接种过卡介苗者,中度阳性反应多表示体内有新的结核病灶。年龄愈小,活动性结核的可能性愈大。④强阳性和极强阳性反应者,表示体内有活动性结核病。⑤由阴性反应转为阳性反应,或反应强度由原来小于10mm增至大于10mm,且增幅超过6mm,表示新近有感染。

(2)阴性反应见于:①未感染过结核。②结核迟发型变态反应前期(初次感染后4~8周内)。③假阴性反应,机体免疫功能低下或受抑制所致,如部分危重结核病;急性传染病如麻疹、水痘、百日咳等;体质极度衰弱如重度营养不良、重度脱水、重度水肿等;原发或继发免疫缺陷病;糖皮质激素或其他免疫抑制剂使用期间等。④技术误差或结核菌素失效。

[预防]

管理传染源;普及卡介苗接种;必要时进行预防性抗结核治疗。

[治疗]

1. 一般治疗。

2. 抗结核药物治疗 常用的抗结核药物包括杀菌药物:如异烟肼(INH)、利福平(RFP)、链霉素(SM)和吡嗪酰胺(PZA);抑菌药物:如乙胺丁醇(EMB)、乙硫异烟胺(ETH)。针对耐药菌株的几种新型抗结核药包括利福平和异烟肼合剂、卫非特、利福喷汀、力排肺疾。抗结核治疗方案包括:标准疗法,疗程9~12个月;两阶段疗法:包括强化治疗阶段和巩固治疗阶段;短程疗法,疗程6~9个月。

二、原发型肺结核

原发型肺结核为结核杆菌初次侵入肺部后发生的原发感染,是儿童肺结核的主要类型,包括原发综合征与支气管淋巴结结核。

[临床表现]

一般起病缓慢,可有低热、食欲缺乏、疲乏、盗汗等结核中毒症状,多见于年龄较大儿童。婴幼儿及症状较重者可急性起病,体温可达39~40℃,持续2~3周后转为低热,并伴结核中毒症状,干咳和轻度呼吸困难是最常见的症状。婴儿可表现为体重不增或生长发育障碍。部分患儿可出现眼疱疹性结膜炎,皮肤结节性红斑及(或)多发性一过性关节炎。当胸内淋巴结高度肿大时,可产生压迫症状,出现喘鸣、声嘶、胸部静脉怒张、类似百日咳样痉挛性咳嗽等。

体检可见周围淋巴结不同程度肿大。

[治疗要点]

无明显症状的原发型肺结核,选用标准疗法;活动性原发型肺结核,宜采用直接督导下短程化疗(DOTS)。

[常见护理诊断/问题]

营养失调;活动无耐力;体温过高;知识缺乏;潜在并发症:抗结核药物副作用。

[护理措施]

1. 保证营养摄入　进行营养评估,及时发现营养不良的情况;鼓励进食高热量、高蛋白、高维生素、富含钙质食物。

2. 建立合理的生活制度。

3. 监测体温,加强病情观察。

4. 消毒隔离　活动期应进行呼吸道隔离。

5. 指导合理用药及健康教育　介绍疾病相关知识,指导进行消毒隔离;指导进行病情观察;指导坚持全程规律服药;指导日常生活护理和饮食护理。

三、结核性脑膜炎

结核性脑膜炎简称结脑,是儿童结核病中最严重的类型,是儿童结核病致死的主要原因。

[临床表现]

起病多较缓慢,病程大致分3期:

1. 早期(前驱期)　约1~2周,主要症状为患儿性格改变,如少言、懒动、易倦、烦躁、易怒等,可有发热、全身不适、头痛、食欲缺乏等非特异性症状。

2. 中期(脑膜刺激期)　约1~2周,因颅内压增高致剧烈头痛、喷射性呕吐、嗜睡或烦躁不安、惊厥等,出现明显脑膜刺激征。小婴儿则表现为前囟膨隆、颅缝裂开。部分患儿出现脑炎体征。

3. 晚期(昏迷期)　约1~3周,上述症状逐渐加重,由意识模糊、半昏迷继而昏迷。阵挛性或强直性惊厥频繁发作。患儿极度消瘦,呈舟状腹。常出现水、电解质代谢紊乱。最终因颅内压急剧增高导致脑疝而死亡。

[辅助检查]

脑脊液检查主要表现为脑脊液压力增高,呈无色透明或呈毛玻璃样,可呈黄色;结核菌检出率较高;白细胞增多,蛋白量增高;糖和氯化物均降低为典型改变。脑脊液结核菌培养,是诊断结脑的可靠依据。

[治疗要点]

主要包括抗结核治疗和降低颅内高压两个重点环节。

[常见护理诊断/问题]

潜在并发症:颅内压增高、水电解质紊乱等;营养失调;有皮肤完整性受损的危险;知识缺乏;焦虑。

[护理措施]

1. 密切观察病情变化,维持正常生命体征:患儿绝对卧床休息,惊厥发作时注意保持呼吸道通畅,给予吸氧,防止受伤等。

2. 改善营养状况。

3. 维持皮肤、黏膜的完整性。

4. 消毒隔离:采取呼吸道隔离措施。

5. 心理护理与健康教育。

第四节 寄 生 虫 病

一、蛔虫病

蛔虫病是蛔虫成虫寄生于人体小肠引起,蛔虫病患者是主要传染源,生吃未经洗净且附有感染性虫卵的食物或用感染的手取食是感染的主要途径。

[临床表现]

主要包括幼虫移行引起的症状和成虫引起的症状。并发症主要有胆道蛔虫症、蛔虫性肠梗阻、肠穿孔及腹膜炎。

[治疗要点]

治疗包括驱虫治疗和防治并发症。驱虫可选用甲苯达唑、枸橼酸哌嗪、左旋咪唑等驱虫药。

[常见护理诊断/问题]

疼痛;营养失调;潜在并发症:胆道蛔虫症、蛔虫性肠梗阻、肠穿孔、腹膜炎;知识缺乏。

[护理措施]

主要护理措施包括:减轻疼痛,改善营养状况,密切观察病情变化及健康教育。

二、蛲虫病

蛲虫病是蛲虫寄生于人体小肠下段盲肠、结肠所致的一种儿童常见寄生虫病。蛲虫患者是唯一传染源。

[临床表现]

临床特征为肛门周围、会阴部皮肤瘙痒及睡眠不安。

[治疗要点]

治疗包括驱虫治疗和局部用药,首选驱虫药物为恩波吡维铵(扑蛲灵);每晚睡前清洗肛周和会阴,局部涂擦蛲虫软膏(含百部浸膏 30%、甲紫 0.2%)杀虫止痒,或用噻嘧啶栓剂塞肛。

[常见护理诊断/问题]

有皮肤完整性受损的危险;知识缺乏(患儿及家长)。

[护理措施]

减轻或消除肛周及会阴部皮肤瘙痒;健康教育,指导患儿家属正确获取虫卵的方法。

【自测习题】

(一) 选择题

A1/A2 型题

1. 麻疹最常见的并发症是

   A. 肺炎   B. 脑炎   C. 心肌炎

   D. 急性呼吸衰竭   E. 急性肾功能衰竭

2. 麻疹的始发部位是

   A. 面部   B. 颈部   C. 耳后发际

   D. 躯干   E. 双足

3. 水痘的临床特征描述正确的是

   A. 玫瑰色斑丘疹   B. 细小红色斑丘疹   C. 淋巴结肿大

   D. 口腔充血   E. 皮肤黏膜出现瘙痒性疱疹

4. 下列疾病有肝脾肿大临床特征的是

    A. 麻疹   B. 水痘   C. 流行性腮腺炎

    D. 流行性乙型脑炎   E. 传染性单核细胞增多症

5. 下列疾病的病理特征为淋巴细胞良性增生的是

    A. 麻疹   B. 水痘   C. 流行性腮腺炎

    D. 流行性乙型脑炎   E. 传染性单核细胞增多症

6. 传染性单核细胞增多症的主要传播途径是

    A. 口-口传播   B. 飞沫传播   C. 血液传播

    D. 粪便传播   E. 蚊虫叮咬

7. 流行性腮腺炎的首发体征是

    A. 耳后皮疹   B. 耳后淋巴结肿大   C. 腮腺肿大

    D. 脑膜刺激征阳性   E. 肌张力下降

8. 流行性腮腺炎患儿,经隔离至腮腺肿胀消退已满3日,此时应采取的措施是

    A. 解除隔离   B. 继续隔离3日

    C. 接种腮腺炎减毒活疫苗   D. 检查患儿唾液中有无腮腺炎病毒

    E. 检查患儿血清中有无特异性IgM抗体

9. 流行性腮腺炎患儿腮腺肿大围绕的中心部位是

    A. 耳后发际   B. 耳垂   C. 软腭

    D. 面部   E. 颈部

10. 下列关于手足口病临床表现的描述,**不正确**的是

    A. 急性起病,发热伴咳嗽、食欲缺乏等非特异性症状

    B. 口腔黏膜疱疹多见于舌、颊黏膜和硬腭

    C. 皮肤斑丘疹、疱疹呈向心性分布

    D. 皮疹消退后一般不留瘢痕

    E. 重症患儿可出现脑膜炎、脑炎等并发症

11. 中毒型细菌性痢疾的临床特点**不包括**

    A. 高热   B. 嗜睡   C. 惊厥

    D. 痉挛性腹痛   E. 迅速发生休克及昏迷

12. 下列预防中毒型细菌性痢疾感染传播的措施中,正确的是

    A. 隔离期限至少为1周   B. 咽拭子培养阴性后方可解除隔离

    C. 进行消化道隔离   D. 疫苗预防是安全有效的首选方法

    E. 患儿衣物、呼吸道分泌物均需严格消毒

13. 猩红热出疹期的临床表现**不包括**

    A. 贫血性皮肤划痕   B. 帕氏线   C. "杨梅"样舌

    D. 溶血性尿毒综合征   E. 口周苍白区

14. 治疗猩红热的首选药物是

    A. 青霉素   B. 红霉素   C. 链霉素

    D. 庆大霉素   E. 氯霉素

15. 儿童结核病主要的传染源是

    A. 被污染的食物   B. 开放性肺结核患者   C. 带菌动物

    D. 带菌牛奶   E. 被污染的水和土壤

16. 结核菌素试验呈阴性反应的临床意义**不包括**

A. 结核迟发性变态反应前期　　　　　B. 技术误差或结核菌素失效

C. 未感染过结核　　　　　　　　　　D. 假阴性反应

E. 接种卡介苗后

17. 禁止接种卡介苗的情况是

A. 急性传染病恢复期　　　B. 肝豆状核变性　　　C. 缺铁性贫血

D. 先天性心脏病　　　　　E. 生长激素缺乏症

18. 抗结核病的治疗原则**不包括**

A. 早期治疗　　　　　　　B. 联合用药　　　　　C. 大剂量

D. 分段治疗　　　　　　　E. 坚持全程

19. 关于原发型肺结核患儿的临床表现,描述**不正确**的是

A. 干咳和轻度呼吸困难是最常见的症状

B. 一般有低热、食欲缺乏、疲乏、盗汗等症状

C. 婴幼儿急性起病者表现为高热、全身症状重

D. 可出现眼疱疹性结膜炎

E. 淋巴结肿大可出现喘鸣、声嘶等症状

20. 原发型肺结核患儿的护理措施,正确的是

A. 进食高热量、低蛋白、低脂饮食

B. 卧床休息至体温恢复正常

C. 高热患儿体温降至 38～38.5℃ 为宜

D. 活动期行呼吸道隔离

E. 被患儿痰液污染的用物可用 20% 漂白粉浸泡 20 分钟消毒

21. 关于结核性脑膜炎患儿脑脊液检查结果,正确的是

A. 脑脊液压力降低　　　B. 一般不检出白细胞　　　C. 蛋白量降低

D. 糖和氯化物降低　　　E. 脑脊液呈黄绿色

22. 结核性脑膜炎患儿的护理措施,**不正确**的是

A. 限制活动,每日床边活动约 30 分钟

B. 密切监测体温、脉搏、呼吸、血压、神志、瞳孔、尿量等

C. 惊厥发作时安置牙垫、取侧卧位、吸氧

D. 行呼吸道隔离

E. 提供营养丰富、易消化的食物,少量多餐

23. 蛔虫病最常见的并发症为

A. 蛔虫性肠梗阻　　　B. 胆道蛔虫症　　　C. 肠穿孔

D. 腹膜炎　　　　　　E. 缺铁性贫血

24. 指导患儿家长检查蛲虫成虫的合适时间是

A. 夜间小儿入睡后 1～3 小时　　　　B. 夜间小儿入睡前

C. 清晨小儿醒后　　　　　　　　　　D. 小儿便后

E. 小儿肛门皮肤瘙痒时

A3/A4 型题

(1～3 题共用题干)

患儿低热,伴流涕。皮肤黏膜丘疹、新鲜和陈旧的水疱疹以及干痂并存,疱疹有痒感。

1. 其最有可能的诊断是

A. 麻疹　　　　　　　B. 水痘　　　　　　　C. 风疹

D. 幼儿急疹   E. 药物疹

2. 疱疹未破溃处可选用的涂擦药液是

    A. 炉甘石洗剂   B. 醋酸   C. 硼酸

    D. 过氧化氢   E. 酒精

3. 为预防传染,患儿的隔离期是

    A. 出疹后 5 天   B. 出疹后 10 天   C. 出疹后 21 天

    D. 皮疹全部结痂   E. 皮疹全部消退

(4~6 题共用题干)

麻疹患儿,体温 40.5℃,皮疹已出,无并发症。

4. 此时应采取的退热措施是

    A. 冰袋冷敷   B. 酒精擦浴

    C. 小量使用退热药,使体温稍降   D. 大量使用退热药,及时退热

    E. 迅速降低室温

5. 为保持口腔清洁,应选用的口腔护理液是

    A. 碳酸氢钠溶液   B. 2% 硼酸溶液   C. 甲硝唑溶液

    D. 醋酸   E. 酒精

6. 为预防传染,患儿的隔离期是

    A. 至体温恢复正常   B. 出疹后 5 天   C. 出疹后 10 天

    D. 出疹后 21 天   E. 皮疹全部消退

(7~9 题共用题干)

患儿,男,10 个月。因"不规则发热 2 周,抽搐、呕吐 10 天"入院。体温 38.9℃,前囟饱满,精神萎靡,颈项强直。脑脊液呈毛玻璃状,蛋白定性(+),白细胞 $300 \times 10^6/L$,淋巴细胞占 0.80,氯化物 0.4g/L,涂片找到结核杆菌。卡介苗未接种。

7. 此患儿最可能的诊断为

    A. 乙型脑炎   B. 结核性脑膜炎   C. 脑脓肿

    D. 病毒性脑膜炎   E. 化脓性脑膜炎

8. 该疾病最常见的死亡原因为

    A. 颅内压急剧增高导致脑疝   B. 感染   C. 呼吸衰竭

    D. 循环衰竭   E. 肝功能衰竭

9. 对该患儿家长的健康教育,正确的是

    A. 停止母乳喂养

    B. 出院后需坚持服药

    C. 停药后需随访 1 年

    D. 患儿粪便需经消毒处理才能排入普通下水道

    E. 患儿出院后还需行呼吸道隔离 2~3 年

(二) 名词解释

1. 麻疹黏膜斑

2. 中毒型细菌性痢疾

3. 原发型肺结核

(三) 简答题

1. 简述如何做好麻疹患儿口、眼、耳、鼻的护理。

2. 简述传染性单核细胞增多症的典型临床表现。

3. 简述对原发型肺结核患儿及家长进行健康教育的主要内容。

4. 简述结核性脑膜炎患儿病情观察的要点。

（四）案例分析

1. 患儿，男，6 岁。左侧腮腺肿大伴发热 2 天。患儿肿大的腮腺局部发热，触之有弹性感并有触痛。患儿体温 39℃，食欲欠佳，对侧腮腺未及异常。

问题：

（1）请给出最可能的临床诊断。

（2）请列出该患儿的护理诊断。

（3）请列出相应的护理措施。

2. 患儿，男，5 岁，因"发热 3 周，咳嗽、呕吐 10 天，惊厥 1 次"入院。患儿于 3 周前出现发热，体温 37.5～38.9℃，持续性发热，午后显著。伴烦躁、好哭、少动、乏力、消瘦、食欲缺乏及便秘，时有腹痛。无盗汗、寒战、喘憋。10 天前出现呕吐胃内容物，非喷射状，2～4 次/日。2 天前自诉头痛。今日突起惊厥 1 次，表现为四肢强直，双眼上视，头后仰，牙关紧闭，呼之不应，持续约 15 分钟。抽后嗜睡，意识尚清楚，无肢体运动障碍。自发病以来，20 天体重减轻 2.5kg。食欲缺乏，睡眠可，小便未见异常。患儿卡介苗未接种。

体格检查：T 37.5℃，R 24 次/分，P 116 次/分，BP 110/80mmHg，体重 16kg。神志清，精神萎靡，嗜睡状。咽无充血，双肺呼吸音清，未闻及干湿啰音。腹壁皮下脂肪 0.5cm，皮肤弹性差。肝脾不大，肠鸣音正常。神经系统：双侧腹壁反射消失，双侧提睾反射灵敏，双侧膝、跟腱反射减弱。颈抵抗（+），双侧布鲁津斯基征（+），双侧凯尔尼格征（+），双侧宾巴斯基征（+）。

辅助检查：血常规示 WBC 13.8×10⁹/L，中性分叶粒细胞 0.60，淋巴细胞 0.30；PPD 试验：48 小时硬结 15mm×18mm（++）；脑脊液检查：外观淡黄色混浊，WBC 158×10⁶/L，单核细胞 82%，糖 1.90mmol/L（正常值 2.5～4.5mmol/L），氯化物 102mmol/L（正常值 111～128mmol/L），蛋白 5.50g/L（正常值 0.15～0.45g/L）。

胸部 X 线检查：两肺可见大小、分布、密度均匀的多个"粟粒状"模糊影。

问题：

（1）患儿可能的临床诊断是什么？

（2）请列出该患儿的主要护理诊断。

（3）针对该患儿的主要护理措施包括哪些？

（4）若该患儿病情好转出院，护士怎样给家长及患儿进行出院指导？

【参考答案】

（一）选择题

A1/A2 型题

1. A   2. C   3. E   4. E   5. E   6. A   7. C   8. A   9. B   10. C
11. D   12. C   13. D   14. A   15. B   16. E   17. A   18. C   19. C   20. D
21. D   22. A   23. B   24. A

A3/A4 型题

1. B   2. A   3. D   4. C   5. B   6. B   7. B   8. A   9. B

（二）名词解释

1. **麻疹黏膜斑**　是麻疹早期具有特征性的体征，一般在出疹前 1～2 天出现。开始时见于下磨牙相对的颊黏膜上，为直径约 0.5～1.0mm 的灰白色小点，周围有红晕，常在 1～2 天内迅速增多，可累及整个颊黏膜,于出疹后 1~2 天迅速消失。

2. 中毒型细菌性痢疾　中毒型细菌性痢疾是由志贺菌属引起的肠道传染病,是急性细菌性痢疾的危重型。起病急骤,以高热、嗜睡、惊厥、迅速发生休克及昏迷为特征,病死率高。

3. 原发型肺结核　原发型肺结核为结核杆菌初次侵入肺部后发生的原发感染,是小儿肺结核的主要类型,包括原发复合征与支气管淋巴结结核。

(三) 简答题

1. 麻疹患儿口、眼、耳、鼻的护理

生理盐水或 2%硼酸溶液洗漱口腔;生理盐水洗净眼痂,再滴入抗生素眼药水或眼膏,避免强光刺激眼睛;防止眼泪及呕吐物流入耳道,引起中耳炎;轻轻拭除鼻痂,保持鼻腔通畅。

2. 传染性单核细胞增多症的典型临床表现

发热、咽峡炎、淋巴结肿大、肝脾肿大、多形性皮疹。

3. 对原发型肺结核患儿及家长进行健康教育的主要内容

(1)向家长和患儿介绍肺结核的病因、传播途径及消毒隔离措施。指导家长对居室、患儿用具进行消毒处理。

(2)指导家长观察患儿病情变化。

(3)指导坚持化疗是治愈肺结核的关键,指导观察药物疗效及副作用。

(4)指导日常生活护理和饮食护理,注意定期复查。

4. 结核性脑膜炎患儿病情观察要点

(1)密切观察体温、脉搏、呼吸、血压、神志、双侧瞳孔大小及对光反射等,早期发现颅内高压或脑疝,积极采取抢救措施。

(2)保持室内安静,避免不必要的刺激,治疗、护理操作尽量集中完成。

(3)惊厥发作时,在上下齿之间安置牙垫,以防舌咬伤;放置床栏,避免受伤或坠床;保持呼吸道通畅,给予吸氧,必要时吸痰或行人工辅助呼吸。

(4)遵医嘱给予药物治疗,注意药物速度及观察药物副作用。

(5)必要时配合医生行腰穿术、侧脑室引流术,做好术后护理。根据医嘱定期复查脑脊液结果。

(四) 案例分析

1. (1)临床诊断:流行性腮腺炎。

(2)护理诊断:疼痛(与腮腺非化脓性炎症有关);体温过高(与病毒感染有关);潜在并发症:脑膜脑炎、睾丸炎、胰腺炎。

(3)护理措施:减轻疼痛;维持正常体温;观察病情变化;预防感染传播;健康教育。

2. (1)临床诊断:结核性脑膜炎。

(2)主要护理诊断:潜在并发症(颅内压增高、水电解质紊乱);营养失调,低于机体需要量(与摄入不足、消耗增多有关);有皮肤完整性受损的危险(与惊厥有关);焦虑(家长,与病情重、病程长、预后差有关)。

(3)主要护理措施:①密切观察病情变化,维持正常生命体征。②改善营养状况;③维持皮肤、黏膜的完整性;④消毒隔离:采取呼吸道隔离措施,并对患儿呼吸道分泌物、餐具、痰杯等进行消毒处理;⑤心理护理:加强与患儿及家长的沟通,及时解除患儿的不适,帮助患儿及家长克服焦虑,保持情绪稳定。

(4)出院指导:①强调出院后坚持服药、定期到医院复查的重要性;②与患儿及家长一起讨论制定良好的生活制度,保证足够的休息时间,适当进行户外活动。解释加强营养的重要性;③指导患儿避免与开放性结核患者接触,积极预防和治疗各种急性传染病;④若留有后遗症,指导家长对瘫痪肢体进行理疗、针灸、被动活动等功能锻炼,促进肢体功能恢复。对失语和智力障碍者,进行语言训练和适当教育。

【习题解析】

A1/A2 型题

4. （答案 E）传染性单核细胞增多症的临床特征是发热、咽喉痛、肝脾和淋巴结肿大。

5. （答案 E）淋巴细胞的良性增生是传染性单核细胞增多症的基本病理特征。

8. （答案 A）流行性腮腺炎等隔离期是至腮腺肿大消退后 3 天。

A3/A4 型题

1. （答案 B）水痘皮疹的特点为皮肤黏膜相继出现和同时存在斑疹、丘疹、疱疹和结痂等各类皮疹，伴明显痒感。

4. （答案 C）处理高热的麻疹患儿时需兼顾透疹，不宜用药物及物理方法强行降温，尤其禁用冷敷及酒精擦浴，以免皮肤血管收缩、末梢循环障碍，使皮疹不易透发或突然隐退。如体温升至 40℃ 以上时，可用小剂量退热剂或温水擦浴，使体温稍降以免惊厥。

（张利峰）

第二十一章
危重症患儿的护理

【学习目标】

识记：

1. 正确描述惊厥、脓毒性休克、急性颅内压增高、急性呼吸衰竭、充血性心力衰竭、急性肾衰竭、CPR 的定义。

2. 识别惊厥、脓毒性休克、急性颅内压增高、急性呼吸衰竭、充血性心力衰竭、急性肾衰竭及心跳呼吸骤停的症状、体征及辅助检查结果。

理解：

1. 解释儿童惊厥、脓毒性休克、急性颅内压增高、急性呼吸衰竭、充血性心力衰竭、急性肾衰竭及呼吸心搏骤停的病因及发病机制。

2. 解释儿童惊厥、脓毒性休克、急性颅内压增高、急性呼吸衰竭、充血性心力衰竭、急性肾衰竭及呼吸心搏骤停护理措施的依据。

应用：

1. 运用护理程序对惊厥、脓毒性休克、急性颅内压增高、急性呼吸衰竭、充血性心力衰竭、急性肾衰竭及呼吸心搏骤停患儿实施护理。

2. 熟练运用 CPR 进行心肺复苏。

【重点与难点】

第一节 惊 厥

惊厥是神经元功能紊乱引起脑细胞突然异常放电所致的全身或局部肌肉不自主收缩。惊厥是原发疾病所引起的一种症状，是短暂的脑功能紊乱。

热性惊厥是指年龄 3 个月~5 岁儿童发生的惊厥，伴有发热，但无颅内感染和其他引起抽搐的原因，并排除既往无热惊厥史。

[病因]

颅内和颅外感染和肺感染的区别见表 21-1：

[发病机制]

大脑皮质发育未臻完善，分析鉴别及抑制功能较差。神经纤维轴突髓鞘未完全形成，绝缘和保护作用差。较弱刺激即能在大脑皮质形成强烈兴奋灶，神经细胞突然异常放电并迅速扩散而引起惊厥。

表 21-1　颅内和颅外感染和肺感染的区别

病因	感染性	非感染性
颅内	脑膜炎、脑炎、脑寄生虫病	颅脑损伤、颅脑发育畸形、颅内肿瘤
颅外	热性惊厥(最常见)	代谢性:电解质紊乱、遗传代谢性疾病
	中毒性脑病	特发性低血糖症
		中毒性:毒鼠药、农药

[临床表现]

主要表现为突然发生的全身性或局部肌群强直或阵挛性抽动,常伴有不同程度的意识改变。

[治疗要点]

维持生命体征,控制惊厥发作,治疗惊厥病因,预防惊厥复发。镇静止惊首选苯二氮䓬类药物(如地西泮)。

[常见护理诊断/问题]

有误吸的危险;有受伤的危险;焦虑/恐惧。

[护理措施]

1. 预防误吸　惊厥发作时将患儿平卧(呕吐者可侧卧),解开衣领。惊厥停止后予侧卧位,及时清除呼吸道分泌物及呕吐物。备好吸引器、氧气等急救用物。

2. 预防受伤　专人守护,使用床挡,移开周围可能伤害患儿的物品。惊厥发作未超过 5 分钟可任其自行停止,勿移动患儿或强力按压及约束肢体,不可将物品塞入患儿口中。

3. 心理护理　指导患儿家长惊厥的预防及急救处理(如体位、安全、保持气道通畅等)。讲解惊厥的病因、治疗、预后等知识。指导减轻焦虑和恐惧的方法。

第二节　脓毒性休克

脓毒性休克是指脓毒症诱导的组织低灌注和心血管功能障碍。休克早期可表现为血压正常,晚期呈难治性低血压。

[病因]

主要包括各种重症传染病和感染性疾病、外科系统疾病或状态、危重症继发医院感染、各种急性综合征、恶性肿瘤、心跳呼吸骤停心肺复苏后伴 MODS、非感染性休克发展为难治性脓毒性休克等。

[发病机制]

1. 免疫炎症反应失控　促炎-抗炎平衡失调,发生全身炎症反应综合征或代偿性抗炎综合征。

2. 神经-内分泌-体液因子机制　神经-体液因子调节紊乱是休克微循环功能障碍的基础。儿茶酚胺、肾上腺皮质激素等应激激素分泌增加,血管舒缩功能障碍,血管通透性增加,心肌抑制,凝血纤溶调节紊乱。

3. 分子生物学研究　在病原体刺激下细胞因子和炎症介质网络调节紊乱,细胞能量代谢障碍、功能障碍甚至结构破坏,细胞凋亡、损伤。休克细胞是器官功能障碍的基础。

[临床表现]

1. 休克代偿期　主要为组织低灌注表现,如外周动脉搏动细弱、心率和脉搏增快;面色苍白或苍灰、皮肤湿冷或大理石花纹(如暖休克可表现为四肢温暖、皮肤干燥);CRT 延长(>3 秒),暖休克时 CRT 可正常;尿量减少、意识改变等。

2. 失代偿期　代偿期灌注不足表现加重伴血压下降。

[治疗要点]

1. 初期复苏　早期识别、及时诊断、及早治疗是改善预后、降低病死率的关键。

2. 呼吸及循环支持　采用 ABC 治疗法则,即开放气道(A)、提供氧气(B)、改善循环(C)。维持有效通气和氧合,维持有效循环血容量。

3. 抗感染治疗　尽早实行经验性抗微生物治疗,积极控制和去除感染源。

4. 其他治疗　控制血糖、抗凝治疗、镇静镇痛、营养支持、血液净化等。

[常见护理诊断/问题]

气体交换受损;组织灌注量改变;体温过高;潜在并发症。

[护理措施]

1. 呼吸管理　给予高流量鼻导管或面罩氧气吸入,血氧饱和度>93%,必要时行机械通气。及时清除气道分泌物。

2. 循环管理　给予休克卧位。建立静脉双通道,若静脉通道无法建立可采取骨髓通道输液。根据患儿心肺功能及血压等情况调整输液速度。遵医嘱应用血管活性药物。液体复苏期间严密监测患儿对容量的反应性,观察有无容量负荷过度。准确记录出入量。

3. 体温管理　给予物理降温或药物降温。遵医嘱给予抗生素。做好口腔护理和皮肤护理。

4. 监测病情　监测呼吸状况、血氧饱和度及动脉血气等。观察意识、生命体征、皮肤颜色、肢端温度、毛细血管充盈、DIC 等。

第三节　急性颅内压增高

急性颅内压增高是指由于多种原因引起脑实质和(或)颅内液体量增加所致的一系列临床表现。小儿急性颅内压增高多由脑水肿引起。

[病因]

1. 脑内病变　颅内感染是引起急性脑水肿最常见的原因。其他如脑肿瘤、颅内出血、脑积水、外伤性脑损伤、中毒性脑病、各种中毒、脑缺氧、Reye 综合征、颅内寄生虫病等。

2. 颅内脑外病变　如硬膜外出血、硬膜下出血、硬膜下脓肿、颅腔积气、颅外脑内肿瘤等。

[发病机制]

1. 脑脊液循环障碍引起脑积水和脑脊液量增加。

2. 颅内占位病变引起颅腔内容物体积增加。

3. 缺氧、感染、中毒等引起脑水肿导致脑组织体积增大。

4. 各种原因引起 CO_2 潴留或脑血管调节中枢功能紊乱,脑血管扩张、脑血流量急剧增加。

[临床表现]

头痛、喷射性呕吐、视神经乳头水肿、意识障碍、生命体征改变、惊厥、肌张力增高等。头痛、恶心呕吐、视神经乳头水肿是颅内高压的三主征。意识障碍、瞳孔扩大、血压升高伴缓脉称为库欣三联症(Cushing triad),为颅内高压危象,常为脑疝的先兆。

[治疗要点]

1. 病因治疗　去除病因、控制病变发展是治疗颅内高压的根本措施。针对原发病积极采取相应治疗。

2. 对症治疗　保持正常体温及血压,控制惊厥,纠正酸碱、电解质紊乱等。

3. 降低颅压　20%甘露醇降颅压作用最为有效,0.5~1g/kg 静脉注射,4~6 小时 1 次。呋塞米每次 0.5~1mg/kg,20ml 液体稀释后静脉注射,每天 2~3 次。

4. 低温疗法　尽早使用亚低温疗法减轻中枢神经功能损害,体温每降低 1℃则 ICP 降低 5.5%。一般控制核心体温在 32~34℃。常用药物降温及物理降温。

5. 液体疗法　目前主张颅内高压患儿液体入量主要根据病情和出入量予以调整。应用脱水剂时可不必过分限制液体入量。

[常见护理诊断/问题]

颅内调适能力下降;有误吸的危险;有受伤的危险;营养失调;焦虑/恐惧。

[护理措施]

1. 维持正常颅压　保持患儿静卧,减少环境不良刺激。抬高床头30°,头部保持正中位。疑有脑疝时平卧为宜。评估生命体征、神经系统症状及体征等。

2. 气道管理　若条件允许可将有意识障碍的患儿置于侧卧位。及时清除气道分泌物。备好氧气、吸引器等物品。

3. 预防受伤　专人守护,加床挡保护。惊厥发作时勿强力按压或约束患儿肢体,勿将压舌板放入患儿口中。遵医嘱给予镇静止惊药。

4. 营养支持　评估患儿营养状况及进食情况。提供均衡的营养及促进营养摄入的方法。

5. 心理护理　向家长讲解颅内高压的疾病知识、患儿的病情及预后,鼓励其参与患儿护理。指导减轻焦虑和恐惧的方法。

第四节　急性呼吸衰竭

急性呼吸衰竭是指各种原因导致呼吸功能异常,通气或换气功能严重障碍,出现缺氧或二氧化碳潴留而引起一系列生理功能和代谢紊乱的临床综合征。动脉血氧分压(PaO$_2$)低于8.0kPa(60mmHg),动脉血二氧化碳分压(PaCO$_2$)高于6.7kPa(50mmHg),则诊断呼吸衰竭。

[病因]

1. 呼吸道梗阻通气障碍为主。上呼吸道梗阻、下呼吸道梗阻。

2. 肺实质病变　换气障碍为主。常见疾病有肺炎、毛细支气管炎、间质性肺疾病等。

3. 呼吸泵异常　引起通气不足,晚期可继发感染、肺不张等肺实质病变。

[临床表现]

1. 原发病表现　根据原发病不同而异。

2. 呼吸系统表现

(1)中枢性呼吸衰竭:主要表现为呼吸节律改变,可呈呼吸浅慢,严重时出现周期性呼吸。

(2)周围性呼吸衰竭:主要表现为不同程度的呼吸困难,呼吸做功增加,可见三凹征、鼻扇等。上呼吸道梗阻以吸气性呼吸困难为主,下呼吸道梗阻以呼气性呼吸困难为主。

3. 低氧血症表现　缺氧可出现发绀、烦躁、意识模糊甚至昏迷、惊厥,PaO$_2$<50mmHg或SaO$_2$<80%时唇和甲床出现发绀,但贫血时发绀可不明显。还可出现多脏器缺氧损害的表现。

4. 高碳酸血症表现　神经系统表现早期为头痛、淡漠或烦躁、谵妄、肌震颤,严重者出现抽搐、昏迷、颅内压增高甚至脑疝。循环系统除有与缺氧相类似的改变外,可出现毛细血管扩张表现,多汗、皮肤潮红、唇红、球结膜充血及水肿等。

5. 水、电解质及酸碱失衡　血钾升高或降低、低钠血症、低血氯、低血钙、呼吸性或混合性酸中毒等。

[治疗要点]

积极治疗原发病,改善呼吸功能,纠正低氧血症和高碳酸血症,保护重要脏器功能,减少呼吸衰竭并发症。

1. 病因治疗　此为呼吸衰竭治疗的根本。应明确病因,给予针对性治疗。

2. 气道管理　保持呼吸道通畅,予翻身、拍背、吸痰及雾化吸入。

3. 呼吸治疗　根据患儿原发病、病情、缺氧程度选择适宜的氧疗方法。

4. 营养治疗　患儿常存在能量或蛋白质摄入不足,而发热、呼吸功增加易致低蛋白血症,提高营养摄取可降低死亡率。

5. 对症治疗　防治脑水肿及颅内压增高。改善微循环及心功能。纠正水电解质及酸碱失衡。

[常见护理诊断/问题]

气体交换受损;清理呼吸道无效;营养失调;潜在并发症:继发感染、多脏器功能衰竭等。

[护理措施]

1. 呼吸管理　维持 PaO_2 在 8.67~11.33kPa。氧疗方法包括鼻导管给氧、面罩吸氧、头罩吸氧、持续气道正压给氧等。必要时提供机械通气。观察呼吸频率和节律、心率、心律、血压、血氧饱和度、意识、皮肤颜色、末梢循环等。

2. 气道管理　加温湿化呼吸道,雾化吸入。翻身、拍背、吸痰、体位引流等胸部物理治疗。

3. 营养支持　给予高热量、高蛋白、易消化和富含维生素饮食。无法进食者可进行管饲或静脉营养支持。

4. 预防感染　加强手卫生,做好皮肤护理、口腔护理,做好病室通风及消毒,观察体温及感染征象。

5. 心理护理　患儿及家长可出现焦虑及恐惧心理,应提供有效的沟通方式,讲解相关疾病知识及治疗,提供心理支持和信息支持。

第五节　充血性心力衰竭

充血性心力衰竭是指心肌收缩或舒张功能下降使心排血量绝对或相对不足,不能满足全身组织代谢需要而引起的一系列临床症状及体征。小儿时期心力衰竭以 1 岁内发病率最高,尤以先天性心脏病引起者多见。儿童时期以风湿性心脏病和急性肾炎所致的心力衰竭多见。

[病因与发病机制]

1. 病因　根据病理生理变化特点可将心衰病因分为心肌病变、心室压力负荷过重、心室容量负荷过重三大类。此外,感染、过度劳累及情绪激动、心律失常、输液过快或钠摄入量过多、电解质紊乱和酸碱失衡、洋地黄过量或停药过早等均可诱发心衰的发生。

2. 发病机制　心脏发生心肌病损或长期负荷过重,心肌收缩逐步减退。心功能代偿期通过加快心率、心肌肥厚和心脏扩大等调整心排血量来满足机体需要。当代偿措施不能维持足够心排血量时则出现静脉回流受阻、体内水分潴留、脏器淤血等心衰临床表现。

[临床表现]

1. 心肌功能障碍　心脏扩大、心动过速(是较早出现的代偿现象)、第一心音低钝、外周灌注不良。

2. 肺淤血　呼吸急促、肺部啰音、泡沫血痰。

3. 体循环淤血　肝大(是体循环淤血最早、最常见的体征)、颈静脉怒张,水肿。

[治疗要点]

消除病因及诱因,改善血流动力学状况,保护心功能。

1. 病因治疗。

2. 对症治疗　保持患儿安静。呼吸困难者给予氧气吸入。维持水电解质及酸碱平衡。

3. 药物治疗　正性肌力药,如洋地黄类药物(地高辛为小儿时期最常用的洋地黄制剂)、β 受体激动剂、磷酸二酯酶抑制剂。当使用洋地黄类药物而心衰仍未完全控制或有显著水肿者,可选用呋塞米等快速强效利尿剂。

[常见护理诊断/问题]

心排血量减少;体液过多;活动无耐力;营养失调;潜在并发症。

[护理措施]

1. 改善心脏功能　遵医嘱使用洋地黄等药物改善心肌收缩力。保持环境安静,集中护理操作,避免患儿烦躁、哭闹。抬高床头 30°~45°,呼吸困难和发绀时予氧气吸入。观察病情变化。

2. 维持体液平衡　给予低盐或无盐饮食,钠盐每日不超过 0.5~1g。每日入量 50~60ml/kg。输液速度每小时不超过 5ml/kg。记录 24 小时出入量,每日定时测量体重。

3. 维持活动耐力　根据活动耐力限制日常活动量。指导家长及患儿根据病情适当安排休息。

4. 营养支持　少量多餐,防止过饱。给予高热量、高维生素、易消化饮食。婴儿每日热量 130~140kcal/kg,可给予高热卡密度的浓缩配方奶(24~28 卡/30ml)。年长儿多吃蔬菜和水果。指导患儿家长合理喂养的方法。

5. 用药护理

(1)洋地黄制剂:每次应用洋地黄前测量脉搏。婴儿脉率小于 90 次/分、年长儿小于 70 次/分需暂停用药并报告医生。严格遵医嘱用药,出现毒性反应时停服洋地黄,与医生联系及时采取相应措施。

(2)利尿剂:根据利尿药的作用时间安排给药,尽量在清晨或上午给药。定时测体重及记录尿量,观察水肿变化。用药期间进食含钾丰富的食物,如有低血钾表现应及时处理。

6. 心理护理　稳定患儿情绪,与患儿家长经常交流。指导服药方法及注意事项,增强患儿用药依从性。

第六节　急性肾衰竭

急性肾衰竭是指由多种原因引起的肾功能短期内急剧下降或丧失的临床综合征,体内代谢产物堆积,出现氮质血症、水及电解质紊乱、代谢性酸中毒等症状。

[**病因和发病机制**]

1. 病因

(1)肾前性:任何原因引起血容量减少,导致肾血流量下降,肾小球滤过率降低而出现肾衰竭。

(2)肾性:是儿科肾衰最常见的原因,由肾实质损害引起。主要包括肾小球疾病、肾小管疾病、肾间质疾病、肾血管性疾病等。

(3)肾后性:各种原因引起的泌尿道梗阻所致。

2. 发病机制　急性肾衰竭的发病机制尚未完全阐明,主要有肾血流减少学说、肾小管损伤学说、缺血再灌注肾损伤学说。

[**临床表现**]

根据尿量可分为少尿型肾衰及非少尿型肾衰,临床以前者多见。少尿型肾衰一般分为以下 3 期:

1. 少尿期　少尿是尿量<250ml/m²,无尿是尿量<50ml/m²。一般持续 10 天左右。可出现水潴留、电解质紊乱(表现为“三高三低”,即高钾、高磷、高镁和低钠、低钙、低氯血症,其中以高钾血症最多见)、代谢性酸中毒、氮质血症,感染是 ARF 最常见的并发症),以呼吸道和泌尿道感染最常见。

2. 多尿期　尿量超过 250ml/(m²·d)表示进入多尿期。多尿期一般持续 1~2 周,部分患儿可达 1~2 个月。血尿素氮和肌酐仍可上升,由于大量排尿,可发生低钾血症、低钠血症及脱水。易发生感染、心血管并发症和上消化道出血等。

3. 恢复期　多尿期以后肾功能逐渐恢复(约在病后 1 个月),症状逐渐消失,尿量恢复正常,而肾浓缩功能需数月才能恢复至正常。

[**治疗要点**]

去除病因,积极治疗原发病,减轻症状,改善肾功能,防止并发症的发生。

1. 少尿期　重点是去除病因和治疗原发病,控制水钠入量(量出为入),纠正水、电解质和酸碱平衡失调,给予高糖、低蛋白、高维生素饮食。

2. 多尿期　注意监测尿量和血压,积极防治水、电解质紊乱及酸碱失衡。当血肌酐接近正常时应增加饮食中蛋白质的摄入量。

3. 恢复期　注意休息、加强营养、防治感染。

[常见护理诊断/问题]

体液过多;营养失调;有感染的危险;潜在并发症。

[护理措施]

1. 维持体液平衡　少尿期应限制水、钠、钾、磷摄入。观察生命体征、尿量、尿常规、肾功能等。记录24小时出入量,每日监测体重。重点监测水、电解质紊乱。

2. 营养支持　给予高糖、低蛋白、高维生素饮食。供给热量210~250J/(kg·d),脂肪占总热量的30%~40%。蛋白质0.5g/(kg·d),以优质动物蛋白为主(如鸡蛋、肉类、奶类蛋白),少尿期限制蛋白质摄入量,供给足够能量,减少组织蛋白分解。透析治疗时因丢失大量蛋白质,无需限制蛋白质入量。

3. 预防感染　实行保护性隔离。加强皮肤护理及口腔护理。卧床时间视病情而定,一般少尿期、多尿期均应卧床休息,恢复期逐渐增加活动。

4. 心理护理　患儿可出现烦躁不安、恐惧、焦虑等,应为患儿提供舒适护理和心理支持。患儿父母因患儿病情及治疗承受极大压力,应帮助其有效应对,做好沟通和信息支持。

第七节　心跳呼吸骤停

心跳呼吸骤停是指患儿突然呼吸及循环功能停止。心肺复苏(CPR)是指在心跳呼吸骤停的情况下所采取的一系列急救措施,旨在使心脏、肺脏恢复正常功能,使生命得以维持。心肺复苏技术包括基本生命支持、高级生命支持、延续生命支持3个方面。

[病因与发病机制]

1. 病因　呼吸功能衰竭或呼吸停止的疾患是导致心搏骤停最常见的原因。呼吸骤停的原因包括呼吸道梗阻、严重肺组织疾患、意外、中毒、中枢神经系统病变、胸廓损伤、肌肉神经疾患(如吉兰-巴雷综合征、晚期皮肌炎)、代谢性疾病(低血糖、甲状腺功能低下)、婴儿猝死综合征等。

2. 发病机制　缺氧、心肌缺血和心律失常是心搏骤停最常见的三种机制。

[临床表现]

突然昏迷、瞳孔扩大、大动脉搏动消失、心音消失、呼吸停止,心电图可见等电位线、电机械分离或心室颤动等。

[治疗要点]

凡突然昏迷伴大动脉搏动或心音消失者即可确诊。对于心跳呼吸骤停,现场抢救最重要,强调黄金4分钟,即在4分钟内进行基础生命支持,并在8分钟内进行高级生命支持。

具体方法包括:基本生命支持(BLS)包括迅速评估和启动急救医疗服务系统、实施CPR程序C-A-B(即胸外心脏按压、开放气道、人工呼吸)、快速除颤。高级生命支持(ALS)包括高级气道通气、供氧、建立静脉通路、药物治疗等。延续生命支持(PLS)即复苏后稳定处理,主要包括循环系统监护、呼吸系统监护、脑缺氧的监护、肾功能的监护、防止继发感染等。

【自测习题】

(一) 选择题

A1/A2 型题

1. 患儿,男,1岁半,昨日出现发热、流涕,未予处理。今日上午10点突然出现抽搐,体温39.5℃,神经系统(-),心肺(-),诊断高热惊厥。惊厥发作时首选的镇静止惊药物是

A. 苯巴比妥钠   B. 地西泮

C. 10%水合氯醛   D. 硫喷妥钠

E. 苯妥英钠

2. 婴幼儿时期惊厥最常见的原因是

A. Reye 综合征   B. 高热惊厥

C. 脑膜炎   D. 颅内出血

E. 中毒性脑病

3. 下列**不属于**暖休克临床表现的是

A. 意识改变   B. 尿量减少

C. 四肢凉   D. 血压下降

E. CRT 正常

4. 患儿,男,3 岁,以"细菌性痢疾"收入院。入院第 2 天出现烦躁不安、面色苍白、皮肤湿冷,CRT 延长、尿量减少,解脓血便数次,T 39℃,HR 152 次/分,血压 70/50mmHg。根据该患儿的临床表现考虑为

A. 休克潜伏期   B. 休克代偿期

C. 休克失代偿期   D. 休克不可逆期

E. DIC 期

5. 颅内压增高的"三主征"是指

A. 头痛、呕吐、偏瘫   B. 头痛、惊厥、偏瘫

C. 头痛、呕吐、血压增高   D. 头痛、呕吐、视神经乳头水肿

E. 偏瘫、偏盲、偏身感觉缺损

6. 患儿,男,8 岁,因"病毒性脑炎"入院,现出现剧烈头痛、喷射性呕吐、惊厥,下列处理**不正确**的是

A. 患儿置于平卧位   B. 遵医嘱静滴 20%甘露醇

C. 保持排便通畅   D. 保持患儿安静,避免躁动

E. 避免吸痰和叩击

7. 患儿,男,6 个月,咳嗽 6 天、气促气喘 4 天、加重伴发热半天,在外治疗不佳转入院。查体:T 39℃,HR 190 次/分,R 84 次/分,SpO_2 80%,烦躁不安、口唇发绀,三凹征(+),咽红,喉头闻及痰鸣。颈软,四肢肌张力正常。血气分析:PaO_2 45mmHg,$PaCO_2$ 60mmHg。该患儿可能发生了

A. 中毒性脑病   B. 呼吸衰竭

C. 心力衰竭   D. 脓毒性休克

E. 脓气胸

8. 小儿呼吸衰竭气道管理护理**不当**的是

A. 温湿化呼吸道   B. 遵医嘱给予雾化吸入

C. 定时拍背吸痰   D. 观察咳嗽、咳痰情况

E. 吸痰时间不超过 15 秒

9. 心衰患儿输液速度每小时**不应**超过

A. 5ml/kg   B. 10ml/kg   C. 15ml/kg

D. 20ml/kg   E. 25ml/kg

10. 心衰体循环淤血的症状和体征**不包括**

A. 水肿   B. 肝脏肿大

C. 颈静脉怒张   D. 呼吸困难

E. 腹痛

11. 患儿,男,8岁,因急性肾功能衰竭入院,治疗中出现肌肉酸痛、四肢及口周感觉麻木、烦躁不安、恶心、呕吐等,查体:R18次/分,P52次/分,肌张力低下、腱反射减退。心电图示T波高尖、QT间期延长、QRS波增宽、PR间期延长。该患儿可能出现了

    A. 低钠血症   B. 高钠血症

    C. 低钾血症   D. 高钾血症

    E. 高磷血症

12. 肾衰竭最常见的并发症是

    A. 心力衰竭   B. 高血压脑病

    C. 感染   D. 代谢性酸中毒

    E. 急性肺水肿

13. 患儿,女,6岁,因触电导致心跳呼吸骤停,须立即进行心肺复苏,对该患儿胸外心脏按压的频率为每分钟

    A. 60~80次   B. 80~100次

    C. 100~120次   D. 120~140次

    E. 140~160次

14. 促进心跳呼吸骤停患儿心脏复跳的首选药物是

    A. 肾上腺素   B. 异丙肾上腺素

    C. 去甲肾上腺素   D. 阿托品

    E. 利多卡因

A3/A4 型题

(1~3题共用题干)

患儿,女,1岁,因流涕、发热1天前来就诊,诊治过程中突然出现抽搐。查体:体温39℃,双眼凝视,上肢屈曲,双手握拳,下肢伸直抽动,呼之不应,持续约2分钟后自行缓解,缓解后神志清楚,咽红,体重9kg,心肺(-),神经系统(-)。脑脊液常规无异常,既往无抽搐史。

1. 患儿抽搐最可能的原因是

    A. 化脓性脑膜炎   B. 病毒性脑炎

    C. 中毒性脑病   D. 高热惊厥

    E. 低钙惊厥

2. 该患儿应用地西泮镇静止惊的剂量应为

    A. 2mg   B. 4mg   C. 6mg

    D. 8mg   E. 10mg

3. 预防患儿受伤护理**不当**的是

    A. 设置床栏   B. 约束带束缚四肢

    C. 移开周围物品   D. 专人守护

    E. 就地平卧

(4~6题共用题干)

患儿,女,生后5天,G2P1足月顺产。昨日患儿出现发热,体温38℃,精神渐差,食奶减少。查体:T38.2℃,HR165次/分,R68次/分,BP70/38mmHg,体重2800g,皮肤中度黄染,脐轮红,脐部有少许脓性分泌物。反应低下,呼吸浅促、不规则,皮肤苍白,四肢凉,可见大理石样花斑纹,毛细血管再充盈时间约5秒,心肺(-)。WBC 8.5×10⁹/L,N 67%,L 31%,PLT 345×10⁹/L,CRP<5mg/L。

4. 该患儿可能的临床诊断是

A. 多器官功能障碍   B. 脓毒症

C. 脓毒性休克   D. 心力衰竭

E. 呼吸衰竭

5. 该患儿首要的护理问题是

  A. 体温过高   B. 组织灌注改变

  C. 气体交换受损   D. 营养失调:低于机体需要量

  E. 皮肤完整性受损

6. 对该患儿护理**不当**的是

  A. 氧气吸入   B. 物理降温

  C. 遵医嘱静脉补液   D. 记录出入量

  E. 俯卧位

(7~9 题共用题干)

患儿,女,6 个月,因发热、呕吐、烦躁 2 天入院。2 天前在社区卫生中心服用"轮状病毒减毒活疫苗",夜间即出现发热伴烦躁不安、吐奶,无惊厥、昏迷、腹泻等。否认受凉史及传染病接触史。查体:T 38.5℃,精神差,咽红,前囟膨隆,颈软,四肢肌张力正常,心肺(−),神经系统(−)。血常规白细胞总数及分类正常,血生化检查正常,胸部 X 线检查正常,脑电图正常。腰穿检查示 CFS 压力 220mmH$_2$O,常规及生化检查正常。

7. 该患儿首要的护理问题是

  A. 体温过高   B. 有误吸的危险

  C. 有感染的危险   D. 颅内调适能力下降

  E. 有体液不足的危险

8. 该患儿首要的治疗措施是

  A. 地塞米松静注   B. 20%甘露醇静滴

  C. 低温疗法   D. 脑脊液引流

  E. 抗感染治疗

9. 对该患儿护理**不当**的是

  A. 保持患儿安静   B. 平卧,头偏向一侧

  C. 观察病情变化   D. 避免环境不良刺激

  E. 备好氧气、吸引器等

(10~12 题共用题干)

患儿,男,58 天,因咳嗽 5 天、拒乳 1 天就诊。查体:T36.5℃,HR142 次/分,R 9 次/分,浅昏迷状,面色、躯干皮肤发绀,呼吸浅、不规则,双肺密布湿啰音,心音正常,四肢肌张力正常。血常规白细胞总数增高。诊断重症肺炎、呼吸衰竭,给予气管插管、抗感染及对症治疗。

10. 该患儿首要的护理问题是

  A. 清理呼吸道无效   B. 气体交换受损

  C. 心排血量减少   D. 颅内调适能力下降

  E. 有体液不足的危险

11. 诊断呼吸衰竭最常用的重要方法是

  A. X 线胸片   B. 呼出气 CO$_2$ 监测

  C. 血气分析   D. 临床表现

  E. 肺动脉压监测

12. 对该患儿护理**不当**的是

A. 抬高床头 30°　　　　　　　　　　B. 维持 PaO_2 在 8.67~11.33kPa

C. 加温湿化呼吸道　　　　　　　　　D. 根据吸痰指征适时吸痰

E. 吸痰前无需充分给氧

(13~15 题共用题干)

患儿,男,8 个月,因重症肺炎入院,治疗中突然出现烦躁不安、面色发绀且进行性加重。查体:R 62 次/分,P185 次/分,心音低钝,肝肋下 4cm,两肺布满细湿啰音。

13. 该患儿可能的临床诊断为

 A. 肺炎合并心力衰竭　　　　　　　B. 肺炎合并呼吸衰竭

 C. 肺炎合并休克　　　　　　　　　D. 肺炎合并颅内压增高

 E. 肺炎合并中毒性脑病

14. 该患儿首优的护理诊断是

 A. 体温过高　　　　　　　　　　　B. 体液不足

 C. 气体交换受损　　　　　　　　　D. 心排血量减少

 E. 清理呼吸道无效

15. 对该患儿体位护理正确的是

 A. 俯卧位　　　　　　B. 平卧位　　　　　　C. 半坐卧位

 D. 头低足高位　　　　E. 侧卧位

(16~18 题共用题干)

患儿,女,6 岁,因急性阑尾炎入院,在硬膜外麻醉下行阑尾切除术,术后滴注青霉素、甲硝唑及 β-七叶皂苷钠 15mg/天(正常剂量为 5mg/天)。术后第三天患儿开始精神不振,眼睑轻度肿胀。用药第 4 天,患儿出现烦躁,尿量仅 80ml/天,尿蛋白++、管型++,血肌酐>774.32μmol/L,血尿素氮≥15mmol/L,CO_2-CP 6.94mmol/L。

16. 该患儿可能发生了

 A. 急性肾小球肾炎　　　　　　　　B. 急性肾衰竭

 C. 心力衰竭　　　　　　　　　　　D. 休克

 E. 溶血尿毒综合征

17. 该患儿首优的护理诊断是

 A. 组织灌注改变　　　　　　　　　B. 心排血量减少

 C. 体液过多　　　　　　　　　　　D. 营养失调:低于机体需要量

 E. 活动无耐力

18. 对该患儿护理**不当**的是

 A. 卧床休息　　　　　　　　　　　B. 控制液体入量

 C. 实行保护性隔离　　　　　　　　D. 记录 24 小时出入量

 E. 高糖、高蛋白、高维生素饮食

(19~21 题共用题干)

患儿,男,2 岁,因被高压电击伤约 10 分钟急诊入院。查体:昏迷状,面色发绀,四肢冰凉,双侧瞳孔散大,心跳呼吸均已停止,心电监测心电图呈一直线。

19. 胸外心脏按压方法**不当**的是

 A. 按压部位为胸骨下半部　　　　　B. 按压频率 100~120/分

 C. 按压深度≥5cm　　　　　　　　　D. 按压间隙双手应离开患儿胸壁

 E. 按压中断时间<10 秒

20. 人工呼吸方法**不当**的是

A. 采用口对口人工呼吸   B. 呼吸频率 8~10 次/分

C. 单人复苏胸外按压与呼吸比例为 30∶2   D. 注意观察患儿胸廓起伏

E. 双人复苏胸外按压与呼吸比例为 15∶2

21. 判断心肺复苏有效的指征**不包括**

A. 扪及大动脉搏动   B. 口唇及甲床颜色转红

C. 出现自主呼吸   D. 扩大的瞳孔缩小及对光反射恢复

E. 血压恢复正常

（二）名词解释

1. 惊厥

2. 热性惊厥

3. 脓毒性休克

4. 急性颅内压增高

5. 急性呼吸衰竭

6. 充血性心力衰竭

7. 急性肾功能衰竭

8. 心跳呼吸骤停

9. 心肺复苏

（三）简答题

1. 简述惊厥发作预防受伤的护理措施。

2. 简述惊厥发作预防误吸的护理措施。

3. 简述脓毒性休克液体复苏的治疗要点。

4. 简述暖休克与冷休克的区别。

5. 简述颅内高压的发病机制。

6. 简述脑疝的临床表现特点。

7. 简述急性呼吸衰竭的治疗原则。

8. 简述急性呼吸衰竭气道管理的护理要点。

9. 简述心衰患儿使用洋地黄制剂的注意事项。

10. 简述心衰患儿营养支持的护理要点。

11. 简述急性肾衰竭的病因。

12. 简述急性肾衰竭控制水钠入量的治疗要点。

13. 简述小儿心跳呼吸骤停的判断依据。

14. 简述心跳呼吸骤停基本生命支持的主要内容。

【参考答案】

（一）选择题

A1/A2 型题

1. B	2. B	3. C	4. C	5. D	6. A	7. B	8. C	9. A	10. D
11. D	12. C	13. B	14. A						

A3/A4 型题

1. D	2. B	3. B	4. C	5. B	6. E	7. D	8. B	9. B	10. B
11. C	12. E	13. A	14. D	15. C	16. B	17. C	18. E	19. C	20. A

21. E

（二）名词解释

1. 惊厥 是神经元功能紊乱引起脑细胞突然异常放电所致的全身或局部肌肉不自主收缩。

2. 热性惊厥 是指年龄3个月~5岁儿童发生的惊厥,伴有发热,但无颅内感染和其他引起抽搐的原因,并排除既往无热惊厥史。

3. 脓毒性休克 是指脓毒症诱导的组织低灌注和心血管功能障碍。

4. 急性颅内压增高 是指由于多种原因引起脑实质和(或)颅内液体量增加所致的一系列临床表现。

5. 急性呼吸衰竭 是指各种原因导致呼吸功能异常,通气或换气功能严重障碍,出现缺氧或二氧化碳潴留而引起一系列生理功能和代谢紊乱的临床综合征。

6. 充血性心力衰竭 也称急性心力衰竭,是指心肌收缩或舒张功能下降使心排血量绝对或相对不足,不能满足全身组织代谢需要而引起的一系列临床症状及体征。

7. 急性肾功能衰竭 是指由多种原因引起的肾功能短期内急剧下降或丧失的临床综合征,体内代谢产物堆积,出现氮质血症、水及电解质紊乱、代谢性酸中毒等症状。

8. 心跳呼吸骤停 是指患儿突然呼吸及循环功能停止。

9. 心肺复苏 是指在心跳呼吸骤停的情况下所采取的一系列急救措施,旨在使心脏、肺脏恢复正常功能,使生命得以维持。

（三）简答题

1. 惊厥发作时将患儿平卧(呕吐者可侧卧),解开衣领。惊厥停止后予侧卧位,及时清除呼吸道分泌物及呕吐物。必要时给予氧气吸入。若惊厥停止后自主呼吸无恢复,应实施人工呼吸。备好吸引器、氧气等急救用物。

2. 专人守护,使用床挡,移开周围可能伤害患儿的物品。惊厥发作未超过5分钟可任其自行停止,勿移动患儿或强力按压及约束肢体,不可将物品塞入患儿口中。惊厥超过5分钟者应遵医嘱给予止惊药。指导患儿及家长避免诱发惊厥。

3. 尽早建立2条静脉通道。首剂首选等渗晶体液(常用生理盐水)20ml/kg,5~10分钟静脉输注。若体循环灌注无明显改善,再予第2剂、第3剂,可按10~20ml/kg,并适当减慢输注速度,1小时内液体总量可达40~60ml/kg。接近成人体重的患儿液体复苏量为每次等渗晶体液500~1000ml于30分钟内输入。

4. 暖休克属于高排低阻型休克,可有意识改变、尿量减少或代谢性酸中毒等,但四肢温暖、外周脉搏有力、毛细血管再充盈时间(CRT)正常、心率快、血压降低。冷休克为低排高阻或低排低阻型休克,除意识改变、尿量减少外,表现为四肢凉、皮肤苍白或花斑纹、外周脉搏快而细弱、CRT延长。休克代偿期血压可正常,失代偿期血压降低。

5. 脑脊液循环障碍引起脑积水和脑脊液量增加;颅内占位病变引起颅腔内容物体积增加;缺氧、感染、中毒等引起脑水肿导致脑组织体积增大;各种原因引起CO_2潴留或脑血管调节中枢功能紊乱,脑血管扩张、脑血流量急剧增加。

6. 脑疝是颅内压增高最严重后果之一。意识障碍、瞳孔扩大、血压升高伴缓脉称为库欣三联症(Cushing triad),为颅内高压危象,常为脑疝的先兆。严重颅内压增高可导致小脑幕切迹疝或枕骨大孔疝。

7. 积极治疗原发病,改善呼吸功能,纠正低氧血症和高碳酸血症,保护重要脏器功能,减少呼吸衰竭并发症。

8. 湿化气道可采用加温湿化器或遵医嘱给予雾化吸入。胸部物理治疗包括体位引流、翻身、拍背、吸痰等。根据吸痰指征适时吸痰,吸痰前充分给氧,吸痰时依序吸出口、鼻咽部及气管内的分泌物。儿童吸引负压<40kPa,新生儿<13.3kPa,吸引时间<15秒。注意观察咳嗽、咳痰性状、呼吸音等情况。

9. 每次应用洋地黄前测量脉搏,必要时听心率。婴儿脉率小于90次/分、年长儿小于70次/分需暂停用药并报告医生。洋地黄中毒最常见心律失常(如窦性心动过缓、房室传导阻滞、室性期前收缩及阵发性心动过速等),其次为恶心、呕吐等胃肠道反应,神经系统症状较少见。洋地黄中毒时应立即停用洋地黄和利尿剂,同时补充钾盐。

10. 少量多餐,防止过饱。给予高热量、高维生素、易消化饮食。婴儿每日热量130~140kcal/kg,可给予高热卡密度的浓缩配方奶(24~28卡/30ml),喂奶时所用奶头孔宜稍大,吸吮困难者采用滴管或鼻饲。年长儿多吃蔬菜和水果,避免便秘及用力排便。

11. 急性肾衰竭的病因可分为:①肾前性:任何原因引起血容量减少,导致肾血流量下降,肾小球滤过率降低而出现肾衰竭;②肾性:是儿科肾衰最常见的原因,由肾实质损害引起。主要包括肾小球疾病、肾小管疾病、肾间质疾病、肾血管性疾病等;③肾后性:各种原因引起的泌尿道梗阻所致。

12. 量出为入。每日液量=尿量+显性失水+不显性失水-内生水。无发热患儿不显性失水为300ml/(m²·d),体温每升高1℃增加75ml/(m²·d)。内生水在非高分解代谢状态约为100ml/(m²·d)计算。

13. 突然昏迷、瞳孔扩大、大动脉搏动消失、心音消失、呼吸停止,心电图可见等电位线、电机械分离或心室颤动等。

14. 基本生命支持(BLS)主要包括迅速评估和启动急救医疗服务系统、实施CPR程序C-A-B(即胸外心脏按压、开放气道、人工呼吸)、快速除颤等。

【习题解析】

A1/A2型题

1. (答案B)小儿惊厥发作时首选苯二氮䓬类药物进行镇静止惊,其中以地西泮最为常用,该药作用快,1~3分钟内生效,较安全,最宜用于急症。

2. (答案B)高热惊厥多发生于6个月~5岁儿童,高峰期为18个月龄,发病率约2%~5%,占各类小儿惊厥的30%。

3. (答案C)暖休克四肢温暖,冷休克四肢凉、皮肤苍白。

4. (答案C)脓毒性休克代偿期主要表现为组织灌注不足但血压正常,若组织灌注不足加重伴血压下降则可诊断休克失代偿期。

5. (答案D)头痛、恶心呕吐、视神经乳头水肿是颅内高压的三主征。

6. (答案A)颅内高压时抬高床头30°可降低ICP 1.6mmHg。

7. (答案B)呼吸衰竭诊断标准:临床存在引起急性呼吸衰竭的原发病;有不同程度的呼吸困难和发绀;动脉血氧分压(PaO₂)低于8.0kPa(60mmHg)、动脉血二氧化碳分压(PaCO₂)高于6.7kPa(50mmHg)。

8. (答案C)提倡适时吸痰,在听到或观察到有痰时及时吸痰,以减少吸痰带来的并发症和减轻患儿痛苦。

9. (答案A)心衰患儿输液速度每小时不应超过5ml/kg,以免加重心脏负荷。

10. (答案D)右心衰致体循环淤血可出现肝大、颈静脉怒张、水肿和腹痛等,左心衰肺循环淤血常见呼吸急促、发绀、呼吸困难、湿啰音、咳嗽等。

11. (答案D)急性肾衰竭时由于肾小球滤过率下降,引起电解质紊乱,其中以高钾血症多见,可出现感觉异常、神经系统表现、循环障碍等,高于7mmol/L可出现异常心电图改变,典型心电图改变:早期T波高尖,QT间期延长,QRS波增宽,PR间期延长。

12.(答案C)感染是ARF最常见的并发症,约70%的患儿合并感染,以呼吸道和泌尿道感染最常见,约1/3死于感染。

13.(答案B)胸外心脏按压频率为100~120次/分,因为按压频率过快(超过140次/分)可能导致按压幅度不足。

14.(答案A)肾上腺素是各类型心脏骤停的首选药物。肾上腺素能增加主动脉舒张压而不增加右心房舒张压,从而增加心肌血灌流量,增加脑血流和减少颅外血流。当主动脉舒张压大于5.33kPa (40mmHg)时心律失常易恢复,生存率高。

A3/A4 型题

1.(答案D)热性惊厥好发年龄为3个月~5岁,常见于上呼吸道感染初期,体温38℃以上时发生。排除颅内感染和其他引起抽搐的原因,既往无热惊厥史。

2.(答案B)小儿惊厥发作时镇静止惊首选地西泮,剂量为每次0.3~0.5mg/kg。

3.(答案B)惊厥发作时不可约束患儿肢体以免骨折。

4.(答案C)该患儿有脐部感染灶,出现体温升高、吃奶差、反应低下、白细胞降低等感染征象,同时还有组织灌注不足,符合脓毒性休克的表现。

5.(答案B)脓毒性休克主要是脓毒症诱导的组织低灌注和心血管功能障碍,故首要的护理问题是补充循环血容量,增强组织灌注。

6.(答案E)脓毒性休克时应采取休克卧位,以保障胸腹腔内重要脏器的血液供应,促进血液回流。

7.(答案D)该患儿腰穿检查提示颅内压明显增高,严重颅内高压可引起脑疝导致脑损伤甚至死亡,故首先应设法降低颅内压。

8.(答案B)20%甘露醇降颅压作用最为有效,不仅可利尿,还能提高血液渗透压使脑组织的水分吸入血液,从而减轻脑水肿、降低颅内压。

9.(答案B)颅内高压时抬高床头30°可降低ICP 1.6mmHg,保持头部正中位以利静脉回流及避免颈静脉受压。

10.(答案B)该患儿因重症肺炎肺换气功能障碍导致呼吸衰竭,存在严重缺氧、呼吸困难,故应首先处理气体交换受损。

11.(答案C)呼吸衰竭是复杂的临床综合征,临床症状和体征又常缺乏特异性,因此,血气分析常是诊断呼衰的重要手段。

12.(答案E)吸痰前30~60秒充分给氧,儿童提供100%氧、婴儿采用高于基线10%的氧气吸入,以避免低氧血症的发生。

13.(答案A)心力衰竭的临床诊断依据:①安静时心率增快,婴儿>180次/分,幼儿>160次/分,不能用发热或缺氧解释;②呼吸困难、青紫突然加重,安静时呼吸达60次/分以上;③肝肿大,达肋下3cm以上或在短时间内较前增大,而不能用横膈下移等原因解释;④心音明显低钝或出现奔马律;⑤突然烦躁不安、面色苍白或发灰,而不能用原有疾病解释;⑥尿少、下肢水肿,排除营养不良、肾炎、维生素B₁缺乏等原因所致。

14.(答案D)心力衰竭主要是心功能障碍使心排血量不能满足机体需要,故应首先处理心排血量减少。

15.(答案C)心力衰竭时将患儿置于半坐卧位可减少回心血量,从而减轻肺部淤血及心脏负荷。

16.(答案B)急性肾衰竭的诊断依据:①尿量显著减少,少尿超过24小时或无尿超过12小时;②氮质血症:血清肌酐≥176μmol/L,血尿素氮≥15mmol/L,或每日血肌酐增加≥44μmol/L,血尿素氮增加≥3.57mmol/L;③有酸中毒、水电解质紊乱等表现。

17.（答案 C）急性肾衰竭时由于肾小球滤过率下降，引起体内水钠潴留，故应首先处理体液过多。

18.（答案 E）急性肾衰竭少尿期机体分解代谢亢进，应给予低蛋白饮食，以减少代谢产物的来源，减轻肾脏负担，减慢肾功能恶化的速度。

19.（答案 C）按压深度不应超过 6cm，超过此深度可能会出现并发症。

20.（答案 A）口对口人工呼吸适用于现场急救，口对口呼吸吸入氧浓度较低（<18%），术者易疲劳，也有感染疾病的潜在可能，故应尽快获取其他辅助呼吸的方法替代。

21.（答案 E）心肺复苏的有效指征包括扪及大动脉搏动、口唇及甲床颜色转红、出现自主呼吸、扩大的瞳孔缩小及对光反射恢复、肌张力恢复。

（彭文涛）

第二十二章
常见肿瘤患儿的护理

【学习目标】

识记：

1. 陈述急性白血病的分类与分型。
2. 描述急性白血病的主要临床表现和治疗原则。
3. 列举急性白血病常用的化疗药物及其毒性作用。
4. 列出霍奇金淋巴瘤和非霍奇金淋巴瘤的病因。
5. 列出肾母细胞瘤和神经母细胞瘤的辅助检查。

理解：

1. 概括急性白血病可能的病因、发病机制,解释急性白血病的辅助检查特征。
2. 解释急性白血病的临床表现。
3. 比较霍奇金淋巴瘤和非霍奇金淋巴瘤的临床表现、辅助检查和治疗要点。
4. 阐明肾母细胞瘤和神经母细胞瘤的临床表现。

应用：

运用护理程序,正确评估急性白血病患儿,提出患儿常见的护理诊断,制订切实可行的护理计划,实施精准的护理措施,评价患儿病情变化,并做好健康教育。

【重点与难点】

第一节　急性白血病

白血病是造血组织中某一血细胞系统过度增生、进入血流并浸润各组织和器官,进而引起一系列临床表现的恶性血液病。

[**病因和发病机制**]

尚不完全清楚,可能与以下因素有关:

1. 病毒感染　激活了癌基因的癌变潜力。
2. 理化因素　电离辐射、放射、核辐射可能激活隐藏体内的白血病病毒,重金属、某些药物均可诱发急性白血病。
3. 遗传因素。

[**分类与分型**]

1. 根据增生的白细胞种类不同可分为急性淋巴细胞白血病(简称急淋,ALL)和急性非淋巴细胞白血病(简称急非淋,ANLL)两大类。儿童以急淋发病率最高,约占70%~85%。

2. ALL可分为L_1、L_2和L_3型,ANLL可分为M_0~M_7八型。

3. 目前,常采用形态学(M)、免疫学(I)、细胞遗传学(C)和分子生物学(M),即MICM综合分型,以有利于指导治疗和判断预后。

[临床表现]

发热、贫血、出血、白血病细胞浸润所致的肝、脾、淋巴结肿大和骨、关节疼痛等。

1. 发热　热型不定,抗生素治疗无效。

2. 贫血　出现早,并随病情发展进行性加重。

3. 出血　皮肤、黏膜出血多见,偶有颅内出血。

4. 白血病细胞浸润引起的症状和体征　肝、脾、淋巴结肿大,骨、关节疼痛,中枢神经系统白血病,绿色瘤等。

[辅助检查]

1. 血常规　红细胞及血红蛋白均减少;血小板数降低;白细胞计数高低不一,增高者约占50%以上,以原始和幼稚细胞为主。

2. 骨髓象　是确立诊断和判定疗效的重要根据。典型的骨髓象为白血病原始和幼稚细胞极度增生,幼红细胞及巨核细胞减少。

3. 其他检查。

[治疗要点]

1. 原则　以化疗为主的综合治疗。早诊断、早治疗;严格分型、按照类型选方案;采用早期连续适度化疗和分阶段长期规范治疗的方针;防治髓外白血病;重视支持治疗;应用造血干细胞移植等。

2. 具体措施

(1)化疗。

(2)支持治疗。

(3)造血干细胞移植。

[常见护理诊断/问题]

体温过高;活动无耐力;有感染的危险;疼痛;恐惧;潜在并发症:药物副作用如骨髓抑制、胃肠道反应等;预感性悲哀。

[护理措施]

1. 维持正常体温。

2. 休息。

3. 加强营养。

4. 防治感染　①保护性隔离;②注意患儿个人卫生;③严格执行无菌技术操作,遵守操作规程;④避免预防接种,以防发病;⑤观察感染早期征象。

5. 防治出血。

6. 正确输血。

7. 应用化疗药物的护理　①熟悉各种化疗药物的药理作用和特性,了解化疗方案及给药途径,正确给药;②观察及处理化疗药物毒性作用③操作中护士要注意自我防护及环境保护;④保护患儿血管。

8. 减轻疼痛。

9. 提供情感支持和心理疏导。

10. 健康教育。

第二节 淋 巴 瘤

淋巴瘤是一组原发于淋巴结或其他淋巴组织的恶性肿瘤,临床表现为进行性、无痛性淋巴结肿大,常伴肝、脾肿大,晚期可有发热、贫血、出血和恶病质表现。一般分为霍奇金淋巴瘤和非霍奇金淋巴瘤两大类,儿童以非霍奇金淋巴瘤多见,约占60%。

一、霍奇金淋巴瘤

霍奇金淋巴瘤主要原发于淋巴结,特点是淋巴结进行性肿大,典型的病理特征是R-S细胞存在于不同类型反应性炎细胞的特征背景中,并伴有不同程度纤维化。

[病因与发病机制]

尚不清楚。

1. 目前认为病毒尤其是EB病毒感染可能与发病(Burkit淋巴瘤)有密切关系。

2. 免疫缺陷、辐射、药物和遗传因素等可为促发因素。

[临床分期]

霍奇金淋巴瘤的临床分期见表22-1:

表22-1 霍奇金淋巴瘤的临床分期

分期	病变范围
Ⅰ	仅限于单个淋巴结区或单个淋巴结外器官
Ⅱ	累及膈肌同侧2组或2组以上淋巴结区,或局部淋巴结外器官和膈肌同侧1组以上淋巴结区
Ⅲ	累及膈肌两侧淋巴结,可能伴有脾受累;或淋巴结外器官、部位受累
Ⅳ	累及淋巴结外的一个或多个器官或组织,伴或不伴相关的淋巴结肿大

[临床表现]

1. 慢性、进行性、无痛性淋巴结肿大,通常在颈部或锁骨上,其次为颌下、腋下、腹股沟等处,肿大淋巴结可粘连融合成块,质硬无压痛。

2. 肿大淋巴结所致的压迫症状。

[辅助检查]

1. 淋巴结活检 是确诊的依据。为进行临床分期,还需进一步的检查,如:X线、CT、骨髓检查等。

2. 血常规 中性粒细胞升高,单核细胞升高,可有轻至中度贫血。

3. 血液其他检查。

[治疗要点]

1. 根据年龄、临床分期制订治疗方案。

2. 以综合治疗为主,即:小剂量的受累部位放疗和联合化疗。

3. 8岁以下尽量少用放疗。

二、非霍奇金淋巴瘤

非霍奇金淋巴瘤是免疫系统的恶性实体瘤,细胞来源是恶性、未分化的淋巴细胞。

[病因]

1. 目前尚未完全清楚,可能由癌基因病毒引起。

2. 环境、遗传因子等因素可能与非霍奇金淋巴瘤的发病有关。

[临床表现]

1. 主要取决于疾病的部位和程度。一般表现有发热和体重减轻。

2. 各型表现

（1）淋巴母细胞型主要表现为淋巴结肿大，以颈部和胸部最常见，腋下、腹部或腹股沟淋巴结也可首先受累。纵隔淋巴结受累，可能会压迫头面部的静脉回流，引起面部水肿；也常累及中枢神经系统。

（2）未分化小细胞型原发肿瘤以腹部肿块多见，可有腹痛，也可累及中枢神经系统和骨髓。

（3）大细胞型常见于腹部、纵隔、皮肤、骨骼、软组织等部位，很少累及中枢神经系统。

[辅助检查]

1. 淋巴结活检。

2. 骨髓穿刺。

3. 放射检查如 X 线、CT 等。

[治疗要点]

1. 化疗　根据组织学分类选择方案，从诱导治疗开始，总疗程 2 年左右。

2. 放疗　局部淋巴结放疗。

3. 支持疗法。

三、淋巴瘤患儿的护理

[常见护理诊断/问题]

恐惧；有感染的危险；潜在并发症：药物副作用。

[护理措施]

1. 协助家庭成员接受并认识疾病。

2. 保证营养。

3. 防治感染。

4. 用药护理。

5. 健康教育。

第三节　肾母细胞瘤

肾母细胞瘤又称威尔姆瘤或者肾胚胎瘤，是原发于肾脏的胚胎性恶性混合瘤，是婴幼儿最常见的恶性实体瘤之一。

[病因]

1. 具有遗传倾向，遗传方式是常染色体显性遗传伴不完全外显率。

2. WT1 和 WT2 基因突变与肾母细胞瘤的发生有关。

3. 还可能与某些先天畸形有关。

[分型]

根据瘤组织成分分为三型：①胚芽型，以小圆形蓝色深染细胞成分为主；②间叶型，以高分化的间叶组织为主；③上皮型，以肾小管上皮细胞为主；④混合型，以上述 3 种成分混合组成。

[临床表现]

主要表现为上腹部或腰部肿块、腹胀、虚弱。

1. 全身症状　偶见低热，晚期可出现食欲缺乏、体重下降、恶心、呕吐等。

2. 原发灶表现　腹部肿块是最常见的症状，肿块位于上腹部一侧，表面光滑，中等硬度，触之不易推动，通常是父母给患儿沐浴或更衣时偶然发现。

3. 压迫症状　如气促、烦躁不安、食欲下降、消瘦等。

4. 转移途径　肿瘤主要经血行转移。其中，最常见的转移部位是肺部。

[辅助检查]

1. 血常规　正常或红细胞增多。

2. 影像学检查　如腹部 B 超、静脉尿路造影、CT 或 MRI、胸部 X 线检查、骨扫描等。

[治疗要点]

以联合治疗为主,包括手术、化疗、放疗。

[常见护理诊断/问题]

预感性悲哀;营养失调;潜在并发症:化疗、放疗的副作用如骨髓抑制、胃肠道反应等。

[护理措施]

1. 心理护理。

2. 合理营养。

3. 围术期护理。

4. 健康教育。

第四节　神经母细胞瘤

神经母细胞瘤是起源于胚胎性交感神经系统神经嵴细胞的恶性肿瘤,可原发于肾上腺髓质或交感神经链的任何部位。

[病因]

病因尚不清楚。研究发现第一对染色体短臂等位基因(抑癌基因)的缺失和癌基因 N-myc 的扩增与本病发生有关。

[临床表现]

1. 全身症状　发热常为首发症状,约 2/3 患儿出现贫血,也可出现食欲缺乏、体重下降、乏力、易激惹等。还可有血压升高、多汗、心率增快、腹泻等儿茶酚胺增高的表现。

2. 原发灶表现

(1)腹部原发灶:肿瘤很小时不易被发现。随着肿瘤长大,可在上腹部发现无痛性包块,质硬、不规则。可出现压迫症状。

(2)腹腔外原发灶:出现相应的压迫症状。

3. 转移症状　可发生骨骼转移、骨髓转移、肝转移、皮肤转移、淋巴结转移和肺转移等,骨骼转移最常见。

[辅助检查]

1. 血常规　不同程度的贫血。

2. 骨髓活检或涂片。

3. 活体组织病理检查。

4. 尿儿茶酚胺代谢产物测定　香草基杏仁酸(VMA)和高香草酸(HVA)增高。

5. 影像学检查　如 X 线、B 超、CT 和 MRI 检查。

[治疗要点]

1. 以手术、化疗、放疗等综合治疗为主。

2. 其他　如造血干细胞移植、^{131}I-MIBG 放射性核素碘标记的对碘苄胍和诱导分化治疗。

[常见护理诊断/问题]

活动无耐力;营养失调;预感性悲哀;潜在并发症:化疗、放疗的副作用如骨髓抑制、胃肠道反应等。

[护理措施]

1. 合理安排休息与活动。

2. 保证营养素的供给,增强机体的抵抗力。

3. 了解患儿及家长的心理状态,给予心理支持。

4. 熟悉各种化疗药物的药理作用和特性,了解化疗方案及给药途径,正确给药,观察并处理药物毒、副作用。

5. 放疗的护理　注意观察,发现异常及时报告医生处理。

6. 健康教育。

【自测习题】

(一) 选择题

A1/A2 型题

1. 急性白血病患儿贫血的主要原因是
   A. 骨髓造血干细胞受抑制　　　　　　B. 脾功能亢进
   C. 红细胞寿命缩短　　　　　　　　　D. 铁利用不良
   E. 出血

2. 淋巴母细胞型非霍奇金淋巴瘤主要表现为
   A. 腹部肿块　　　　B. 面部水肿　　　　C. 发热
   D. 腹痛　　　　　　E. 淋巴结肿大

3. 确诊白血病最可靠的依据是
   A. 血常规　　　　　B. 骨髓检查　　　　C. 免疫学检查
   D. 组织化学染色　　E. 影像学检查

4. 急性白血病患儿出血的主要原因是
   A. 血小板减少　　　　　　　　　　　B. 白血病细胞浸润血管壁
   C. 肝脏生成凝血物质减少　　　　　　D. 纤维蛋白溶解
   E. 血管损伤

5. 患儿,5岁,诊断为急性淋巴细胞白血病,经化疗达完全缓解标准。今日诉头痛、视物模糊;脑脊液检查压力增高,并有一定比例的幼稚细胞。患儿可能发生的情况是
   A. 化脓性脑膜炎　　　　　　　　　　B. 病毒性脑膜炎
   C. 颅内出血　　　　　　　　　　　　D. 中枢神经系统白血病
   E. 颅内肿瘤

6. 下列关于儿童急性淋巴细胞白血病的治疗,描述正确的是
   A. 首选造血干细胞移植　　　　　　　B. 联合化疗为主
   C. 化疗+移植治疗为主　　　　　　　D. 免疫治疗
   E. 保守治疗为主

7. 下列有关急性白血病患儿护理措施的描述,**错误**的是
   A. 患儿需卧床休息,但一般不需绝对卧床
   B. 给予高蛋白、高维生素、高热量饮食
   C. 高热者遵医嘱给予酒精擦浴
   D. 有黏膜真菌感染者,可用氟康唑或依曲康唑涂擦患处
   E. 免疫功能低下者,避免预防接种

8. 急性白血病浸润细胞浸润的症状和体征**不包括**
   A. 面色苍白　　　　　　　　　　　　B. 肝、脾、淋巴结肿大
   C. 骨痛　　　　　　　　　　　　　　D. 脑脊液离心涂片找到白血病细胞
   E. 绿色瘤

9. 霍奇金淋巴瘤确诊的依据是
   A. 骨髓检查　　　　　　　　　　　B. 血常规
   C. 淋巴结活检　　　　　　　　　　D. 影像学检查
   E. 血沉

10. 肾母细胞瘤最常见的症状是
   A. 腹胀　　　　　　B. 腹痛　　　　　　C. 食欲下降
   D. 腹部肿块　　　　E. 高血压

11. 神经母细胞瘤最常见的转移部位是
   A. 淋巴结　　　　　B. 肝脏　　　　　　C. 骨骼
   D. 骨髓　　　　　　E. 皮肤

12. 神经母细胞瘤常见的首发症状为
   A. 贫血　　　　　　B. 易激惹　　　　　C. 血压升高
   D. 发热　　　　　　E. 腹痛

A3/A4 型题

(1~3 题共用题干)

患儿,男,6 岁,因"发热半月、伴双下肢皮肤瘀斑 1 周"。查体:体温 38.6℃,颈部及腹股沟淋巴结扪及肿大,双下肢有散在瘀斑及出血点,肝肋下 3.5cm,脾肋下 3.5cm;血常规:Hb 90g/L,WBC 21×10^9/L,淋巴细胞 78%,PLT50×10^9/L;骨髓细胞学检查证实为急性淋巴细胞白血病。

1. 该患儿双下肢疼痛的原因是
   A. 感染　　　　　　B. 浸润　　　　　　C. 骨髓炎
   D. 生长痛　　　　　E. 贫血

2. 下列有关该急性白血病患儿护理措施的描述,**错误**的是
   A. 患儿需卧床休息,但一般不需绝对卧床
   B. 给予高蛋白、高维生素、高热量饮食
   C. 遵医嘱给予酒精擦浴退热
   D. 有黏膜真菌感染时,可用氟康唑或依曲康唑涂擦患处
   E. 避免预防接种

3. 如该患儿在治疗完全缓解时,发生头痛、呕吐、左眼失明,为明确原因,首先应采取的辅助检查是
   A. 腰椎穿刺,查脑脊液常规、生化及找异常细胞
   B. 眼底检查
   C. 脑电图检查
   D. 颅脑 CT 检查
   E. 骨髓象检查

(4~6 题共用题干)

患儿,女,2 岁,因"面色苍白 1 个月,反复低热半月"入院。入院查体:体温 37.8℃,面色苍白,精神差,双颌下及颈部可触及蚕豆大小淋巴结,下肢散在出血点伴瘀斑,肝肋下 3cm,脾未及。血常规:RBC 1.8×10^{12}/L,Hb 56g/L,WBC 56×10^9/L,N 11%,L 87%,PLT 20×10^9/L。

4. 可能的诊断是
   A. 血小板减少性紫癜　　　　　　　B. 血友病
   C. 营养性贫血　　　　　　　　　　D. 类白血病反应
   E. 急性淋巴细胞白血病

5. 为确立诊断还应首先做的检查是
   A. 胸部 X 线　　　　　　　　B. 免疫学检查　　　　　　　C. 超声检查
   D. 骨髓检查　　　　　　　　E. CT 检查
6. 目前尚**不需要**的护理措施是
   A. 注意休息　　　　　　　　B. 加强营养　　　　　　　　C. 预防感染
   D. 预防损伤出血　　　　　　E. 物理降温

(7~8 题共用题干)

患儿,男,1 岁半,因"上腹部肿块"入院。查体:消瘦,腹部膨隆,右侧肋缘下一巨大肿物,表面光滑,质中,无压痛,活动性差。家长述患儿近 2 周食欲明显下降,时有呕吐。初步诊断为肾母细胞瘤。

7. 应及时做的检查是
   A. 血常规　　　　　　　　　B. 骨髓检查　　　　　　　　C. B 型超声检查
   D. 淋巴结活检　　　　　　　E. 肝肾功能检查
8. 治疗措施更合适的是
   A. 手术　　　　　　　　　　B. 化疗　　　　　　　　　　C. 放疗
   D. 化疗后手术　　　　　　　E. 放疗后手术

(二) 名词解释

1. 白血病
2. 中枢神经系统白血病
3. 绿色瘤
4. 淋巴瘤

(三) 简答题

1. 简述急性白血病常见的临床表现。
2. 急性简述白血病患儿应用化疗药物时的护理措施。
3. 简述防治急性白血病患儿感染的护理措施。

(四) 案例分析

患儿,男,1 岁半,因"发热、面色苍白 1 周"入院。查体:口唇、睑结膜苍白,精神较差;体温 38.8℃,脉搏 127 次/分,呼吸稍促。颌下、颈部淋巴结扪及肿大,双下肢较多出血点,肝肋下 3.5cm,脾肋下 3.5cm;血常规:Hb75g/L,RBC2.5×10^{12}/L,WBC30×10^9/L,见大量幼稚淋巴细胞,血小板 50×10^9/L。

问题:

1. 该患儿可能的诊断是什么?
2. 该患儿主要的护理诊断有哪些?
3. 目前可采取哪些护理措施?

【参考答案】

(一) 选择题

A1/A2 型题

1. A　　2. E　　3. B　　4. A　　5. D　　6. B　　7. C　　8. A　　9. C　　10. D
11. C　　12. D

A3/A4 型题

1. B　　2. C　　3. A　　4. E　　5. D　　6. E　　7. C　　8. D

（二）名词解释

1. 白血病　造血组织中某一血细胞系统过度增生、进入血流并浸润到各组织和器官,进而引起一系列临床表现的恶性血液病。

2. 中枢神经系统白血病　白血病细胞侵犯脑实质和(或)脑膜时即导致中枢神经系统白血病,出现头痛、呕吐、嗜睡、视神经乳头水肿、惊厥甚至昏迷,脑膜刺激征等表现。

3. 绿色瘤　白血病细胞浸润眶骨、颅骨、胸骨、肋骨或肝、肾、肌肉等组织出现肿块,因肿块颜色淡绿,呈圆形隆起似瘤,由此命名为绿色瘤。

4. 淋巴瘤　是一组原发于淋巴结或其他淋巴组织的恶性肿瘤,临床表现为进行性、无痛性淋巴结肿大,常伴肝、脾肿大,晚期可有发热、贫血、出血和恶病质表现。一般分为霍奇金淋巴瘤和非霍奇金淋巴瘤两大类。

（三）简答题

1. 急性白血病常见的临床表现

(1)发热:多数患儿起病时即有发热,热型不定,一般不伴寒战。

(2)贫血:出现较早,并随病情发展进行性加重。

(3)出血:以皮肤、黏膜出血多见,表现为紫癜、瘀斑、鼻出血、齿龈出血、消化道出血和血尿。偶有颅内出血,是引起死亡的重要原因之一。

(4)白血病细胞浸润引起的症状和体征:肝、脾、淋巴结肿大,可有压痛。纵隔淋巴结肿大时可出现呛咳、呼吸困难和静脉回流受阻等压迫症状。骨、关节疼痛多见于急淋患儿,骨痛主要与骨髓腔内白血病细胞大量增生、压迫和破坏邻近骨质及浸润骨膜有关。白血病细胞侵犯脑实质和(或)脑膜时即导致中枢神经系统白血病;浸润脊髓可致截瘫,脑脊液中可发现白血病细胞;白血病细胞浸润眶骨、颅骨、胸骨、肋骨或肝、肾、肌肉等组织出现"绿色瘤";也可浸润皮肤、睾丸、心脏等组织器官而出现相应的症状、体征。

2. 白血病患儿应用化疗药物时的护理措施

(1)熟悉各种化疗药物的药理作用和特性,了解化疗方案及给药途径,正确给药;

(2)观察及处理药物毒性作用;

(3)操作中护士要注意自我防护及环境保护;

(4)保护患儿血管。

3. 防治急性白血病患儿感染的护理措施

(1)保护性隔离。

(2)注意患儿个人卫生。

(3)严格执行无菌技术操作,遵守操作规程。

(4)免疫功能低下者避免减毒活疫苗预防接种。

(5)观察感染早期征象,发现感染先兆,及时遵医嘱应用抗生素。

（四）案例分析

1. 患儿可能的诊断　急性淋巴细胞白血病。

2. 患儿主要的护理诊断

(1)体温过高　与大量白细胞细胞浸润、坏死和(或)感染有关。

(2)活动无耐力　与贫血组织器官缺氧有关。

(3)潜在并发症:脏器出血。

(4)有感染的危险　与机体免疫功能低下有关。

3. 目前可采取的护理措施

(1)监测体温,观察热型,必要时遵医嘱予以降温处理;

（2）卧床休息，减少活动；

（3）预防损伤，防止碰撞；

（4）预防感染：保护性隔离；注意患儿个人卫生；严格执行无菌技术操作，遵守操作规程；避免减毒活疫苗预防接种；观察感染早期征象，发现感染先兆，及时遵医嘱应用抗生素；

（5）病情观察：生命体征、神志、皮肤瘀斑的增减情况、疼痛及止痛效果等。

（高海霞）